U0079981

第3版
腦SPECT/PETの臨床探索

編集
西村恒彦
京都府立醫科大學名譽教授

編集協力
畑澤　順
大阪大學研究所醫學系研究科核子醫學部教授
松田博史
國立精神・神經醫療研究中心
腦病態統合影像研究中心中心主任

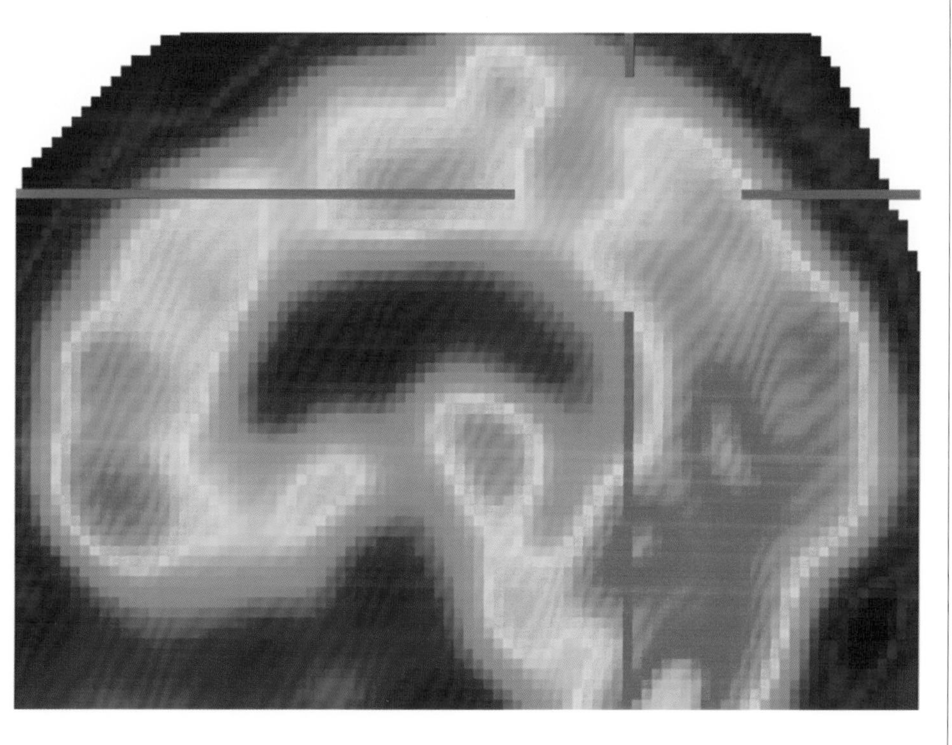

本書關於嚴格指示、副作用、投藥時程等記載可能發生變更，請特別注意。關於本書所提及之藥品，請確實參考產品所附之製造商相關資訊。

第1版　序文

近年來腦科學的進步有目共睹，利用分子生物學技術解開病因的同時，使用各種造影檢查了解腦功能的解析手法已逐漸萌芽、茁壯。

與X光電腦斷層掃描、核磁共振造影相比，核子醫學檢查具有將腦血流、腦能量代謝和腦神經傳達機能影像化的特點，目前合稱為「腦部核子醫學」。

在腦核醫學如此勃發的時期，本書除了對於其現狀和展望進行腦血流測量的介紹外，更將重點放在神經傳達機能的測定，並對照SPECT（single photon emission computed tomography；單光子電腦斷層掃描）和PET（positron emission tomography；正子斷層掃描）兩種檢查技術，提供詳盡易懂的解說。

本書內容涵蓋了腦核醫學檢查中使用的放射性藥物、SPECT/PET設備和示蹤劑的特性等基本注意事項、SPECT/PET在腦血管病變、失智症、神經精神疾病等的臨床應用等。此外，筆者也在臨床篇的各章節中加入許多案例的SPECT/PET造影畫面和詳細解說，期使讀者能夠了解腦核醫學檢查的實用性和運用方法。

本書的執筆者皆為在大阪大學醫學部、國立循環系統疾病中心實地執行腦部SPECT/PET檢查之新銳醫師或研究者，此外還邀請了就「利用PET測定神經傳達機能」進行合作研究的井上修和小林薰醫師參與執筆。

除了執筆者皆為此領域的佼佼者之外，本書積極蒐羅了「腦核醫學」實際操作的相關知識乃至近年相關領域之進展等豐富內容，絕對能讓讀者大呼過癮。

若本書能對核子醫學、放射科等造影檢查相關的專業人員，或是對於神經內科、腦外科、精神科等許多腦科學臨床實務有廣泛興趣的專業人員有所幫助，那將是筆者莫大的榮幸。

1995年9月

西村 恒彥

第2版　序文

「最新腦部SPECT/PET造影臨床手冊—腦功能檢查法」於7年前出版，當時正好也是腦部造影檢查逐漸受到重視的時期，而有幸獲得相當大的好評。在多次增刷及讀者要求改版的情況之下，第2版於焉誕生。

過去7年內，「腦部核子醫學」中的SPECT腦血流量化和受體造影（receptor imaging）逐漸普及，PET檢查也獲得部分的保險給付。此外，隨著阿茲海默型失智症的鹽酸多奈哌齊（donepezil）治療和腦血栓溶解療法等新型療法的開發，腦核醫學檢查的臨床實務更是備受期待。

本書的內容除了包括腦核醫學檢查中使用的放射性藥物、SPECT/PET設備等的基本注意事項、SPECT/PET在腦血管病變、失智症等疾病的臨床應用等，對於今後相關領域預期之發展也多有著墨。此外，筆者也在各章節中加入許多案例的SPECT/PET造影畫面和詳細解說，期使讀者能夠了解腦核醫學檢查的實用性和運用方法。

本書的執筆者皆為在京都府立醫科大學、大阪大學醫學部、國立循環系統疾病中心執行腦部SPECT/PET檢查之醫師或研究者，和我有一定程度的合作關係。關於「利用FDG-PET進行失智症／腦瘤之診斷」的部分，則邀請了擁有豐富相關經驗的石井一成醫師（兵庫縣立高齡者腦功能研究中心，現為兵庫縣立姬路循環系統疾病中心）參與執筆。

除了執筆者皆為此領域的佼佼者之外，本修訂版涵蓋了實際操作的相關知識乃至近年相關領域之進展等豐富內容，絕對是一本令人引以為傲的著作。

若本書能對核子醫學、放射科等造影檢查相關的醫師和技術人員，或是對於神經內科、腦外科、精神科等許多腦科學臨床實務有廣泛興趣的專業人員有所幫助，那將是筆者莫大的榮幸。

2002年6月

西村 恒彥

第3版　序　文

筆者在2002年時，將1995年出版之「最新腦部SPECT/PET造影臨床手冊—腦功能檢查法」一書進行全面改版並發行。當時腦部造影檢查中的功能性造影開始受到重視，而讓本書獲得諸多好評並多次增刷。此外，自第2版發行以來的十年間，筆者仍持續關注著腦部核子醫學領域的進步，再加上許多讀者要求進行修訂，而促成了第3版的發行。

腦核醫學檢查除了能夠促成腦血管病變檢查時腦血流／代謝情況的量化，並呈現失智症檢查的影像統計處理外，神經傳達機能的影像化及偵測類澱粉蛋白沉積的正子造影（amyloid PET）等腦造影檢查的重要性已越來越不可忽視。有鑒於此，第3版為了反映其重要性，而將書名修改為「最新腦部SPECT/PET造影臨床手冊—深入探究腦功能造影檢查」。

本書基於上述理念，涵蓋了實際操作的相關知識乃至近年相關領域之進展等豐富內容，並在各章節中加入許多案例的SPECT/PET造影畫面和詳細解說，期使讀者能夠了解腦核醫學檢查的實用性和運用方法。

本書在編輯方面有幸獲得腦核醫學界先驅—畑澤順教授和松田博史教授的大力協助，並邀請腦核醫學各領域中活躍於第一線的專家們執筆而成本書。

若本書能對核子醫學、放射科等造影檢查相關的醫師和技術人員，或是對於神經內科、腦神經外科、精神科等許腦科學臨床實務有興趣的專業人員有所幫助，那將是筆者莫大的榮幸。

2012年3月

西村 恒彦

厚德載物而自強不息的神經核醫分子影像研究

秀傳醫療體系在醫學教育與醫療合作上始終致力於「國際化」（globalization），院方一直鼓勵與推動主治醫師出國受訓，將台灣缺乏的先進「特色醫療」引入秀傳，結合「本土」的現有資源，進行「全球在地化」（global localization）的醫療昇級，行有餘力並將此技術推廣到台灣與其他國際地區，實現「在地全球化」(locality globalized)的醫療推廣。秀傳彰化院區神經科魏誠佑主任於2013年11月有幸到我博士畢業的母校日本東京女子醫院大學跟吉澤浩志(Hiroshi Yoshizawa)醫師學習神經醫學影像，吉澤醫師本身是日本少數具有神經科與核醫科雙專科的人才，專作神經臨床與神經影像工作，指導魏醫師使用SPM，eZIS與3D-SSP三種軟體來分析神經影像，將不被神經科醫師喜愛的核醫影像（nuclear image），因為總是呈現模糊影像(unclear image)，經軟體優化成廣受神經科醫師認同的先進清楚影像(new-clear image)，協助神經科醫師提高失智與各種神經退化疾症診斷的正確性。在院方的支持之下，2014年5月吉澤醫師首次受邀到秀傳醫院指導、並嘗試將eZIS和3D-SSP於本院導入運用; 2014年5月魏醫師到福岡參加日本神經醫學會年會，買回這本在日本相當暢銷的核醫神經影像專書「最新腦部SPECT/PET造影臨床手冊一腦功能檢查法」，內容雖然圖文並茂，夾雜有許多漢字，但畢竟是日文，讓只懂中英文的台灣醫師無法一窺宗廟之美，因此有了翻譯成中文版的構想。在神經科魏誠佑醫師與核醫科洪光威醫師的居中聯絡與協調之下，除了幫助楓書坊出版社順利取得中文版權外，此舉亦因緣際會開啟了中日台核醫學交流的開始。秀傳彰化院區首先邀請了本書協力編輯者日本核醫學會畑澤順理事長訪台指導，緊接安排了本書另一位協力編輯者日本國立精神神經醫療研究中心主任暨eZIS發明人松田博史教授的多次訪台演講教學，最後更進一步地協助主辦多場日本與大陸重量級核醫影像專家學者與台灣臨床神經與失智學會教授醫師的學術交流，至此可說真正開啟了我們對於核醫神經影像的認識與對各種神經退化疾病臨床診斷的信心。為了將這些先進技術有系統地運用到臨床嘉惠病患提昇醫療品質與學術研究的水準，秀傳彰化院區首先在2015年08月成立了「秀傳國際失智與動作障礙診治療中心」、禮聘國內知名的失智症專家邱百誼主任來主持，松田博史教授亦親自參與此成立記者會。經過近一年不斷的努力精進，秀傳彰化院區十分榮幸地於2016年7月在哈爾濱舉行的中國核醫學年會中被正式薦舉為「海峽兩岸腦功能與分子影像轉化訓練基地」。對於畑澤順理事長與松田博史教授無私地把日本先進核醫影像技術分享與推廣於亞洲地區的廣大胸襟，以及中日台核醫與神經醫學教授專家為病患診療的無間合作，正應證史記：「夫利，百物之所生也，天地之所載也，而或專之，其害多矣。天地百物，皆將取焉，胡可專也？」的明訓。本人對於第一本日本核醫中文版「腦SPECT/PET之臨床探索」的出書樂之為序， 更期勉這只是「第一本」，能持續出「一系列」，甚至將來有機會出版自己的「本土書」，都是「為生民立命」的「立德立言」之舉。(2016.10.04.於秀傳醫院)

立法院厚生會創始人

秀傳醫院創辦人

秀傳醫療體系總裁

黃明和 謹誌

核醫神經影像的洪荒之力

核醫影像醫學一向是核醫界所有同道最重要的臨床與研究工作之一，台灣核醫於1987年由葉鑫華教授創立迄今，經過無數前輩們的努力而有今天蓬勃發展的局面。然而其中臨床核醫神經影像的發展在最近二十年來，始終無法與核醫神經影像在研究領域的發展同步茁壯，其中的重要原因之一，是缺乏一套方便友善、容易操作而且經過審慎驗證，獲得臨床醫師信賴的定量軟體。他山之石，可以攻錯；日本核醫的臨床核醫神經影像卻是蓬勃的發展，目前核醫腦影像已是單光子影像檢查數量，僅次於骨掃描與心肌灌注造影的檢查，每年檢查數量超過二十萬人次。其中重要的原因之一是日本核醫界在腦部定量軟體的開發與應用，有非常成功的經驗足以提供讓臨床醫師信賴的定量資料，解決許多臨床實務問題與提供許研究的發展契機。

京都大學西村恒彥教授在1995年出版了「最新腦部SPECT/PET造影臨床手冊一腦功能檢查法」，隨著核醫神經影像的進展，後續在2002及2012年新增了大量的臨床應用資料，分別出版了第二及第三版。此書是第三版，其中西村教授邀請了日本精神神經研究中心松田博史教授及大阪大學畑澤順教授等許多日本核醫神經學的專家參與了本書的編寫，提供了大量的實證依據，除了以證據強化核醫神經影像在腦血流與代謝的定量資料，在各種神經精神疾病之臨床應用價值之外，也有相當的篇幅介紹神經傳導功能（包括受體與轉運體）及偵測類澱粉蛋白的正子造影，在各種失智症的鑑別角色，讓此書已成為日本腦部核醫影像檢查的重要參考書籍。個人經學會常務理事洪光威教授的推薦下有機會拜讀，深刻了解此書所介紹的定量軟體是將是台灣發展核醫神經影像的推手。

感謝洪常務理事的熱心居間聯繫，西村、松田與畑澤三位教授的慷慨分享，而台日兩地核醫學學會今年五月在大阪大學簽訂的合作備忘錄也讓此書的翻譯本奠定一個絕佳催生契機。也要感謝魏誠佑教授、邱百誼教授與洪光威教授領導的團隊，包括侯柏年、施懿恩、洪朝賢、李宗海等多位醫師近一年來的努力，此書的中譯本終於在上個月完成。相信此書在台灣的發行必定會為台灣的核醫神經影像，在臨床服務與教學研究上發揮洪荒之力，讓核醫神經影像為各種臨床與研究所碰到的各種問題提供有力的解決工具。台灣核醫於1987年創立，明年將滿30年，期待在邁向第二個三十年的前夕，經由此書的發行為核醫神經影像在台灣的發展提供一片藍海晴天。(2016.9.20.於三軍總醫院)

三軍總醫院 核子醫學部 部主任

中華民國核醫學學會 理事長

鄭澄意 謹誌

從蛻變到卓越的神經分子影像

很興奮得知，西村恒彥教授、畑澤順理事長與松田博史教授2012年再度發行新版的「最新腦部SPECT/PET造影臨床手冊一深入探究腦功能造影檢查」，更感佩彰化與彰濱秀傳紀念醫院神經內科魏誠佑主任率領其團隊的努力，及時將其大作協助校稿翻譯成中文出書，提供國內神經醫學相關領域的研究人員參考。

廿一世紀號稱是神經醫學的年代，甚至在2013年，美國總統歐巴馬也宣佈要推動「開發創新神經技術促進腦部研究（Brain Research through Advancing Innovative Neurotechnologies, BRAIN）」，投入一億美元研究經費，專門從事腦神經科學的研究。腦神經系統是人體內最複雜難懂的系統，也是人類智慧發展與掌控全身協調運作的中樞。近代電腦與人工智慧得以快速發展，實在與神經科學研究的重大發現和突破有關。然而腦神經系統實在是人體內最複雜難懂的系統，所以迄今有許多臨床神經疾病，特別是神經退化性疾病，如失智症、帕金森氏病、多發性系統退化症等、仍存在不少難解的困境，急待神經科學界努力突破。各式各樣的神經退化性疾病，雖經過許多神經醫學前輩百年以上持續不斷的研究，對每個神經退化性疾病，無論在臨床病徵的描述，組織化學的病理特性與部份神經影像變化，皆有長足的進步，然而迄今針對腦神經退化性疾病的治療仍面臨二個瓶頸，第一是許多的腦神經退化性疾病的真正致病病因與機轉並不清楚，所以目前仍無法有效地能針對病因找到根本治療的方法。第二是這類神經退化性疾病，大都難以早期確診接受治療，雖然大家普遍也都認同對腦神經退化性疾病患者的治療，愈早愈好。但目前最困難的部分在於如何確診，例如現在帕金森氏病人的診斷是以病人出現典型運動功能障礙為標準，失智症患者以神經心理功能評估出現障礙為標準，過去傳統神經影像檢查甚至包括最精密的腦部核磁共振掃瞄，都無法早期發現這類患者腦部細微變化，直至近來腦部SPECT/PET造影的腦分子功能影像檢查法發展，才讓我們看見原來許多的神經退化性疾病，當症狀出現時，其相關的神經細胞其實已經退化到相當嚴重的程度，甚至可能已經進入不可逆的階段，所以過去依賴臨床病徵與精神心理分析方式的診斷方式，可能需要重新思考與調整。近年來國內臨床上在腦部SPECT/PET造影的分子腦功能檢查法的應用與發展，也有大幅的成長，已逐漸成為神經科醫師診斷神經退化性疾病的重要輔助利器之一，雖然它的診斷敏感度與專一度和臨床病徵間的關聯性仍需臨床上進一步的研究驗證，但可確信它必將會成為明日診斷神經退化性疾病的利器之一。

在台灣，迄今尚未有一本中文書能像此台灣神經學團隊所協助校譯之西村恒彥等教授新版的「最新腦部SPECT/PET造影臨床手冊一深入探究腦功能造影檢查」，如此詳實、完整地論述腦部SPECT/PET造影檢查法的基本原理與臨床應用，相信藉由這本書的出版，將更有助於大家對腦部SPECT/PET造影檢查法原理的瞭解與提升其臨床應用的價值與研究，未來才有可能對腦神經退化性疾病病因進一步的釐清與確認，有朝一日做到早期診斷早期治療的目的。(2016.09.25.於臺北榮民總醫院新竹分院)

台灣神經學學會 理事長

臺北榮民總醫院新竹分院 院長

國防醫學院神經學科 教授

彭家勛 謹誌

燭火不能獨行於虛空

也許是十年以前，當年的小兒神經科泰斗、現今北醫大醫學院長黃朝慶教授曾經教誨筆者，臨床神經科學的未來將由神經心理學、基因遺傳學與神經影像學主導。

幾年之後，這項預言果然成真。

在臨床神經學中，失智症是很重要的症候群，尤其在高齡化社會帶來的衝擊之下，先進國家莫不把失智症的議題視為首要，國內也相繼成立失智相關學會與協會，然而，對於絕大部分的失智症沒有根治藥物的窘境，使得失智症的吉時診斷（timely diagnosis，筆者巧譯）與鑑別診斷變得十分重要。

然而，這兩件事絕非容易。

失智症的診斷是有學問的。除了臨床資料之外，神經心理學評估與神經影像學扮演很重要的角色，至於基因遺傳學、分子影像與生化技術畢竟仍屬於研究層級。然而，臨床印象與基因檢查或是病理報告經常無法吻合，這讓失智症的診療蒙上一層雲霧，也讓資深的失智診療醫師不得不謙虛。

透過本書中譯本三位校閱者秀傳醫院洪光威主任、魏誠佑主任與邱百誼主任的引介，筆者得以認識本書日文版編輯之一的松田博史教授，一年之間我們見了好幾次面，今（2016）年十月份，利用前往日本三重県四日市G7相關會議中介紹台灣失智症現況之便，受松田博史教授的邀請到東京國立精神與神經醫療研究中心演講，也算是緣分。

「腦SPECT/PET之臨床探索」是一本深入淺出的類教科書，從神經影像的基礎原理、應用到失智症與神經系統疾病的臨床病理機轉介紹的相當完備，也很能跟得上失智症與臨床神經學的最新進展，更有詳盡的經典臨床個案探討，誠屬失智診療與研究的頭等書籍。尤其屬於結構性腦造影的磁振造影與功能性造影的單光子放射電腦斷層掃描是台灣任何中型以上的醫院都有的設備，若能配合先進的軟體分析，如Voxel-based Specific Regional analysis system for Alzheimer's Disease（VSRAD）及easy Z-score imaging system（eZIS）等，印證或是輔以臨床經驗，無疑是臨床醫師的一套利器。

善用這本書，對失智症與臨床神經學的診療與教學，必有大助益。（2016.08.29於成大醫院失智症中心）

成大神經科教授
台灣臨床失智症學會理事長
白明奇 謹誌

第 3 版　腦SPECT/PETの臨床探索

目次

腦核醫學檢查的基礎知識

腦核醫學檢查的臨床應用：腦PET檢查

腦核醫學的最新發展

執筆者一覽

[編集]　西村　恒彥　京都府立醫科大學名譽教授

[共同編輯]　畑澤　　順　大阪大學研究所醫學系研究科核子醫學部教授／日本核醫學會理事長

松田　博史　國立精神・神經醫療研究中心／腦病態統合影像研究中心中心主任
日本核醫學會秘書長

[執筆]　西村　恒彥　京都府立醫科大學名譽教授

西村　圭弘　國立循環系統疾病研究中心放射部主任

三宅　義德　國立循環系統疾病研究所影像診斷醫學部

奧　　直彥　兵庫醫科大學附設醫院核子醫學／PET中心副教授

松田　博史　國立精神・神經醫療研究中心／腦病態統合影像研究中心中心主任

石井　一成　近畿大學醫學系放射醫學科放射診斷學部門、早發型失智症中心教授

橋川　一雄　國立醫院機構大阪南醫療中心腦中風中心部長、循環系統疾病研究室長

森脇　　博　國立循環系統疾病研究中心腦神經內科主任

戶川　貴史　千葉縣癌症中心核子醫學診療部主任

松田　一己　靜岡癲癇／神經醫療中心腦神經外科主任

篠遠　　仁　旭神經內科復健醫院神經內科暨副院長

織茂　智之　關東中央醫院神經內科主任

下瀬川惠久　大阪大學大學院醫學研究所核子醫學科副教授暨醫院教授

加藤　隆司　國立長壽醫療研究中心腦功能影像診斷開發部分子影像開發室長

新畑　　豐　國立長壽醫療研究中心神經內科第一腦功能診療科主任

伊藤　健吾　國立長壽醫療研究中心腦功能影像診斷開發部主任

今林　悅子　埼玉醫科大學國際醫療中心核子醫學科講師

石井　賢二　東京都健康長壽醫療中心研究所附設診所所長

伊藤　　浩　放射醫學綜合研究所分子影像研究中心
尖端生體計測研究計劃　負責人

中川原讓二　中村紀念醫院腦神經外科診療本部主任、腦中風中心主任

畑澤　　順　大阪大學研究所醫學系研究科核子醫學部教授

（掲載順，敬稱略）

校稿者一覽

李宗海　林口長庚紀念醫院腦中風中心主任/部定教授/
日本東北大學神經內科學醫學博士

邱百誼　彰化秀傳紀念醫院神經內科主任/台灣臨床失智症學會理事/
中山醫學大學醫學博士

侯柏年　彰化秀傳紀念醫院核子醫學科主治醫師

施懿恩　澄清醫院神經內科主治醫師

洪光威　彰濱秀傳紀念醫院核子醫學科主任

洪朝賢　彰濱秀傳紀念醫院神經內科主治醫師

徐敏獻　彰化秀傳紀念醫院神經內科主治醫師

張偉倫　彰化秀傳紀念醫院腦中風中心主任

黃志彰　彰化秀傳紀念醫院神經內科主治醫師

黃偉師　中國醫藥大學附設醫院神經科病房主任/部定助理教授

詹博棋　彰化秀傳紀念醫院睡眠中心主任

魏誠佑　彰化與彰濱秀傳紀念醫院神經內科主任/部定助理教授
文化大學運動休閒與健康促進學系助理教授

依姓氏筆劃排列

腦核醫學檢查的基礎知識

腦核醫學檢查的特徵

腦核醫學檢查（PET/SPECT）與X光CT、MRI的比較

▶X線CT（X-ray Computed Tomography）
X光電腦斷層掃描的簡稱，泛指配備16～320列的多層電腦斷層。

▶MRI（Magnetic Resonance Imaging）
核磁共振造影的簡稱。1.5～3.0 Tesla的高磁場設備為主流，除了可進行結構診斷外，也能執行擴散（diffusion）／灌流（perfusion）影像等功能性診斷。

▶SPECT（Single Photon Emission Computed Tomography）
單光子電腦斷層掃描的簡稱。使用γ射線（^{123}I、^{99m}Tc等）標記化合物作為示蹤劑，並利用與X光CT相同的原理取得生理功能的斷層影像。

▶PET（Positron Emission Tomography）
正電子斷層掃描的簡稱。使用正電子（^{18}F、^{11}C等）標記化合物作為示蹤劑，以將人體代謝和神經傳達機能等影像化。此外，近年來合併PET和X光CT的PET/CT設備已受到廣泛的使用。

多層電腦斷層掃描（multi-slice CT）和高磁場MRI的引進使腦部結構相關的影像診斷大有進展。另一方面，PET/SPECT使用了以放射性同位素（radioisotope）標記的化合物（示蹤劑），具有可根據示蹤劑的特性來測定腦部各種功能的優點。因此，除了結構診斷外，還能以功能、代謝、神經傳達機能等的影像化為目標，以進行更精密的檢查。

關於腦部血流的測量，過去需使用^{133}Xe（氙氣）和專用設備（selected program）來執行，目前則多採取利用^{123}I-IMP（N-isopropyl-4-iodoamphetamine，N-異丙基-4-碘化安非他命）、^{99m}Tc-ECD（ethyl-cysteinate dimer，雙半胱乙酯）、^{99m}Tc-HMPAO（hexamethylpropyleneamine oxime）等腦血流示蹤劑和SPECT的腦血流影像化及定量分析法。隨著高速造影技術的進步，近來X光CT和MRI也得以呈現灌流影像，不過在定量方面SPECT仍略勝一籌。

此外還有腦部PET檢查，使用了作為腦核醫學檢查重要支柱的^{18}F、^{11}C等標記化合物。PET除了能進行準確度超越SPECT的腦循環代謝定量外，也具備如前所述將神經傳達機能和特殊功能影像化的絕佳優點。

近年來原本在PET上的臨床運用，也逐漸擴展到SPECT，如使用^{123}I-iomazenil來定位出癲癇的病灶等。這是因為SPECT所使用的示蹤劑可由藥商供給、不需擁有迴旋加速器自製，而具有可應用於一般診療的優點。

另一方面，PET所使用的^{18}F、^{11}C等正電子核種半衰期較短，迴旋加速器對於影像的生成不可或缺。因此，其所使用的標記化合物幾乎都是自行製造，且必須限定在配備工程師等人才條件的設施才得以使用。

PET/SPECT和X光CT、MRI等腦造影檢查之比較如**表1**所示。

影像	X光CT	MRI	SPECT	PET
腦部結構	○	○	×	×
腦部血流	△	△	○	○
腦部代謝	×	×	×	○
神經傳達機能	×	×	△	○
特殊功能	×	○※	△	○※※

表1　各種影像診斷法的比較

※：擴散加權造影（DWI）、擴散張量造影（DTI）等
※※：腦內類澱粉蛋白、Tau蛋白的影像化等

應用於缺血性腦病變

對於腦梗塞、暫時性腦缺血發作等缺血性腦病變，以SPECT/PET測定腦循環代謝的方式不僅可用於疾病的診斷，還能用來決定治療方針及判定療效，扮演著非常重要的角色。

一般來說為了達到上述目的，使用腦部血流示蹤劑（^{123}I-IMP、^{99m}Tc-ECD、^{99m}Tc-HMPAO）和SPECT的腦血流影像化技術以及定量分析法皆受到廣泛的應用。目前已發展出注入^{123}I-IMP並利用放射自顯影（autoradiography，ARG）技術的Q-SPECT，以及注入^{99m}Tc-ECD腦血流放射製劑並使用Patlak plot技術的方法。使用腦血流SPECT和MRI的灌流影像比較如**表2**所示。此外，最近3.0T MRI設備已開始能夠應用於採取動脈自旋標記（arterial spin labeling，ASL）技術的腦血流測定法，此方法雖然不需注入MR顯影劑（Gd-DTPA），但其影像品質卻不及腦血流SPECT和使用顯影劑的灌流MR影像。

更重要的是，利用負荷試驗腦血流SPECT能夠檢測出腦循環儲能(perfusion reseve)，通常可藉由比較Diamox®負荷下和休息時的腦血流來進行評估（**圖1**）。目前在注入^{123}I-IMP的條件下，已發展出以Dual Table ARG法來測出腦血

	腦血流SPECT	腦灌注MRI
使用藥品	IMP / ECD / HMPAO	Gd-DTPA
腦血流量	忠實反映（實證） 血流量　ARG法／Patlak法 可掌握細微的變化	依演算法不同而異（高估） 1st moment法／SVD法等 無法掌握細微的變化
解析度	差	良好
緊急檢查	不適用	適用
放射性	有	無
慢性腎臟病（合併）	可使用	禁止使用

表2　腦血流SPECT和腦灌注MRI的比較

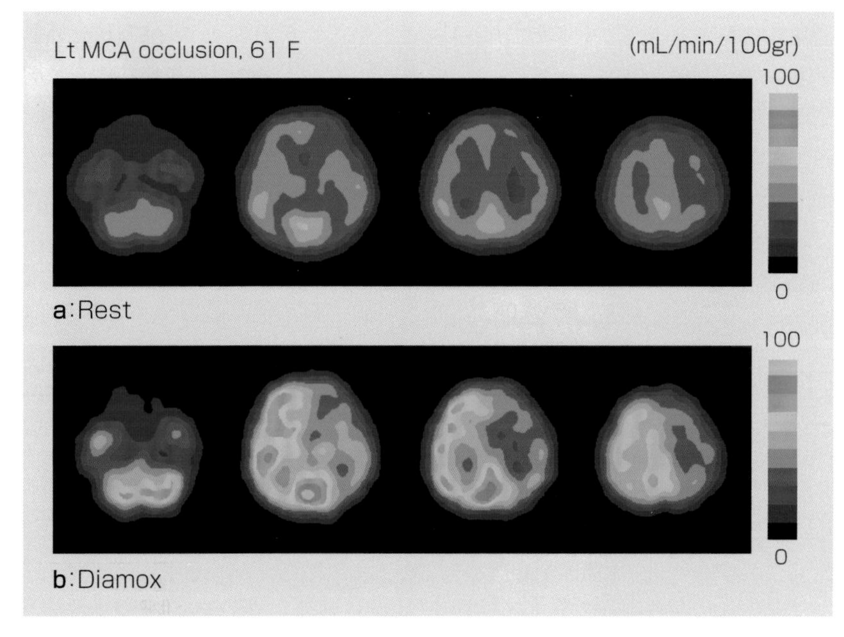

圖1　休息時與負荷試驗時注入^{123}I-IMP後的腦血流影像和定量數值（左側MCA狹窄病例）

（感謝橋川一雄醫師提供資料）

流量的技術；若注入^{99m}Tc-ECD，則多採取Patlak plot法測定休息時的腦血流量，再根據SPECT 計數的增加率來算出腦血流增加率（比較負荷試驗時和休息時）的ECD-RVR技術。

研究指出，測量Diamox®（acetazolamide）負荷試驗腦血流SPECT、腦循環儲能可用來有效評估血流動力學上缺血的腦區。例如於日本國內實施的JET（Japanese EC/IC bypass Trial）研究便證明了Diamox®負荷試驗腦血流SPECT相當適合用於決定顱外/顱內繞道（EC/IC bypass）手術的適用性。

另一方面，PET除了可測量腦血流外，也具有可用來測量氧氣代謝狀況的優點。藉由持續吸入^{15}O（氧）氣體的方式，可測量腦血流量(blood flow)和腦血液量(blood volume)，還能測出氧攝取分率（OEF）和大腦氧代謝率（$CMRO_2$）。最近已開發出利用bolus吸入法以大幅縮短檢查時間和省略抽取動脈血的方法，因此能詳細進行misery perfusion（貧困灌注）和奢侈灌注（luxury perfusion）等病理診斷，尤其OEF的上升更有助檢測出腦循環障礙嚴重且腦梗塞復發率極高的危險群。有鑒於此，歐美方面繼Powers等人的St. Louis Carotid Occlusion Study後，接續展開Carotid Occlusion Surgery Study（COSS），然而目前因無法證明繞道手術的有效性而中止。對此，我們必須考慮內科治療的進步狀況，以及日本和歐美國家腦外科手術技術的差異等各種因素。

不過無論如何，使用SPECT/PET測量腦血流量、腦循環儲能或OEF等的技術與X光CT/MRI的主要差異在於其為功能性影像，可用於詳細的疾病診斷，所提供的測量結果是用以選擇治療方法所不可或缺的檢查工具，可預期在未來隨著更多實證的累積，能夠進一步確認其實用性。

應用於失智症

高齡化社會中失智症患者的增加無可避免，而腦SPECT/PET檢查對於其早期診斷、治療藥物療效的判定等非常重要。

腦部能量的主要來源為葡萄糖，葡萄糖消耗量的測定可用來評估局部的神經活動。適合用來測定腦葡萄糖代謝的就是注入^{18}F-FDG（fluorodeoxyglucose）的PET檢查；然而在日本，^{18}F-FDG僅在作為癌症診斷時才適用保險給付，目前並未用於一般診療。另一方面，一般認為糖代謝和腦血流之間應維持一致（coupling），因此前述的腦血流SPECT常作為失智症診斷專用之檢查法。不過最近此檢查法也開始廣泛用於缺血性腦病變的診斷，畢竟使用影像統計處理的分析法仍較定量分析更具威力（**圖2**）。

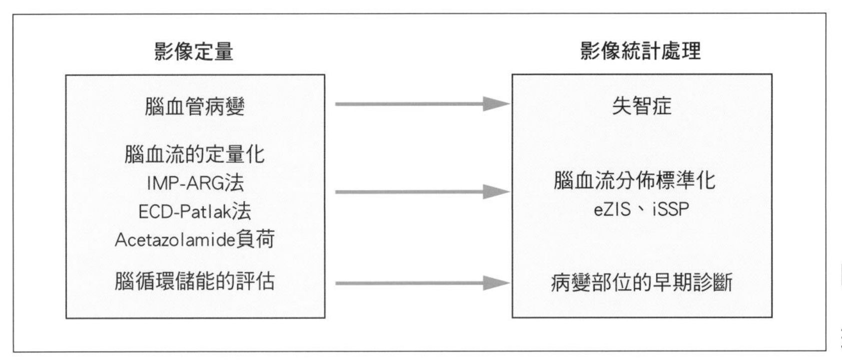

圖2 腦血流SPECT的發展（影像定量和影像統計處理）

在這些影像統計處理技術中，SPM（statistical parametric mapping）可將所得影像對照標準腦模板進行對位，再加以平滑化處理、統計解析處理等程序，以定位出病變部位，適合用於具疾病特異性之異常部位的檢測、病情發展的觀察、反映療效之局部腦血流變化的檢驗等。個別患者則多使用「eZIS（easy Z-score imaging system，簡易Z-score成像系統）」和「3D-SSP（3-D stereotactic surface projection）」等可檢測病變部位的程式軟體。eZIS、3D-SSP在演算法上有所差異，但兩者在將各患者的腦影像變換至標準腦模板上，並對照正常資料庫後，皆為能夠客觀而正確標示病變部位的方法。**圖3**所示為阿茲海默症的SPECT影像及3D-SSP影像處理，可清楚看到疾病初期，後扣帶迴有血流偏低的情形。

可觀察到失智症狀的疾病包括阿茲海默症和路易氏體（Lewy body）失智症等，腦血流SPECT常可作為這些疾病的鑑別診斷。此外也可用於定期觀察MCI（輕度智能障礙）發展為阿茲海默症的工具，以掌握疾病的惡化程度，並評估阿茲海默症藥物的療效。

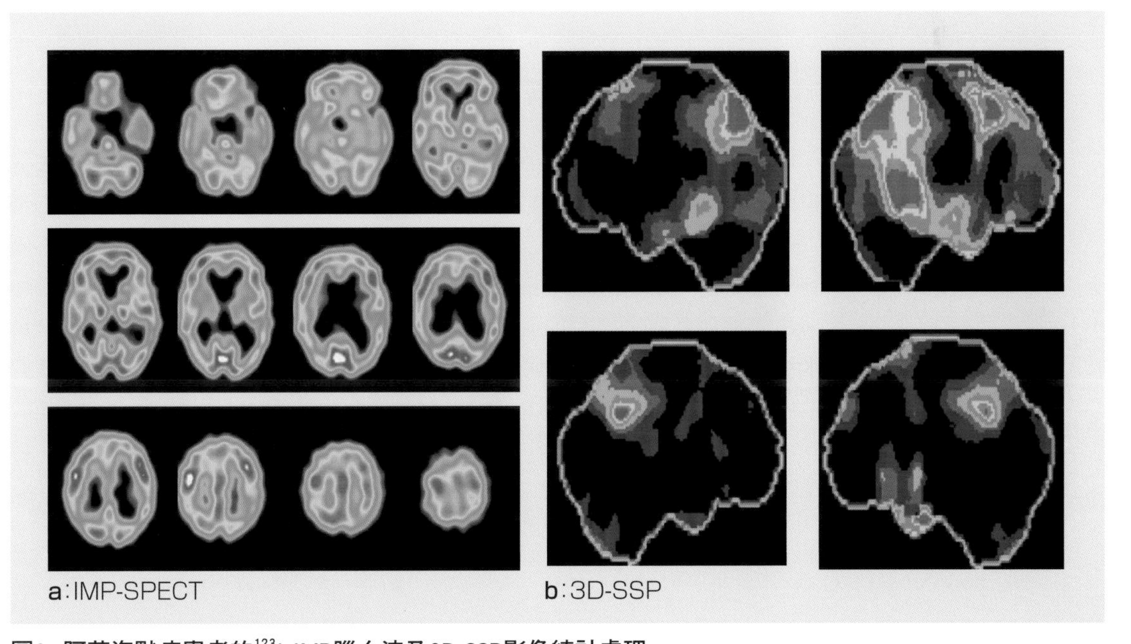

圖3 阿茲海默症患者的^{123}I-IMP腦血流及3D-SSP影像統計處理

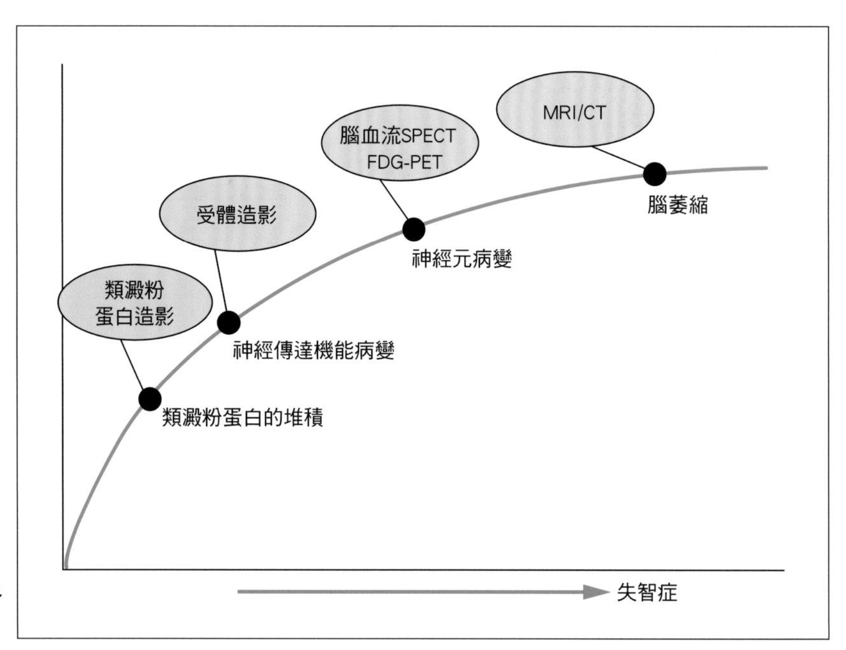

圖4　用於失智症篩檢之各影像診斷功能

近年來，失智症的早期診斷中備受期待的方法可說是類澱粉蛋白正子造影（**圖4**）。一般認為阿茲海默症的成因為腦萎縮、神經元脫落前腦內出現類澱粉蛋白堆積的情形。類澱粉蛋白PET即根據此「類澱粉蛋白假說」，而作為發病前的診斷法或新藥療效的判定工具。ADNI（Alzheimer's Disease Neuroimaging Initiative）是目前國際上正在進行大型多中心研究，即同時運用了類澱粉蛋白PET（^{11}C-PiB）、^{18}F-FDG-PET及MRI三項影像工具。

應用於神經精神疾病

目前已開發出將腦神經系統內的訊息傳遞機制直接影像化，或以定量分析為目標之神經傳達機能（轉運體/受體）造影。1983年Wagner等人使用^{11}C-methylspiperone進行多巴胺D_2受體造影，即為前述發展的先驅。現今不僅有多巴胺類，還開發出了benzodiazepines（BZD）、血清素（serotonin）等轉運體/載體的各種配體（ligand），皆可用於PET/SPECT。這類神經傳達機能造影可用來診斷CT/MRI所檢測不出的神經精神疾病，可說是具有不可取代性的地位。而就現況而言比較可惜的是，只有部分配體可實際使用於臨床，或僅於特定機構實施。**圖5**所示為注入^{123}I-β-CIT的多巴胺轉運體造影影像，可用於帕金森氏病嚴重度的評估。

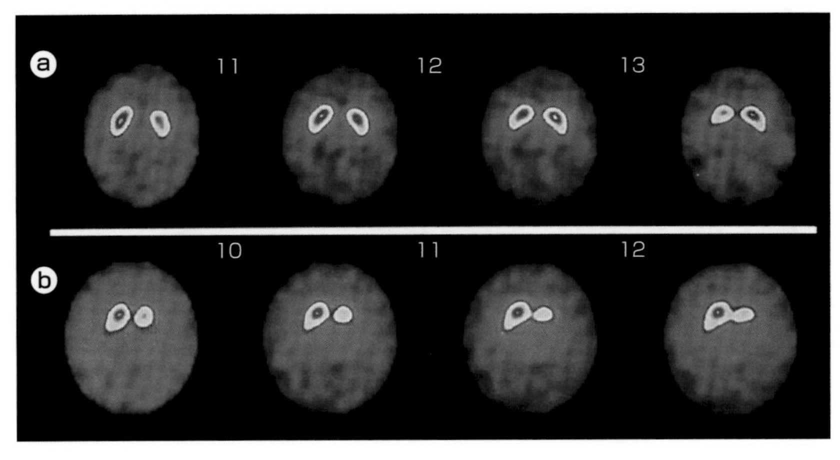

圖5 利用^{123}I-β-CIT進行帕金森氏病的診斷

a：正常

b：帕金森氏病（輕度）

像這樣的神經傳達機能影像化不僅可用於帕金森氏病的診斷，預期未來也能作為一般診療用途，如診斷憂鬱症等代表性的神經精神疾病等。目前在執行SPECT時，屬於中樞性苯二氮（BZDs）受體之配體的^{123}I-iomazenil可用於癲癇病灶的定位，以及腦組織存活（viability）的判定。此類轉運體/受體造影的特徵包括①可在人類腦部活動時進行測量；②可對同一受驗者反覆測量，並追蹤短期/長期的時間變化；③可於分子階層進行各別測量等。希望在不久的將來，此類造影技術可用於發現神經精神疾病發病前的診斷、預防性治療、神經精神疾病病灶分子階層的鑑別診斷、藥效的定量性評估、失智症患者精神功能異常和麻藥依賴機制的釐清，以及戒斷療法的效果判定。

^{123}I-MIBG在心肌閃爍造影上吸收強度的差異可反映自律神經的功能，故也可用來鑑別心臟吸收功能偏低的帕金森氏病與路易氏體失智症，以及在心臟表現正常的帕金森氏綜合症與阿茲海默症等，而開始逐漸受到矚目。

腦核醫學的最新發展

X光CT/MRI除了可反映出部位結構外，也開始逐步往功能性造影的方向發展。然而腦核醫學檢查具有可將腦循環代謝影像化以及可進行定量分析等兩大特點，而略勝一籌。

不僅如此，神經傳達機能和腦內類澱粉的沉積等的影像化及定量分析為腦核醫學檢查獨有的優勢，在「探索腦部功能」方面是絕不可或缺的工具。利用這類分子造影技術，可針對失智症和神經精神疾病進一步探究許多課題，例如「一般診療時使用SPECT可發揮出什麼樣的威力？」、「PET可用來進行多深入的腦部功能探索？」等，其潛力可說是備受期待（**圖6**）。今後，上述的分子造影技術將出現在更多的臨床應用上，而促使腦核醫學檢查的發展更加活躍。

（西村恒彥）

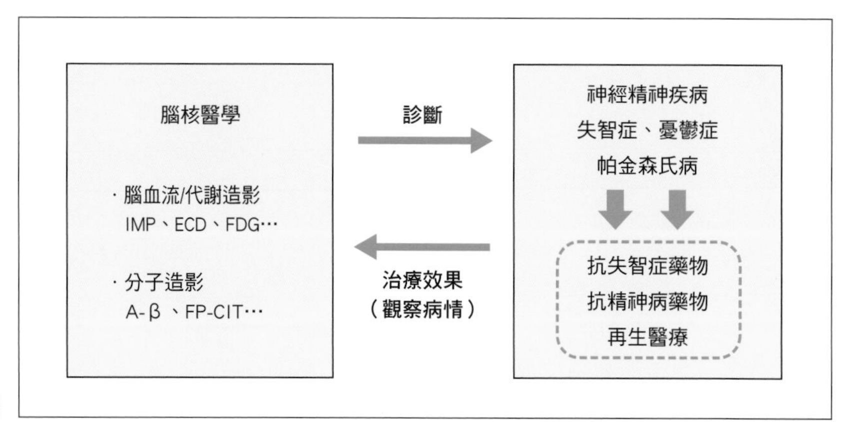

圖6 腦核醫學的最新發展

◆文獻

1）西村恒彥 編：upper放射醫學（核子醫學）。南山堂，東京，2001。
2）Van Heertum RL, Tikofsky RS, eds：Functional cerebral SPECT and PET imaging. Lippincott Williams and Wilkins, Philadelphia，2000.
3）西村恒彥、武田雅俊 編：阿茲海默症型失智症的影像診斷。Medical View出版社，東京，2001。

腦核醫學檢查的基礎知識

放射性藥品

PET/SPECT用核種

腦PET/SPECT檢查所使用的代表性放射性核種如**表1**所示。

執行腦核醫學檢查時，將以放射性同位素標記的放射性藥劑（示蹤劑）注入體內，以取得功能和代謝狀況的影像，或進行血流和功能的測定。其中，適用保險給付（保險藥價）的核種合稱為放射性藥品。

PET所使用的^{11}C、^{15}O等正電子核種為人體的構成元素，具有可製成各種標記化合物的優點，因此可進行腦內生物化學機制的影像化乃至定量分析。另一方面，SPECT所使用的化合物為標記^{99m}Tc、^{123}I後所得，因此多少會改變原本化合物的性質，但和PET用示蹤劑相比，仍具有可用於一般診療的優點。尤其放射核種孳生器（generator）所得的^{99m}Tc只要有cold kit，便可符合使用需求，隨時皆能夠進行標記。因此，^{99m}Tc-ECD和^{99m}Tc-HMPAO等^{99m}Tc標記腦血流放射製劑此類核種也可用於決定急性期血栓溶解治療適用性等緊急檢查中。

腦核醫學檢查中所使用的PET/SPECT示蹤劑如**表2～5**所示。

＋ONE

放射性藥品

腦PET/SPECT檢查中所使用的放射性藥劑（示蹤劑）如**表2～5**所示，已開發出各種針對個別腦部功能的化合物，並應用於臨床上。這些放射性藥品中，在日本用於一般診療（適用保險給付、設有保險藥價）的化合物則以藍字標記。預期在不久的將來，類澱粉蛋白PET等新型分子造影放射製劑將受到核准，也進入放射性藥品之列。

腦循環代謝的測量

❖腦循環的測量

^{133}Xe等惰性氣體被稱為擴散型示蹤劑，擴散至組織內後，便可藉由標定示蹤劑的清除過程來計算出腦血流量。PET使用的^{15}O-CO_2外加^{15}O-H_2O（水）因半衰期只有短短的2分鐘，故可重複進行腦血流量的測量。

	核種	半衰期	衰變形式	主要γ能量（keV）
正子核種（PET）	^{11}C	20.4m	β^+, EC	511
	^{13}N	10.0m	β^+, EC	511
	^{15}O	2.0m	β^+, EC	511
	^{18}F	109.8m	β^+, EC	511
單光子核種（SPECT）	^{99m}Tc	6.01h	IT	140
	^{111}In	2.8ld	EC	171,245
	^{123}I	13.20h	EC	159
	^{133}Xe	5.24d	β^+	81
	^{201}Tl	72.90h	EC	69～80,135,167

表1 腦PET/SPECT檢查中所使用之代表性放射性核種

β＋、EC、IT的衰變形式分別表示正電子衰變、軌道電子捕獲，以及同質異能躍遷(isometric transition)。半衰期欄中的m、h、d各表示分、小時及天。

目前廣泛使用於測量腦血流的有^{123}I-IMP（N-isopropyl-4-iodoamphetamine）、^{99m}Tc-ECD（ethyl-cysteinate dimer）、^{99m}Tc-HMPAO（hexamethylpropyleneamine oxime）等腦血流SPECT放射製劑。這些放射性藥品皆具有高脂溶性，在初次循環中可高效率地被吸收至腦組織中，因而稱為累積型示蹤劑。^{123}I-IMP具有高攝取率，可利用放射微球技術或放射自顯影技術進行腦血流量的定量測量。相對於^{123}I-IMP，^{99m}Tc-ECD、^{99m}Tc-HMPAO的攝取率稍低，但可取得高解析度的影像，且也能藉由Patlak法來進行腦血流的定量測量。近年來，將Patlak法應用於^{123}I-IMP的Graph-Plot法也開始受到重視。

此外，也可利用^{99m}Tc-紅血球和^{99m}Tc-白蛋白等非擴散性示蹤劑進行腦血流量的測量，並算出通過腦內的平均時間等。PET的^{11}C-CO、^{15}O-CO等示蹤劑也可用於這些測量中。

腦代謝

目前僅可使用^{11}C和^{18}F等標記化合物的PET藥劑來進行腦代謝的測量。最具特色的示蹤劑為O_2（氧），可藉由吸入氣體後腦部的吸收情況來測量腦內的氧氣代謝率。尤其氧攝取分率（OEF）的測量對於缺血性腦病變手術合適性的判定等相當有用。

此外，^{18}F－FDG（Fluorodeoxyglucose）也可用於腦糖代謝之測定。FDG和天然的葡萄糖一樣，可被吸收至細胞內，並於代謝第一階段時接受磷酸化反應後積蓄在組織內。因此，糖代謝亢進的部位可觀察到^{18}F－FDG堆積的情形。目前還開發出了^{11}C-Methionine等用來測量胺基酸代謝的其他示蹤劑。用於測量腦循環代謝的示蹤劑如**表2**所示。

神經傳達機能的測量

具訊息傳遞功能的神經元（突觸前神經元）發出電訊號，傳導至神經軸突末端時，於神經突觸釋放出神經傳導物質，再藉由和下一神經元的受體（突觸後神經元）結合來傳遞訊息。為了將這樣的神經傳達機能影像化，目前已開發出各種如**表3**所示的標記化合物。

表2　用於測量腦循環代謝之放射性藥劑

藍字部分請參照前一頁的放射性藥品（＋ONE專欄）說明。

	測量之功能	PET	SPECT
測量腦循環	擴散型示蹤劑(血流量)	^{15}O-H_2O, ^{15}O-CO_2	^{133}Xe
	累積型示蹤劑(血流量)	^{62}Cu-PTSM	^{123}I-IMP, ^{99m}Tc-ECD ^{99m}Tc-HMPAO
	血管內示蹤劑(血液量)	^{11}C-CO, ^{15}O-CO	^{99m}Tc-RBC, ^{99m}Tc-HSA
測量腦代謝	氧氣代謝	^{15}O-O_2	
	葡萄糖代謝	^{18}F-FDG*	
	胺基酸代謝	^{11}C-Methionine	

＊^{18}F-FDG不僅可由具備迴旋加速器的機構供應，在Delivery PET機構（無旋轉加速器裝置而使用FDG以進行PET檢查）中可由藥商供應。不過目前FDG在應用於失智症等腦部疾病（腫瘤及癲癇除外）方面尚未獲得保險給付之核准。

這些標記化合物可大致分類為突觸前神經元上神經傳導物質的前驅物或其類似化合物、用來測量調節神經傳導物質代謝和分解的酵素反應之標記化合物、神經傳導物質、顯示神經傳導物質和突觸前神經元上再吸收部位結合的標記化合物，以及測定受體以評估突觸後神經元功能之標記化合物。

在選擇以測量神經傳達機能造影為目的之標記化合物時，需要考慮其在結合選擇性、對受體的親和性、特異性結合／非特異性結合比例、代謝穩定性、比放射性、適於分析之分佈動態等方面具有優異的性質。因此，^{11}C和^{18}F等PET用示蹤劑較適合而沿用至今，近年來著手開發可用於一般診療的SPECT用示蹤劑。

SPECT用示蹤劑應用的代表性例子包括使用多巴胺轉運體造影（^{123}I-FP-CIT）進行帕金森氏病的疾病診斷、利用多巴胺D_2受體造影（^{123}I-IBZM、^{123}I-IBF）進行帕金森氏病和類似疾病的鑑別和治療效果的判定、以中樞性苯二氮受體造影（^{123}I-iomazenil）決定癲癇病灶部位、缺血性腦病變後神經元殘存功能的評估等。

	測量功能	PET	SPECT
多巴胺	多巴胺代謝貯存	^{18}F-Fluorodopa	
	D_2受體	^{11}C-Methylspiperone	^{123}I-IBZM, ^{123}I-IBF
		^{11}C-Raclopride	^{123}I-2'-Iodospiperone
	再吸收部位	^{11}C-Nomifensine	^{99m}Tc-TRODAT
		^{11}C-CFT, ^{18}F-CFT,	^{123}I-FP-CIT, ^{123}I-β-CIT
乙醯膽鹼	蕈毒鹼受體(muscarinic)	^{11}C-QNB	^{123}I-QNB
		^{11}C-Dexetimide	
		^{11}C-NMBP	
	尼古丁受體	^{11}C-Nicotine	
		^{18}F-6-A-85380	^{123}I-5-A-85380
鴉片類	μ受體	^{11}C-Carfentanil	
血清素	5-HT_{1A}受體	^{11}C-WAY-100635	
	5-HT_{2A}受體	^{11}C-Ketanserin	^{123}I-2-Iodoketanserin
		^{11}C-MDL-100907	
	再吸收部位	^{11}C-Cianopramine	
	血清素轉運體	^{11}C-DASB, ^{11}C-McN5652	^{123}I-ADAM
組織胺	H_1受體	^{11}C-Pyrilamine	
		^{11}C-Doxepin	
苯二氮平類（BZD）	中樞性受體	^{11}C-Flumazenil	^{123}I-Iomazenil
		^{18}F-Flumazenil	
	週邊性受體	^{11}C-PK11195	
單胺氧化酶	MAO-A	^{11}C-Clorgyline	
	MAO-B	^{11}C-Deprenyl	
正腎上腺素	心臟交感神經（心臟）	^{11}C-HED	^{123}I-MIBG

表3　用於測量神經傳達機能之主要放射性藥劑

藍字：請參閱「放射性藥品」（＋ONE；p.9）的說明。

雖然無法直接將具特異性腦部功能影像化，但是^{123}I-MIBG（metaiodobenzyl guanidine）心肌閃爍造影可反映心臟交感神經機能的活性，而能夠應用於神經精神疾病的臨床用途上。

帕金森氏病、路易氏體失智症從發病早期即出現心臟交感神經變性，使MIBG在心肌部分的吸收降低。因此近年來，MIBG心肌顯像已成為鑑別帕金森氏病和路易氏體失智症，以及帕金森氏綜合症和阿茲海默症時偏好使用的工具。

腦內類澱粉的沉積程度的測量

失智症早期診斷和嚴重度的評估已是高齡化社會中不可忽視的重要課題。近年來，對於阿茲海默症成因的解釋包括了「類澱粉蛋白假說」，此假說認為腦內類澱粉的沉積即為病因。

類澱粉蛋白造影技術因可作為較難以CT/MRI檢查等其他診斷方法檢測出的阿茲海默症之早期診斷工具，且可在發病前將類澱粉蛋白堆積的情形直接影像化，故備受矚目。進行類澱粉蛋白造影時所用的標記化合物為對β摺疊構造親和性高的低分子化合物，而已經有許多^{11}C和^{18}F所標記的化合物已被開發出來了。相對於PET用示蹤劑，SPECT用示蹤劑尚處於研究階段（**表4**）。

尤其^{11}C-PiB更被用於失智症全球觀察性臨床試驗研究—ADNI（Alzheimer's Disease Neuroimaging Initiative）中。在ADNI計劃中，研究者同時採用了^{11}C-PiB和^{18}F-FDG、MRI，藉由和生物標記物的組合來促進阿茲海默症治癒性藥物的開發，並確立評估治療藥效的方法。

▶ADNI
請參閱p.183

除了類澱粉蛋白，今後可望能進一步開發出標記Tau蛋白的各種分子造影劑。

測量功能	衍生物	PET	SPECT
類澱粉蛋白堆積	Congo red衍生物		^{123}I-ISB, ^{123}I-IMSB
	Thioflavin-T衍生物	^{11}C-PiB, ^{18}F-PiB	^{123}I-TZDM, ^{123}I-IBOX
		^{11}C-BF227	^{123}I-IMPY
		^{18}F-BF227	
		^{11}C-AZD2184	
		^{18}F-AZD4694	
	其他	^{18}F-AV-1	
		^{18}F-AV-45	
		^{18}F-FDDNP	

表4　用於測量類澱粉蛋白堆積之放射性藥劑

測量功能	PET	SPECT
血腦屏障	^{67}Ga-EDTA	$^{99m}TcO_4^-$, ^{99m}Tc-DTPA
		^{99m}Tc-HSA
腫瘤	^{18}F-FDG*	$^{99m}TcO_4^-$
	^{11}C-Methionine	^{201}Tl
腦脊髓液循環動態		^{111}In-DTPA

＊請參閱表2下方之註解

表5　用於測量其他腦部功能之放射性藥品

藍字：請參閱「放射性藥品」（＋ONE；p.9）的說明。

其他腦部功能的測量

血腦屏障之破損情形可利用$^{99m}TcO_4$和^{99m}Tc-DTPA的腦部閃爍造影來評估。另一方面，^{99m}Tc-HSA可用來評估分子量較大之白蛋白在血腦屏障的通透性。

對於腦瘤的檢測，目前來說^{201}Tl較傳統上使用的$^{99m}TcO_4$更為常用。^{201}Tl為＋1價陽離子，在正常情況下無法通過血腦屏障，然而造成血腦屏障缺損的腦瘤會將^{201}Tl吸收腫瘤細胞內。而另一方面，^{18}F-FDG和^{11}C-Methionine 可作為PET用示蹤劑，以利用代謝影像來辨識出腦瘤的惡性程度和浸潤範圍。

將^{111}In-DTPA注入脊髓蜘蛛膜下腔的體外測量來測得腦脊髓液的循環動態，此方法稱為腦池造影術，需花費2～3天追蹤放射性物質的動態以進行評估。腦池造影術可用於常壓性水腦症的診斷和引流手術適用性的判定、腦脊髓液引流和腦脊髓液滲漏的診斷等。用於測量其他腦功能的放射性藥劑如**表5**所示。

（西村恒彥）

◆文獻

1）Blau M：Radiotracers for functional brain imaging. Semin Nucl Med，15：329-334，1985.
2）Greenberg JO，ed：Neuroimaging. The Mcgrow-Hill Company，New York，1999.
3）Brooks DJ：Imaging approaches to Parkinson disease. J Nucl Med，51：596-609，2010.
4）Kadir A，Nordberg A：Target-specific PET probes for neurodegenerative disorders related to dementia. J Nucl Med，51：1418-1430，2010.
5）Vallabhajosula S：Positron emission tomography radiopharmaceuticals for imaging brain beta-amyloid. Semin Nucl Med，41：283-299，2011.

SPECT儀器介紹

核子醫學造影包括平面成像一以閃爍攝影機（scintillation camera）拍攝體內放射性同位素(radioactive isotope)分佈的二維平面（planar）影像，以及SPECT（single photon emission computed tomography；單光子放射電腦斷層掃描）造影一使偵檢器繞著患者身體中軸旋轉，以拍攝出放射性同位素分佈位置的斷層影像。

平面成像法可用於甲狀腺閃爍造影和^{67}Ga閃爍造影的全身攝影，因屬二維影像，故具有無法將示蹤劑於體內分佈的深度和方向加以分離的問題。SPECT造影藉由收集二維檢測面旋轉而產生的數據進行影像重建，取得各方向立體像素（voxel）的體軸斷層影像，這麼一來，除了可顯示冠狀和矢狀剖面外，任何角度設定下的斷層面皆可產生。不僅如此，隨著近年的技術革新，已可將SPECT和CT、MRI的斷層影像生成疊合影像，並研擬開發各種校正技術以提升核子醫學影像的定量性。本章節將針對SPECT儀器進行解說，並介紹腦核醫學領域中SPECT的最新技術發展。

SPECT儀器的基本組成

SPECT儀器的組成部件包括檢測由患者體內釋放出伽瑪射線的偵檢器、使偵檢器繞著患者身體中軸旋轉的偵檢器支架、檢查床、γ射線位置邏輯電路和脈高分析電路等，對由投影數據所得之斷層影像進行影像重建的影像分析用工作站等。SPECT儀器的偵檢器數量在過去以單偵檢器型（配備單一偵檢器）為主流，但為了提升檢查時的資訊處理量，1980年代中期左右則開發出了配備多個偵檢器的SPECT儀器。而就腦SPECT專用儀器來說，三偵檢器型和配置於頭部周圍360度範圍的環狀型偵檢器在靈敏度和時間解析度上十分有利，但其有效視野範圍較為受限，故目前仍以可進行全身攝影和心臟檢查、具有較廣有效視野範圍的角度可變型雙偵檢器型為主流（**圖1**）。

偵檢器由準直儀（collimator）、閃爍晶體（scintillator）、導光裝置（light guide）、光電倍增管構成（**圖2**）。準直儀連接在偵檢器閃爍晶體的前側，只有由患者釋放出、從一定方向射入偵檢器的γ射線可通過。準直儀依其使用之核種和檢查目的可分為好幾種，可視檢查項目進行替換。SPECT需在有限的檢查時間內收集各方位的數據，故其配備之準直儀的性能是深深影響SPECT畫質的重要因素。

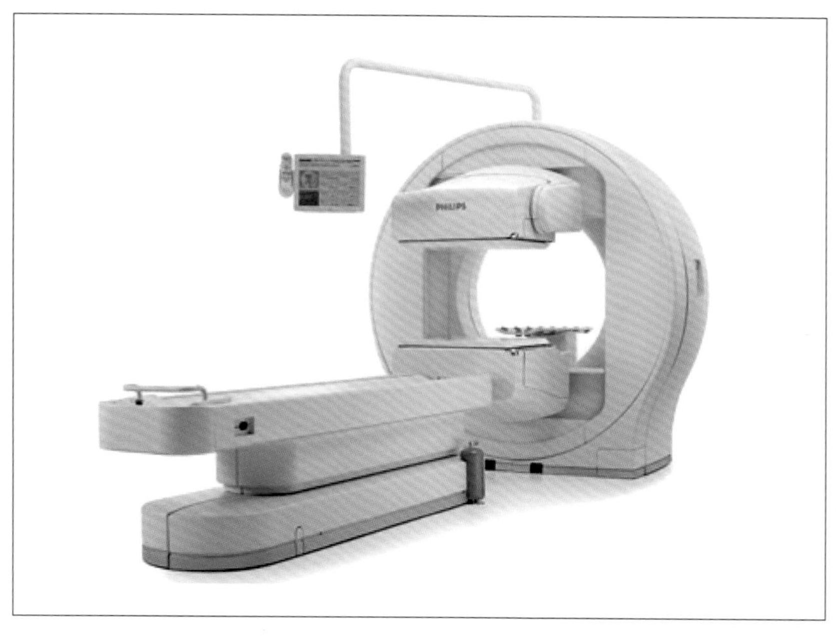

圖1　角度可變型雙偵檢器SPECT儀器（BrightView）

也可用於腦SPECT、心臟SPECT、全身攝影檢查的角度可變型偵檢器SPECT儀器。

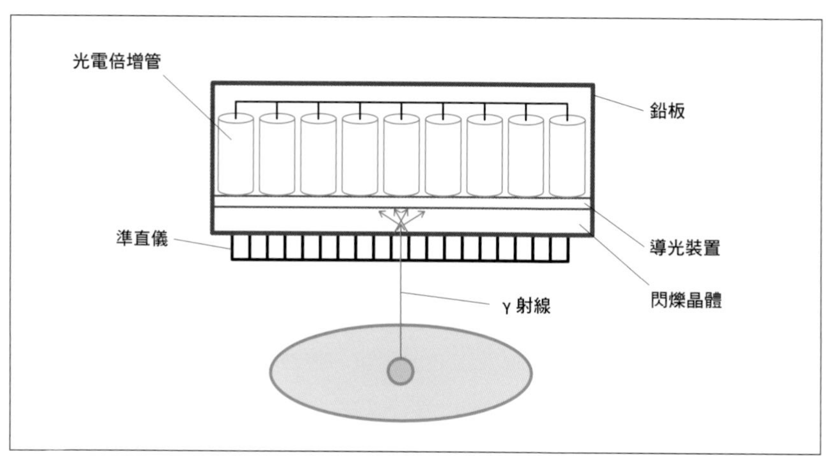

圖2　偵檢器的組成

準直儀只允許由體內放射出的γ射線從一定的方向射入偵檢器才能通過。準直儀後方設有閃爍晶體，可和γ射線起交互作用而發光。通過導光裝置並射入光電倍增管的光會以調整強度比例後的電壓訊號之形式輸出。

腦SPECT常配備扇形柱準直儀（fan-beam collimator）以提升靈敏度，進而改善畫質。扇形柱準直儀具有開孔，使焦點可沿著患者體軸方向並列，和體軸垂直的方向具有平行的孔洞構造。此類準直儀的特徵包括，可藉由焦點的配置來提升放大影像的空間解析度，以及可藉由增加患者和偵測器之間估測的立體角，以增加靈敏度。此裝置很適合像腦部這樣視野較窄卻仍可進行攝影的器官，其扇形射束角度和偵檢器的大小可提升靈敏度多達1.5倍左右[1)]。此外，近年來為了改善注入^{123}I-IMP等^{123}I標記製劑的SPECT畫質，也開發出了^{123}I專用之準直儀作為臨床用途[2)]。此^{123}I專用準直儀將隔板加厚，以避免光子通過（穿透）隔板後穿越到隔壁的孔洞中，並防止放射能量為529keV的^{123}I散射至160 keV的主能窗，進而避免對比度的降低。

▶穿透（penetration）
γ射線穿過準直儀隔板的現象稱為穿透。^{123}I除了大部分具有159keV的放射能量外，也具有高能量的529keV的γ射線。若使用低能量準直儀，高能量側的散射線會穿過準直儀的隔板而混入主能窗，導致對比度降低。

SPECT的數據收集和影像處理

SPECT數據收集

SPECT使偵檢器繞著患者周圍旋轉，收集180度或360度範圍內的數據，以重建出斷層影像。其數據收集方法包括連續旋轉收集和步進旋轉式收集（**圖3**）。步進旋轉式收集係指重複交替數據收集和偵檢器移動兩種模式，以達到收集數據之目的；而利用連續旋轉收集則可在偵檢器以一定速度旋轉的同時收集數據。將以預先設定之採樣角度（θ）旋轉的時間數據作為1 frame並收集數據，並收集360／θ階段的數據。腦SPECT檢查一般來說可進行旋轉半徑13～14公分的連續旋轉收集。

進行連續旋轉收集時，若將θ角度設定得太大，會產生影像位移（模糊）的情形。然而連續旋轉收集是在旋轉的同時收集數據，因此和旋轉移動時不收集數據的步進旋轉式收集相比，在相同收集時間內可執行較多的旋轉次數，是其優點之一。此外，重複多次360度旋轉也有助捕捉數據收集期間的局部變化。腦SPECT通常可分析增加5～6次旋轉的SPECT數據，而若是患者在檢查時晃動，就必須捨棄晃動時的旋轉數據，利用剩餘的數據進行分析，藉此減少晃動引起的假影（motion artifacts）。

SPECT影像處理

濾波處理

SPECT必須在有限的檢查時間內從各方位收集投影數據，故需儘量縮短單方向二維影像數據的收集時間。因此，在進行SPECT影像時，為了使投影數據接近真實影像，或是從雜訊中抽取出必要資訊，濾波處理的程序便顯得格外重要。

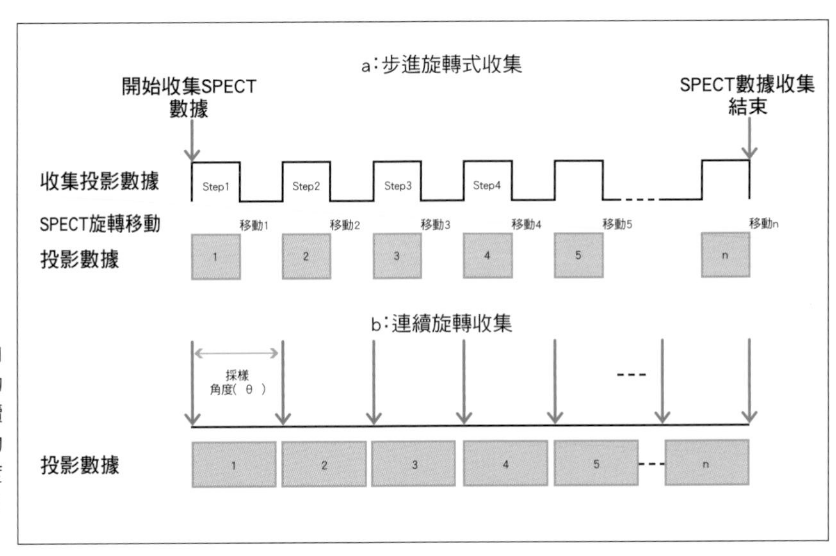

圖3 收集SPECT數據

步進旋轉式收集（a）可藉由重複交替數據收集和旋轉移動以達到收集數據的目的。連續旋轉收集（b）則是在旋轉的同時收集數據，將採樣角度（θ）旋轉所需的時間定為1 frame。

進行SPECT統計變動（雜訊）的前處理（雜訊抑制）時，大多採用巴特沃斯濾波器(Butterworth Filter)，適合用來除去因雜訊而偏高的頻率成分。此過濾器可配合影像具有的特性來削除指定之截止頻率（cut-off frequency），但若是將截止頻率設定得比訊號成分低，就有可能連帶消除必要的資訊，而使影像變得模糊。另一方面，目前也已開發出和Butterworth一樣可削除偏高的頻率成分，並強調特定頻率成分、校正模糊部分的文納濾波器（Wiener filter)，以及可去除雜訊、維持濃度臨界值的非線性濾波器等，重點在於應選擇符合影像頻率特性的過濾器使用。

SPECT影像的重建

利用投影數據產生SPECT影像的影像重建法包括濾波反投影法（filtered backprojection，FBP）和逐次逼近法（successive approximation）。逐次逼近法（疊代法）的ML-EM（maximum likelihood expectation maximization）和提升演算速度的OS-EM（ordered subsets expectation maximization，序列子集均值與最佳化演算法）因改善了過去FBP過多雜訊而引起假影的缺點，而受到矚目。不過近年來除了OS-EM法外，還加上了以下將介紹的衰減、散射與空間解析度校正技術，用於計算重建影像，預期將使影像重建更上層樓。

SPECT的各種校正技術

為了解決進行SPECT造影時，γ射線於體內衰減及發生散射而使畫質變差，以及準直儀的配置造成深度方向的空間解析度降低，而使其靈敏度和空間解析度次於PET造影等問題，必須使用衰減和散射校正等各種技術加以處理。在此將針對訊號衰減和散射校正，及最近開始導入SPECT儀器的準直儀開口校正以改善空間解析度的方式進行解說。

衰減校正

若將SPECT的γ射線衰減效應（attenuation effect）於體內衰減的程度以人體水分衰減係數來表示，^{99m}Tc其140keV的γ射線有1/5可以從體內10公分深處放射出至體外，其餘的4/5則被體內吸收。因此，越靠近表面的射源所放出的γ射線其體內吸收越少，相反地越深的射源所放出的γ射線有越多被體內吸收，而造成γ射線無法射入偵檢器而成像。此現象即反映了衰減校正的必要性。γ射線衰減的校正一直以來多使用Chang法[3]或Sorenson法[4]，這些方法皆假定人體為均勻的吸收體，適用一定的衰減係數，且可將深處偏低的輻射量提升至與表面相同程度，而增加均勻性。這樣的方式較為簡便且應用性高，但頭部具有腦實質和γ射線吸收度高的顱骨，其內部厚度因部位而異，存在著不均勻的吸收體，故具有難以達到精確校正的缺點。

為了進行精確度更高的衰減校正，可使用外部射源的穿透掃描或電斷層掃描，將體內訊號減弱的分佈範圍影像化，製作減弱分佈圖。使用穿透掃描的衰減校正法中，一般在儀器上搭載外部射源^{153}Gd（97.4keV），但因^{153}Gd的半衰期為240天，在更換射源時需要高額的費用和繁雜的手續。之後將說明的SPECT/CT複合造影儀，在目前已逐漸廣泛應用，可期待藉由電腦斷層影像數據來進行衰減校正的技術。

散射校正

散射輻射是因γ射線和人體構成物質交互作用所帶來的康普頓效應（Compton effect）而產生，其能量減少且方向改變。在人體內多次散射的γ射線能量減少，而被能窗排除，但單次散射的γ射線卻得以混入能窗。假定為^{99m}Tc的蒙地卡羅模擬法（Monte Carlo simulation）結果顯示有30～40%的γ射線變成散射成分[5)]。因此，為了腦SPECT影像的品質並提升定量性，必須在進行衰減校正的同時校正散射輻射。

散射輻射的校正可利用根據能窗設定的方法，以及從衰減係數分佈推測散射輻射成分的方法。所謂根據能窗設定的方法，是指對設定為能量峰值的主能窗進行副能窗（推測散射輻射成分）的設定，並推估混入能窗內的散射輻射量，可分為將副能窗設定在主能窗低能量側的雙重能窗法（DEW），以及將副能窗設定於兩側的三能窗法(triple energy window，TEW）等兩種方式，目前三能窗法因較為簡便而廣泛用於臨床上[6)]。臨床上由衰減係數分佈推估散射輻射成分的方法為將散射成分由衰減係數分佈求得散射比例，以及投影數據重疊相加（convolution）後所求出的transmission dependent convolution subtraction（TDCS）法[7)]。進行腦SPECT時，可將篩選後的影像輪廓視為均勻的吸收體，可在相同衰減係數的條件下加以應用，近年來發展出的儀器也開始將應用蒙地卡羅模擬法的ESSE（effective source scatter estimation，有效來源分散建立法）技術進一步實用化。這些方法除了能校正散射外，也可整合進行衰減校正，還具有比雙重能窗法更不受雜訊影響的特性。

▶TEW（triple energy window法，三能窗法）
將散射輻射數據用能窗設定於主能窗兩端後，此副能窗的散射輻射數據可將主能窗內所含的散射成分逼近為梯形或橢圓形以求得數值的方法。

準直儀開口校正（空間解析度校正）

核子醫學造影中，偵檢器前側配置的準直儀可限制只有由患者釋放出、從一定方向射入偵檢器的γ射線通過。因準直儀的孔徑有一定的大小，故離準直儀表面越遠，其影像的空間解析度就越差。也就是說，離準直儀的距離和空間解析度減少有關。其減少程度視準直儀的孔徑大小而定，和高解析度的準直儀相比，孔徑大的通用型準直儀因距離而引起空間解析度減少的程度較為嚴重。為了校正準直儀開口大小造成的空間解析度減少，可利用頻率-距離關係比（frequency-distance relation，FDR）的方法，以及導入逐次逼近影像重建的方法(疊代法)。根據報告指出，導入逐次逼近影像重建法，使用在心肌SPECT時，配合衰減校正可減少1/2的SPECT收集時間[10)]。在患者不穩定的情況下也能於腦SPECT檢查中進行短時間的數據收集，並可用來檢查使用藥劑量較少的幼兒，其臨床應用備受期待。**圖4**所示為3D假體（phantom）中導入逐次逼近影像重建技術的空間解析度校正案例，可看到在進行空間解析度校正後，大腦皮質、基底核的對比度獲得提升。

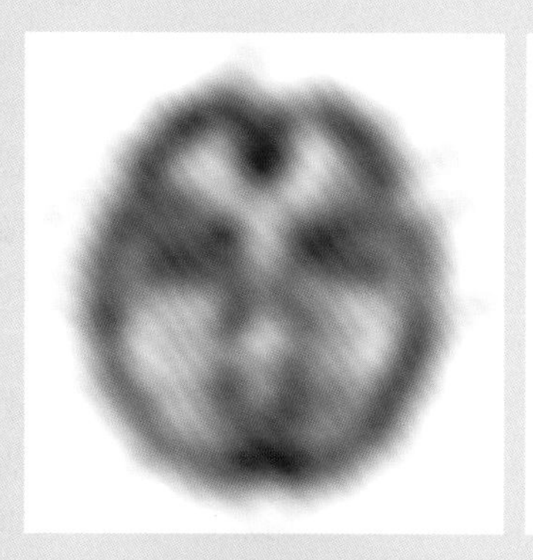

a：空間解析度校正(－)

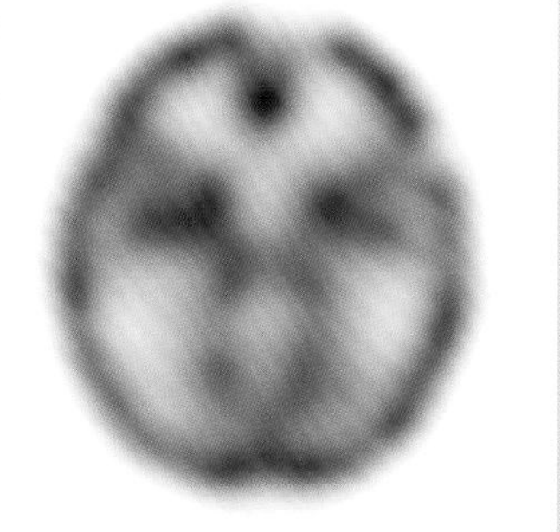

b：空間解析度校正(＋)

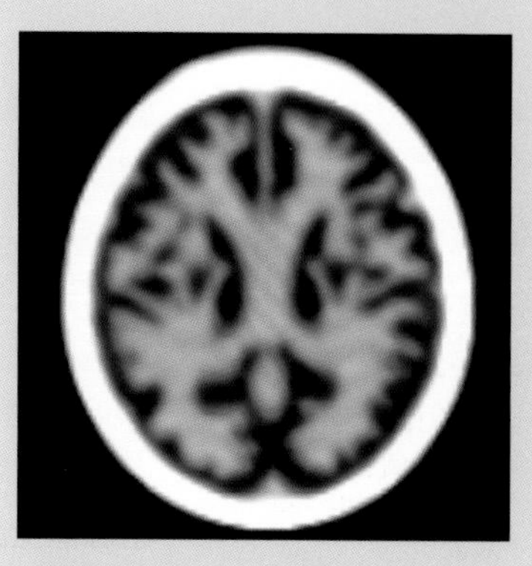

c：CT影像

圖4　頭部3D假體的空間解析度校正效果

頭部3D假體是由外側骨頭和內部丙烯酸樹脂製的腦實質所構成。CT低密度部分為充填的^{99m}Tc溶液。

比起過去使用的FBP法所形成的SPECT影像（**a**），校正受準直儀開口影響的空間解析度後而形成的SPECT影像（**b**）其大腦皮質的對比度較佳。

SPECT/CT儀器

最近搭載診斷用CT的SPECT/CT複合掃描儀登場，成為了SPECT儀器界的火熱話題。搭載CT的SPECT儀器始於2002年開發出的一體型SPECT，搭載了僅以衰減校正為目的的CT裝置。2006年出現搭載診斷用CT的複合機型，目前則有多家公司開發並販售搭載了2～16切CT的複合儀，並用於許多機構的臨床實務上。

搭載診斷用CT的SPECT/CT複合機的特徵為，可比單純衰減校正用CT在更短的時間內拍攝高畫質的CT影像，並取得於同一檢查床上造影的SPECT影像和高精密疊合影像，藉此能夠在SPECT上定位出異常部位的解剖位置，也能利用SPECT和CT的疊合影像來進行病變部位的質性診斷。在衰減校正方面，高畫質CT也可進行高精密的衰減校正，尤其還能針對包含頭部支架（頭靠）和檢查床所造成的γ射線衰減進行更精確的校正。頭部支架依其材質種類而異，大多會造成γ射線訊號衰減百分之十幾的比例[8]。因此，若使用不考慮頭部支架影響的Chang衰減校正法，將無法充分校正腦部後方區域的影像，使該區的腦部血流相對較低。CT衰減校正則考慮了頭部支架帶來的影響，而能進行較Chang衰減校正法更為精確的校正，因此可正確評估腦部後方區域的血流，預期將可應用於腦血流的定量測量。

＋ONE

SPECT/CT線性衰減係數轉換表

電腦斷層(CT)的實際能量較SPECT用核種的γ射線能量來得低，因此必須將電腦斷層所得的線性衰減係數數據轉換為SPECT γ射線能量的線性衰減係數。將此CT值轉換為衰減係數值的轉換表是以轉換HU值為臨界的二元表格。此外，能量不同的γ射線核種各自需要不同的轉換表。

小叮嚀 Pitfall

腦SPECT檢查的影像統計分析中，一般使用的是以Chang法進行衰減校正後的正常資料庫，再執行eZIS等影像分析處理。然而利用SPECT/CT的CT所進行的衰減校正和以Chang法進行衰減校正的影像差異很大，故較難以假體影像校正，而需要使用CT衰減校正後的正常資料庫。

今後SPECT/CT的新發展包括可降低輻射暴露量的CT低輻射攝影，以及使用CT校正頭部SPECT影像的部分體積效應，皆備受矚目。對於CT帶來的輻射暴露量，最近搭載平板CT的SPECT/CT已可進行1mGy以下低暴露量的CT攝影。頭部SPECT的部分體積效應校正可改善腦萎縮引起部分體積效應而使血流偏低的情形，因此其臨床應用備受期待[9]。到目前為止已可藉由同時期拍攝的MRI對部分體積效應進行校正，而若能在SPECT和CT的疊合影像、CT的衰減校正的基礎上，加上同時攝影的CT對部分體積效應進行校正，便能更進一步提升SPECT/CT的實用性。

（西村圭弘）

▶部分體積效應（partial volume effect）

SPECT儀器空間解析度2～3倍以下的小型聚積部分其測量值會比真實數值小，此現象稱為部分體積效應。SPECT儀器的空間解析度越差、測量對象越小，部分體積效應的影響力就越大。此現象可利用恢復係數（測量值和真實輻射能濃度的比例）來進行校正。若可在CT、MRI測量對象物體的大小，便可利用恢復係數來校正偏低的測量值。

◆文獻

1）日本ME學會編：核子醫學造影—3. 核醫影像處理儀器。Corona出版社，東京，2001。
2）日本核子醫學技術學會編：核子醫學技術總論—第3部 核子醫學儀器。山代印刷，京都，2008。
3）Chang, LT：A method for attenuation correction in radionuclide computed tomography. IEEE Trans Nucl Sci, 25:638-643,1978．
4）Sorenson JA：A method for quantitative measurement of radioactivity in vivo by whole-body counting．Instrumentation in nuclear medicine. Vol.2, Academic Press, 1974, p311-348.
5）日本核子醫學技術學會編：核醫影像處理—核醫影像處理第II部。山代印刷，京都，2010。
6）Ogawa K，Harata Y，Ichihara T，et al：A practical method for positron dependent Compton-scatter correction in single photon emission CT．IEEE Trans Med Image, 10:408-412,1991．
7）Iida H，Narita Y，Kado H，et al：Effects of scatter and attenuation on quantitative assessment of regional cerebral blood flow with SPECT．J Nucl Med, 39：181-189，1998．
8）淺野雄二、菊池敬：SPECT-CT的基礎與臨床—第1章 基礎。Medical View出版社，東京，2009。
9）松田博史：SPECT/CT對失智症診斷的臨床實用性。新醫療，435：41-48，2011。
10）Ali I, Ruddy TD, Almgrahi A，et al：Half-Time SPECT Myocardal Perfusion Imagig with Attenuation Correction．J Nucl Med, 50：554-562, 2009．

腦核醫學檢查的基礎知識

PET儀器介紹

PET（positron emission tomography；正子斷層掃描）是利用^{11}C、^{13}N、^{15}O及^{18}F等正子釋放核種，並以這些核種所標記的化合物（PET藥劑）來測量血流量、氧氣代謝、葡萄糖代謝、神經受體功能等生理學機能的方法。這些核種的半衰期都在110分鐘以下，非常地短，因此PET藥劑需在施行PET檢查的機構進行正子釋放核種的製造、PET藥劑的合成及品質管理等一連串的作業。也因為如此，PET的施行機構必須具備可製造正子釋放核種的迴旋加速器、合成PET藥劑的自動合成裝置，並配置測量PET藥劑在體內分佈的PET掃描儀。

> **+ONE**
> 欲僅實施^{18}FDG-PET檢查的機構也可從放射性藥品製造商購買^{18}FDG，因此只要有PET掃描儀就可執行。

迴旋加速器（Cyclotron）

迴旋加速器能夠使帶電粒子加速，以供應核反應所需的能量。能量較低的帶電粒子與標靶粒子（target）可藉由核反應有效率地生成上述四種放射正電子核種。目前市面上販售的醫療用迴旋加速器有加速粒子和加速能量不同的各種機型，可依使用目的進行選擇。

> **+ONE**
> 核反應所生成的放射正子核種（^{11}C、^{13}N、^{15}O及^{18}F）可線上傳輸至合成裝置，以用於合成各種目的之^{11}C、^{13}N、^{15}O及^{18}F標記PET藥劑。

自動合成裝置

關於^{18}FDG注射液和^{11}C-Methionine注射液等液狀PET藥劑的製造，目前市面上已有電腦控制的盒狀自動合成裝置。氣體狀化合物合成裝置則包括測量腦氧代謝時所不可或缺的^{15}O氣體供應裝置。在缺血性腦病變的應用上，^{15}O氣體-PET可測量腦局部的血流量和氧萃取分率，而能用來掌握病情並決定治療方針。然而此方法的一個限制是，為了取得模型分析所需的注入函數，動脈採血和PET測量需花費1個小時，整個檢查約耗時1.5小時。最近則開發出可大幅縮短時間的雙重放射自顯影術（DARG，Dual Auto-radiographic Method）[1)]，測量時間約可縮短至10分鐘左右，總檢查時間僅需約30分鐘。這樣的優勢可使受驗者被拘束的時間減少，而解除其負擔。DARG的重點是必須在9分鐘的連續攝影中，在拍攝開始的同時注入^{15}O標記氧氣（$[^{15}O]O_2$）1分鐘，吸入開始5分鐘後再注入^{15}O標記水（$[^{15}O]H_2O$）或二氧化碳（$[^{15}O]CO_2$）1分鐘。使用$[^{15}O]CO_2$時，^{15}O氣體供應裝置必須確保在$[^{15}O]O_2$吸入完成4分鐘後所供給的$[^{15}O]CO_2$中不可混入$[^{15}O]O_2$。傳統的^{15}O氣體自動供應裝置並未設定上述之注入間隔時間，因此無法完全保證$[^{15}O]CO_2$中不會混入$[^{15}O]O_2$。近年來已開發出可改善此問題的^{15}O氣體自動裝置，正進行醫療儀器核准的申請手續中。

+ONE

吸入的$[^{15}O]CO_2$會藉由肺內脫碳酵素的作用，幾乎100%轉換為$[^{15}O]H_2O$，因此可利用吸入$[^{15}O]CO_2$來測量腦部血流量。

PET儀器的構造和影像處理

❖特徵

PET的原理是，藉由兩側偵檢器同時偵測出正電子衰變後，互成180度方向放出的兩條γ射線，並僅在此情況下進行計算（偶合事件），以辨識連接兩側偵檢器的反應線（line of response; LOR）上放出的衰變γ射線。γ射線在通過物體時可能會被吸收，在進行偶合計數時，γ射線被吸收的比例視存在於偵檢器之間的物體厚度而定，因此特徵，可利用外部射源穿透部和底部的計數比例直接求出吸收校正係數，以取得定量影像。

❖偶合計數（coincidence counting）的種類

偶合計數包括「真實偶合計數」和「隨機偶合計數」（**圖1**）。為了求得「真實偶合計數」，不僅需要進行衰變γ射線的吸收校正，也必須對「隨機偶合計數」和「散射偶合計數」加以校正。

▶真實偶合計數（真實事件）
來自LOR上射源的γ射線計數。

▶隨機偶合計數（隨機事件）
偶然同時檢測出來自2個相異射源的γ射線計數。

▶散射偶合計數（散射事件）
同一射源的其中一方的γ射線和其他物質進行交互作用，改變行進方向，而同時被檢測出的γ射線計數。

❖構造

PET儀器是由多層偵檢環疊加而成的構造，而每一層都是由排列成圓形的γ射線檢測元件所構成。初期的PET儀器使用了γ射線檢測元件如鉍鍺氧化物（BGO：$Bi_4Ge_3O_{12}$）等閃爍體，以降低隨機偶合計數和散射偶合計數，因此偵檢環之間設有稱為隔片（slice septa）的遮蔽板，可擋住對偵檢環面以較大角度射入偵檢器的γ射線，以取得偵檢環內及相鄰偵檢環之間的影像，屬於二維PET。之後的PET儀器除去了隔片構造，發展為能夠檢測出所有偶合計數的三維PET；隨著電腦系統高速化和影像重建技術的進步，已進入三維PET（3D-PET）的時代。近年來已開發出發光時間比BGO短得多且發光量大的γ射線檢測元件如鎦矽酸鈣（LSO：Lu_2SiO_5：Ce），利用檢測兩條衰減γ射線的時間差，以推估放射源在LOR上的位置，此類裝置稱為TOF（time of flight）-PET儀器已受到廣泛應用，其畫質較傳統的PET更佳[2]。過去吸收校正多使用$^{68}Ge/^{68}Ga$放射源，但因CT的多切面化而能達到高速攝影，使吸收校正所需的時

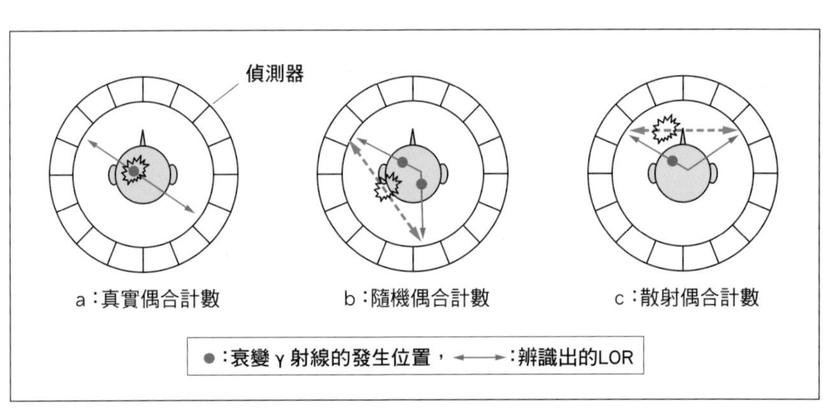

圖1 偶合計數的種類

a：來自LOR上射源（紅點）的γ射線計數。
b：偶然同時檢測出來自2個相異射源（紅點）的γ射線計數。
c：同一射源（紅點）的其中一方的γ射線和其他物質進行交互作用，改變行進方向，而同時被檢測出的γ射線計數。

間顯著縮短，故將PET儀器和CT組合成複合機體的三維PET/CT（3D-PET/CT）已成為主流。此外，3D-PET/CT可在同一檢查中取得PET及CT影像，因此容易將兩者的影像彼此疊合，而能正確且簡易地掌握PET藥劑的聚積部位。

❖數據校正與影像重建

●吸收的校正

PET的吸收校正方法可分為前述的正子校正法、將^{137}Cs作為外部射源的單光子法，以及PET/CT的CT校正法3種。

正子校正法為使用^{68}Ge/^{68}Ga的外部棒狀體射源，如前所述由穿透部和底部計數的比例直接求得吸收係數的方法。

單光子法則是讓^{137}Cs的點狀射源作連續性的旋轉，以利用單光子測量γ射線的方法。^{137}Cs（622keV）的γ射線能量和衰變γ射線（511keV）不同，故必須將前者所得之吸收係數轉換為511keV。^{137}Cs和衰變γ射線的吸收係數比幾乎不會因器官部位不同而異，而能夠統一使用單一係數[3]（**表1**）。

隨著PET/CT的普及，CT校正法已漸成為主流。本方法是使用螺旋式（spiral/helical）CT儀器以取得吸收係數，和單光子法一樣，需要再將此吸收係數轉換為511keV的數值。CT的X光能量比511keV低很多，故吸收度會因組織而異，而必須對各組織分區進行吸收校正[3]（**表1**）。

●隨機偶合計數

若將伽瑪掃描儀的同時偵測時間設定為τ秒，可藉由延遲電路使訊號延遲τ秒以上的偶合計數數值，視為來自相異射源的偶合計數，幾乎等同於隨機偶合計數的數值。再從τ秒間測量到的偶合計數減去此數值，便可校正隨機偶合計數。其他校正法還包括從單一γ射線的計數率推估隨機偶合計數機率的方法。

●散射偶合計數

利用理論或經驗導出散射輻射的成分，並將其從量得之投影數據減去的方法稱之。或將能窗內計數設定為較511keV的能峰值低的能量側，並由此數值推估能峰值區間的散射成分，這樣的方法也屬於散射偶合計數法之一。

物質名稱	吸收係數（cm^2/g）		
	80 keV	511 keV	622 keV
肺	0.183（1.9）	0.095	0.085（0.89）
水	0.184（1.9）	0.096	0.086（0.89）
軟組織	0.182（1.9）	0.095	0.085（0.89）
皮質骨	0.226（2.5）	0.090	0.080（0.89）
硫酸鋇	2.410（26）	0.093	0.078（0.84）

表1　人體組織、水及硫酸鋇對能量80 keV（X光）、511keV（衰變γ射線）、622keV（^{137}Cs）光子的吸收係數

括弧內表示相對511 keV吸收係數的比例

（部分改編引用自文獻3）

影像重建

將三維影像數據進行傅立葉轉換以達到有效率之二維影像化的FORE法，以及在短時間內聚合的逐次逼近法(疊代法)—OSEM法組合成為FORE-OSEM法，此複合技術已越來越實用，使三維PET漸趨普及。近年來隨著電腦性能的提升，在進行逐次計算時，會對三維影像數據進行均勻度校正、幾何學校正、隨機偶合計數校正、散射校正、吸收校正等，以達到高精密的影像重建，此技術稱為距離驅動投影法（Distance-driven projection）[4]。除了上述方法外，將收集之數據從LOR直接進行影像重建的3D-LOR法[5]，以及重複次數較OSEM法少的三維影像重建DRAMA-3D法[6]也逐漸普及，並應用於市售儀器的影像處理程序中。

今後PET的發展

隨著PET/CT的普及，疊合於結構影像的診斷手法之重要性已獲得廣泛的認同，疊合PET和MRI儀器的PET-MRI正持續開發中，PET-MRI的時代已是指日可待。

（三宅義德）

◆文獻

1）Kudomi N, Watabe H, Iida H, et al : Separation of input function for rapid measurement of quantitative $CMRO_2$ and CBF in a single PET scan with a dual tracer administration method. Phys Med Biol, 52: 1893-1908, 2007.

2）Jakoby BW, Bercier Y, Conti M, Casey ME, et al: Physical and clinical performance of the mCT time-of - flight PET/CT scanner. Phys Med Biol, 56: 2375-2389, 2011.

3）四月朔日聖一：從PET檢出器的特性看出收集條件的確立. 日本放射線技術學會誌,62: 797-803,2006.

4）Man BD, Basu S: Distance-deriven projection and backprojection in three dimensions. Phys Med Biol, 49: 2463-2475, 2004.

5）Kadrmas DJ: LOR-OSEM: statistical PET reconstruction from raw line-of-response histograms. Phys Med Biol, 21: 2917-2939, 2010.

6）Tanaka E, Kudo H: Optimal relaxation parameters of DRAMA （dynamic RAMLA） aiming at one-pass image reconstruction for 3D-PET. Phys Med Biol, 21: 2917-39, 2010.

腦核醫學檢查的基礎知識

腦循環代謝的生理機制

腦循環代謝的特徵

腦的重量只佔了體重的2%左右，卻需要長時間消耗大量的能量以維持功能，其消耗量約為全身能量需求的20%，換算為熱量則達每秒20～25焦耳。此大量能量只能藉由葡萄糖的耗氧性糖解作用來調節，因此腦部需要消耗大量的葡萄糖和氧氣（**表1**）。腦部所需的大部分能量都用來回收鈉-鉀離子幫浦和所釋放神經傳導物質，以維持細胞膜內外的電位差，也就是多用來供應神經元突觸活動的相關部分。

目前已知星狀膠質細胞(Astroglia) 星狀膠質細胞可用來維持神經元的特殊活動環境，兩者之間存在著協同關係。研究證實星狀膠質細胞不單單只是支持組織，對於神經元生存、活動的維持也非常重要。星狀膠質細胞包圍著腦部微血管的腦組織側，形成其襯裡，以阻擋腦部不需要的物質進入，僅送入所需的物質，因此在此處有各式各樣的轉運體。最具代表性的包括運送葡萄糖的葡萄糖轉運體、搬運分子量較低的水溶性物質的一元羧酸轉運體、運送胺基酸的胺基酸轉運體、運輸水分子的水通道蛋白等，這些轉運體異常所造成的疾病也廣為人知。

星狀膠質細胞除了可代謝葡萄糖外，也可代謝醋酸。星狀膠質細胞的糖解循環所產生的部分乳酸會被送至神經元，而能夠作為能量來源加以利用。此外，神經元興奮時釋放至突觸間的麩胺酸（glutamic acid）離子會被星狀膠質細胞快速回收，而被回收的麩胺酸則在星狀膠質細胞內視能量轉換為麩醯胺酸（glutamine）。麩醯胺酸被送至神經元，於神經元內轉化為麩胺酸後，即可被用於下次的神經活動中（**圖1**）。

表1　各物質於全腦的循環代謝量

腦血流量（ml/分/100g）	氧代謝率（μmol/分/100g）	氧萃取分率（%）	葡萄糖代謝率（μmol/分/100g）	葡萄糖攝取率（%）
54.2±8.4	159.7±17.4	34.3±3	30.2±4.3	10.9±1.8

（改編引用自Phelps ME, et al:Positron emission tomography and autoradiography. In:Principles and Applications for the Brain and Heart. Raven Press, New York, p495, 1986.）

腦部循環的解剖學特徵

相對於大量的能量需求，貯存於腦內的肝糖非常微量，因此需要持續供應血液至腦部。有鑒於腦部特殊的能量需求，腦循環系統構造和生理機制因此衍生出了幾個特徵。例如進入腦部的4條（左右內頸動脈、左右椎動脈）動脈在大腦底部形成威利氏環（circle of Willis）而彼此相接後，即分支為注入大腦的

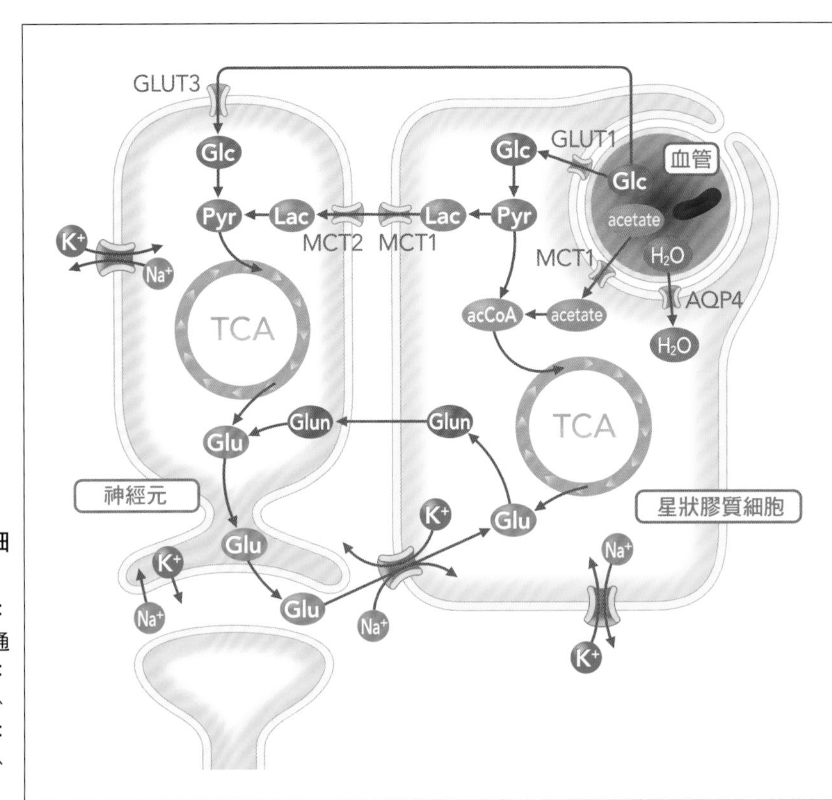

圖1 神經元和星狀膠質細胞形成協同關係

GLUT：葡萄糖轉運體、MCT：一元羧酸轉運體、AQP：水通道蛋白、Glc：葡萄糖、Pyr：丙酮酸、Lac：乳酸、acCoAAV：乙醯輔酶A、TCA：TCA循環、Glun：麩醯胺酸、Glu：麩胺酸

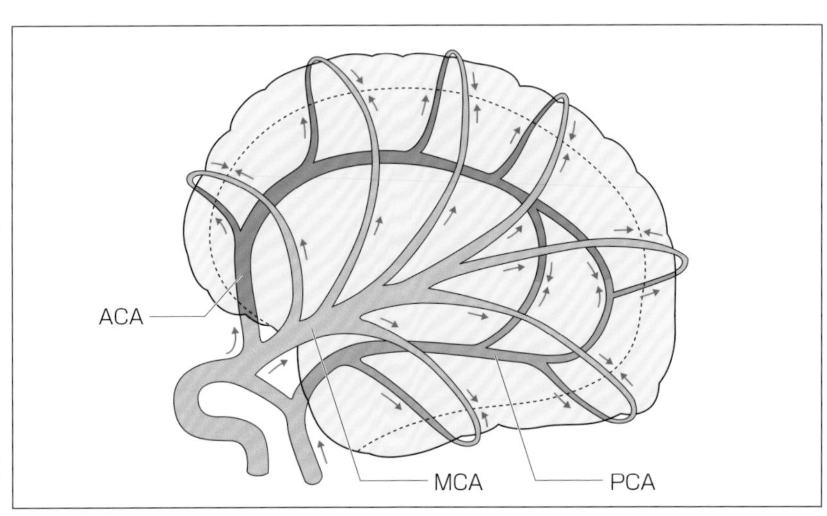

圖2 主要腦血管系統的分佈模式圖

主要腦動脈在週邊微動脈處具有吻合構造（leptomeningeal anastomosis），部分動脈阻塞時，可作為重要的側支循環。

ACA：前大腦動脈

MCA：中大腦動脈

PCA：後大腦動脈

（部分改編引用自 Zu Ich J:Cerebral Circulation and Stroke. Springer-Verlag, Berlin, Heidel berg, New York, p116, 1971.）

三大動脈（前、中、後大腦動脈）。此三大動脈分佈於腦部表面，其末梢也具有細小的吻合部（leptomeningeal anastomosis）（**圖2**）。然而往腦實質流動、由腦表動脈於實質內垂直分支的動脈（直徑約200 μ）延伸至動脈末端後並未彼此吻合。

微小循環階層的最大特徵就是具有血腦屏障（blood brain barrier：BBB）。在其結構上，彼此斜向深疊的各內皮細胞延伸部分緊密相連（tight junction），而呈密封的狀態；內皮細胞之間幾乎找不到胞飲小泡（pinocytotic vesicle）。腦實質側有星狀膠質細胞突起包夾著基底膜，密集排列形成襯裡，而無法觀察到血管周圍間隙。

腦部循環的調節機制

面對血壓的變動，整個腦部利用自動調節（autoregulation）機制使血流量幾乎維持一定（**圖3**）。休息時的局部腦血流量（regional cerebral blood flow：rCBF）會根據該部位的能量需求，即局部腦葡萄糖代謝率（regional cerebral metabolic rate of glucose：$rCMR_{glc}$）及局部腦氧代謝率（regional cerebral metabolic rate of oxygen：$rCMRO_2$）狀況進行調節，這樣的現象稱為腦部代謝和血流的交互影響（coupling）。

另一方面，腦部在活化時，負責控制其活化內容的部分神經元變得活躍，此時所需的三磷酸腺苷（ATP）會由ATP生產速率高的厭氧性糖解作用快速補充，造成局部的氫離子濃度上升，使微血管擴張，rCBF也隨之增加。

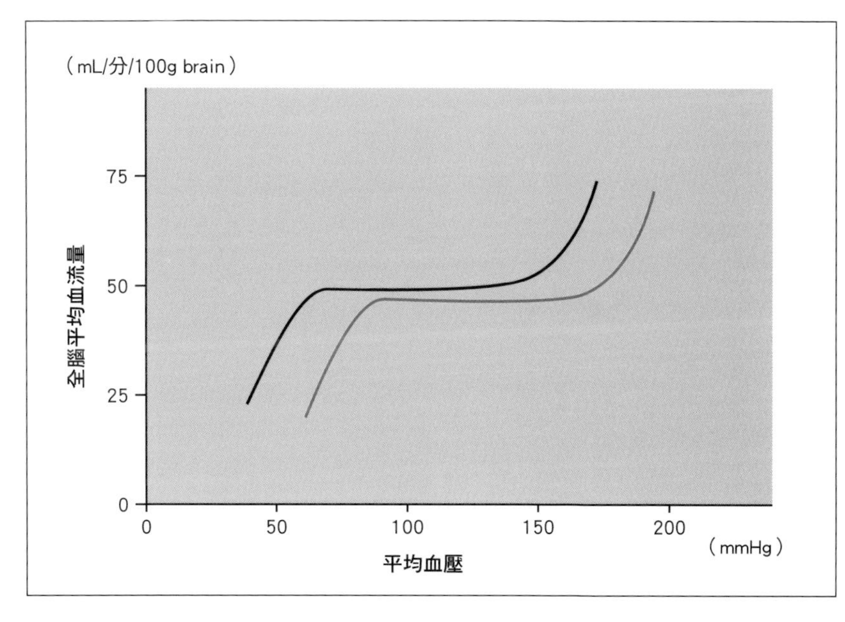

圖3 腦血流自動調節功能

全腦血流量可在生理性血壓的變動範圍內幾乎維持一定。不過可看到左圖中高血壓患者（—）的自動調節能力範圍和正常血壓者（—）相比，有往血壓較高的方向偏移的傾向。

此時的特徵是相對於$rCMR_{glc}$的增加，$rCMRO_2$的增加幅度較小，相反地rCBF的增加較大，造成位於活化中的局部靜脈附近的微血管內，氧化血紅素相對於去氧化血紅素來說增加更多。此現象稱為血氧濃度相依對比（blood oxygen level dependent，BOLD），為functional MRI的原理之一，可應用於MRI的局部腦功能造影。然而局部腦活化使rCBF增加最多也只到幾個%以內，幾乎不會影響腦部整體的循環代謝。

改變微動脈張力（tonus）以增減血管阻力的過程可用來調節rCBF，但主要為化學性調控和神經性調控的共同作用。上述的自動調節能力主要是由自律神經系統（神經性調控）和局部活化以調節rCBF的機制（化學性調控）所形成。化學性調控因子包括二氧化碳、一氧化氮、氧、鈣離子、腺苷、前列腺素等，其中二氧化碳的影響力最大，動脈血中二氧化碳分壓的變化可使整個腦部的血流大幅改變。此外，病變可藉由神經纖維與其他區域有著功能上的連結，離病變部位一段距離的正常腦區也會出現血流和代謝等偏低的情形，此稱為遠隔效應（remote effect），其背後原因即在於經由突觸聯繫的神經性調控。此外也常觀察到小腦天幕上病變對側的小腦半球血流及代謝偏低出現交錯性小腦神經機能聯繫障礙（crossed cerebellar diaschisis）。另外還有與病變同側的大腦皮質間發生半球內失聯（intrahemispheric diaschisis）和對側大腦皮質的跨半球失聯（transhemispheric diaschisis）等現象。

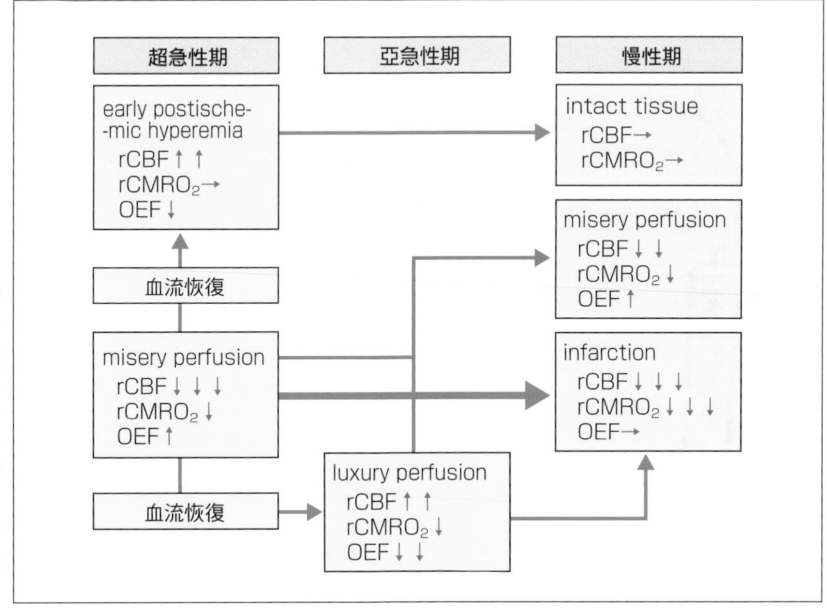

圖4 腦梗塞的循環代謝時序

超急性期間呈misery perfusion的組織在極少的情況下會馬上恢復血流（early post-ischemic hyperemia），使缺血組織復原而不殘留病變。此外，一部分的血流會於亞急性期恢復，呈luxury perfusion，但此時大部分的組織都會產生慢性梗塞。而大部分超急性期間呈misery perfusion的組織則直接進入梗塞的狀態。

腦血管病變的病理與生理

❖腦梗塞

腦血管病變，尤其是腦梗塞的病理表現常藉由動物實驗和PET、SPECT等臨床檢查來一窺究竟。其中最具特色的現象就是代謝和血流間不再維持一致（uncoupling）。這種uncoupling的現象常見於腦梗塞病灶，其狀態也會在發病後隨著時間而變化（**圖4**）。

●急性期

梗塞病灶在超急性期間的$rCMRO_2$降低程度比rCBF來得低，使氧萃取分率（oxygen extraction fraction，OEF）上升。在這樣的狀態之下，腦血流不足而無法滿足代謝的氧氣需求，稱為缺血狀態（misery perfusion）[2]。若阻塞的血流在組織病變尚未惡化的早期階段即開通，病灶的rCBF將變得比正常組織多而呈充血狀態（hyperemia），此稱為early post-ischemic hyperemia（早期缺血後再充血）。early post-ischemic hyperemia在動物實驗中會產生具細胞毒性的神經興奮性胺基酸和自由基，反而導致梗塞病灶的惡化，但在實際患者（**圖5**）身上顯示，其病變卻止於最小限度，臨床症狀也能獲得改善，有時甚至會出現症狀急劇消退的現象，此稱為strikingly shrinking neurologic deficit[3]。

腦梗塞部位的神經元對於缺血狀態會顯示選擇性的脆弱性，神經膠細胞相對來說耐度則較高。區分神經元生死的最重要因子為rCBF，受rCBF降低影響的功能表現依序為蛋白停止合成、去極化停止、離子幫浦停止作用。隨著去極化的停止，會開始出現去神經化的症狀，離子幫浦停止作用則使水開始流入，產生細胞毒性水腫（cytotoxic edema），若血流未恢復，將引發細胞死亡。

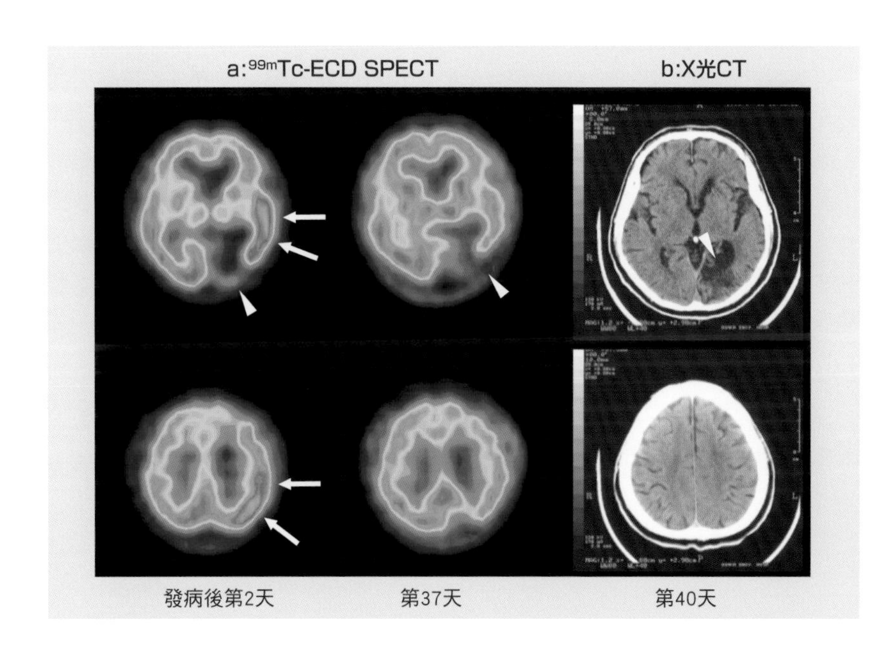

圖5 Early post-ischemic hyperemia的案例

心原性腦梗塞的患者。發病後第2天其^{99m}Tc-ECD SPECT顯示腦血流增加（箭頭處）。進入慢性期的發病後第37天（中間），可看到此區的腦血流已幾乎恢復正常。

同時期的CT（右列）則顯示同位素高度聚積的區域並未出現病變。

可觀察到左枕葉有以前腦梗塞的病變殘跡（三角箭頭處）。

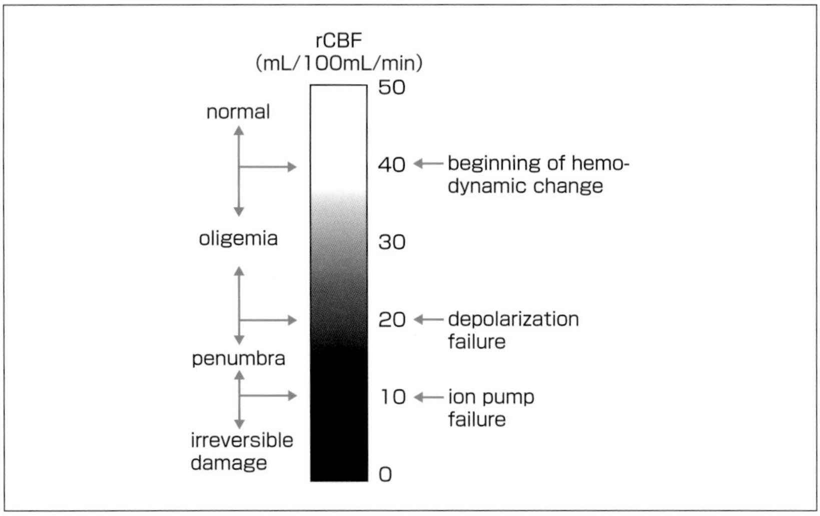

rCBF
(mL/100mL/min)
50
normal
40 ← beginning of hemo-dynamic change
oligemia
30
20 ← depolarization failure
penumbra
10 ← ion pump failure
irreversible damage
0

圖6　缺血和神經元的功能障礙

以局部腦血流量表示缺血程度和神經功能障礙之間的關係。由上到下細胞死亡的風險隨rCBF下降而上升。白色為無風險，越黑則風險越高。
（引用自文獻13）

血流降低、神經停止去極化，但尚未發生細胞死亡的狀態稱為penumbra（半陰影）[4]，分佈於腦梗塞急性期病變中心（ischemic core）的週邊部位[5]。Penumbra區域的rCBF約為10～20mL/min/100g，推測血流降至此數值之下便會引起急劇的細胞死亡，但即便是在penumbra區內，rCBF越低，組織缺血的時間就越長，仍會造成細胞死亡的機率急速上升（**圖6**）。

因此，將存在的penumbra區影像化可作為之後血栓溶解療法等積極性治療的客觀根據，並且能夠用來估測細胞死亡過程中引發致命性區域出血的危險性。

目前將penumbra影像化的方式包括以SPECT測量rCBF、以PET測量rCBF、$rCMRO_2$、rOEF[7]，或rCBF和中樞性苯二氮受體造影的組合[8]、使用misonidazole的缺氧造影[9]等核子醫學技術，腦梗塞急性期的臨床處理因有時間限制，故上述的檢查方式在實行上較為困難。此外，根據將腦梗塞急性期間使用的各種造影技術標準化之ASSIST-Japan施行準則，即使是彈性較高的腦血流SPETC，也不建議用來檢查發病後3小時內的腦梗塞狀態[10]。

目前對於發病後3小時內的腦梗塞急性期患者，在根據一定的排除標準確認適用性後，多進行於靜脈內注射胞漿素原活化劑（tissue plasminogen activator，tPA）的血栓溶解療法。從到目前為止的案例分析來看，即使腦內出血的頻率上升，整體來說發病3個月後的功能預後較過去的治療方式顯著提升，證明了儘早暢通腦梗塞血流應視為第一要務。根據tPA的施行準則，雖然其非屬必要檢查，但考慮實際臨床上多使用MRI攝影，不妨可將擴散/灌注不匹配作為腦梗塞後檢查penumbra的實用指標。

▶ **擴散/灌注不匹配 diffusion/perfusion mismatch**

MRI的diffusion weighted image可反映細胞病變使擴散受到抑制的水分子流動，而使訊號增強，因此能顯示已出現細胞病變、引發cytotoxic edema的病灶部位。另一方面，perfusion image可根據釓-二乙三胺五醋酸(Gadolinium-DTPA,Gd-DTRA)造影劑的通過時間來推測rCBF。因此，perfusion偏低，但diffusion尚未引起訊號增強的區域稱為擴散/灌注不匹配，相當於尚未出現細胞病變的penumbra區域。

對於發病3小時後進行血栓溶解療法和使用Merci retriever的血栓清除術之風險評估，已開發出在短時間內也可進行的PET腦循環代謝測量法，因此在可立即施行SPECT或PET的醫療機構中，這樣的腦血流和氧氣代謝測量方式有助上述評估的進行。

●亞急性期

另一方面，若阻塞之血流稍延遲至亞急性期間才開通，使由病變導致代謝降低的病灶有過剩的rCBF流入，就稱為奢侈灌注症候群（luxury perfusion syndrome）。其病因為組織病變引起血管運動性麻痺（vasoparalysis），而無法進行自動調節的狀態。發生luxury perfusion後，即使氧氣供應恢復，仍相當依賴厭氧性糖解作用，使$rCMRO_2$降低，但$rCMR_{glc}$並不會進一步降低。

●慢性期

進入慢性期後，病灶幾乎已成為固定的梗塞區，一般來說會代謝和血流的一致性（coupling）會再度恢復，rCBF和$rCMRO_2$也會降低而形成慢性低灌流（matched perfusion），但一部分則於慢性期轉為misery perfusion，並逐漸穩定形成matched perfusion。

❖慢性阻塞性腦血管病

發生粥狀動脈硬化症、毛毛樣腦血管病（moyamoya disease）、主動脈炎等存在於腦主幹動脈的慢性阻塞性病變時，其血管末梢的灌注壓會降低。此過程通常非常緩慢，腦血管方面會藉由循環調節功能啟動代償機制（**圖7**）。灌注壓輕微降低時，血管擴張造成的血管阻力會減少，使腦血容積（cerebral blood volume，CBV）增加，rCBF則維持一定。若灌注壓進一步降低，便無法完全靠血管擴張來代償，而使rCBF開始減少。即便如此，若此時OEF上升，便能使$CMRO_2$和神經元功能得以維持。然而若rCBF降至20ml/min/100mL以下的程度，便無法再維持$CMRO_2$，引起神經元功能的停擺；若再下降，將使細胞難逃死亡。Powers等人[11]的研究利用了PET將這一連串的腦部代償機制模型化，將

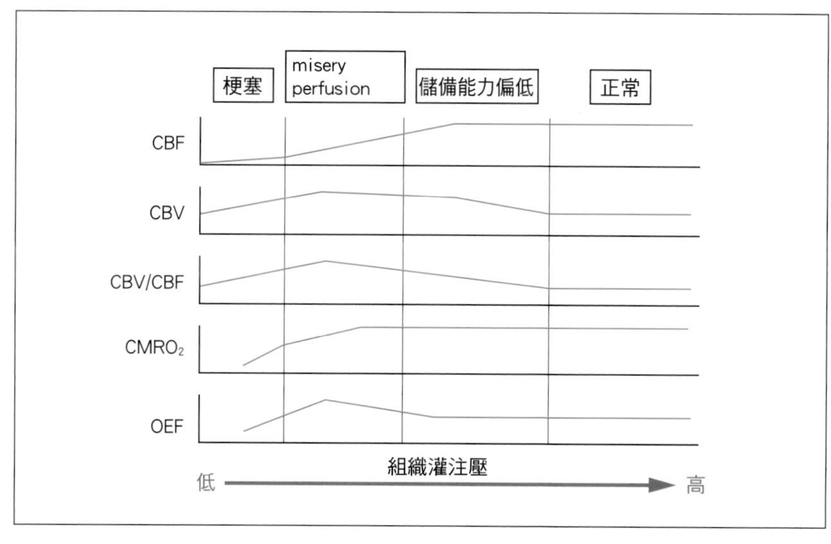

圖7　以PET觀察到慢性缺血時腦循環的各種量性指標

灌注壓降低時，一開始發生的是血管擴張引起血管阻力減少。這在PET上會以局部腦血流（rCBV）增加、腦循環時間（rCBV/rCBF）延長的形式反映。若灌注壓進一步降低，而使rCBF降低時，氧萃取分率（OEF）便開始增加，局部腦氧代謝率（$rCMRO_2$）則繼續維持。若是連$rCMRO_2$都無法維持，細胞將喪失功能甚至死亡。

發生血管擴張的代償階段稱為stage I，出現OEF上升的代償階段則稱為stage II。

若經由威利氏環等的側支循環豐富，即使灌注壓輕微降低也不會造成問題，但若是缺乏側支循環通道，那麼就算沒有症狀，灌注壓降低仍可能使維持血流的能力顯著降低，或發生血流枯竭的情形。此稱為腦循環儲備功能不足（impaired或compromised cerebral perfusion reserve）。在此狀態下，從血流動力學的角度來看會引起血流動力性暫時性腦缺血（hemodynamic TIA），而需考慮血管重建手術的適應性。需特別注意的是，休息時的腦血流完全無法僅由SPECT來推估其腦循環儲備能力。尤其在rOEF上升引起嚴重腦循環儲備能力枯竭的狀態下，腦梗塞發病和認知功能退化的風險也會隨之升高，皆為考慮血管重建手術適應性的重要參考。

PET中對rCBF、$rCMRO_2$、rOEF、rCBV的測量是用來評估腦循環儲備能力是否偏低時可信度最高的方法。其替代方式則為測量SPECT測量休息時的rCBF，以及丹木斯（acetazolamide）負荷試驗下rCBF的增加率，綜合這兩者的結果來看是否有疑似rOEF上升的情形，若有，便可預測腦循環儲備能力將嚴重降低；而目前此方式也逐漸受到廣泛的使用。日本的JET（Japanese EC/IC bypass trial）研究中，治療出現腦循環儲備能力嚴重偏低的症候性腦主幹動脈嚴重狹窄或阻塞時，以隨機抽樣的前瞻性研究方法評估顱外/顱內（EC/IC）繞道手術的優先程度，為了檢測腦循環儲備能力是否嚴重偏低，SPECT的定量rCBF測量和丹木斯負荷試驗為測量rCBF增加率的先決條件；中大腦動脈區域在休息時，rCBF在正常值的80%以下，且rCBF增加率未滿10%時便符合條件。患者被隨機分配至保守性治療組和EC/IC繞道手術組並觀察病情發展，發現接受外科治療組的患者與保守性治療組相比具有顯著較佳的結果[12)]。

在進行針對內頸動脈嚴重狹窄的血管重建手術時，除了EC/IC繞道手術外，還有頸動脈內膜剝離術（carotid endoarterectomy，CEA）和頸動脈支架置放術（carotid artery stenting，CAS）等選擇。後者的侵入性較低，在實驗機構增加的同時，也有不少問題浮上檯面，例如一部分案例在CEA和CAS術後會出現過度灌注症候群（hyperperfusion syndrome）。術前腦循環儲備能力嚴重減少的患者最可能有引發過度灌注症候群，也就是說最適合接受手術的患者也最可能發生此症候。其原因為慢性腦灌注壓降低時，擴張至最大限度的血管無法立即收縮而陷入痲痺狀態（vasoparalysis），根據血流和血壓之間的相關性，此處壓力急劇復原會使大量血液流入，進而造成血管功能產生缺損。此外，腦循環儲備能力的測量也可有效預測過度灌注症候群的發生。

失智症的診斷

失智症的定義是「曾習得的認知能力因器質性腦部病變而產生障礙，並嚴重到影響日常生活的臨床狀態」，目前最常使用DSM-IV-TR作為失智症的診斷方法（**表2**）。失智症的症狀包括失認、失語、抽象概念和判斷、訊息整合和執行功能障礙等認知功能缺損，屬於失智症的本質症狀（稱為核心症狀）。同時也可能伴隨妄想、幻覺、不安、焦慮、譫妄、多話、徘徊、日夜顛倒、異常行為、個人衛生不佳、惡言相向等並非屬於認知功能缺損的症狀，這類行為上的障礙稱為次級症狀。失智症屬於一種症候群，引起失智的疾病相當多樣。在患者數量方面，日本最常見的失智症類型為阿茲海默症型失智症（dementia of Alzheimer's type，DAT），其次為瀰漫性路易氏體失智症、血管性失智症。診斷造成失智的原因疾患時，需根據診斷標準評估臨床症狀和進行影像診斷、脊髓液生物標記物的測量等（**圖8**），在鑑別上較為困難。

另一方面，即使具有非來自於生理性老化的輕度知能障礙，若並不影響日常生活，就無法診斷為失智症，僅可算是正常和失智症臨界範圍內的功能缺損，稱為輕度知能障礙（mild cognitive impairment，MCI）。根據有無記憶力缺損及其他高階認知功能（語言、執行功能、注意力、視覺空間認知等）障礙，可將失智症分為四個亞型。依記憶力缺損的有無可分為amnestic type和non-amnestic type，接著根據單一或多種類型的功能障礙區分為single domain或multiple domain。其中amnestic type很容易在幾年內轉變為DAT，故可視為DAT的前驅階段，而應儘早進行診斷和治療。

A　符合以下兩項認知功能障礙：
　1　記憶障礙（具有無法習得新訊息或想起曾習得之訊息的能力缺損）
　2　符合以下一項以上的認知功能障礙：
　　（a）失語（語言障礙）
　　（b）失行（雖然運動功能未受損，卻無法執行動作）
　　（c）失認（雖然感覺功能未受損，卻無法辨識對象人事物）
　　（d）執行功能（訂定計劃、組織訊息、排列順序、抽象思考）障礙

B　上述A1、A2的記憶障礙、認知障礙明顯影響其社交生活或工作，其日常生活功能較患病前顯著降低。

C　上述的記憶障礙、認知障礙並非僅在譫妄過程中出現

表2　DSM-IV-TR中失智症的定義

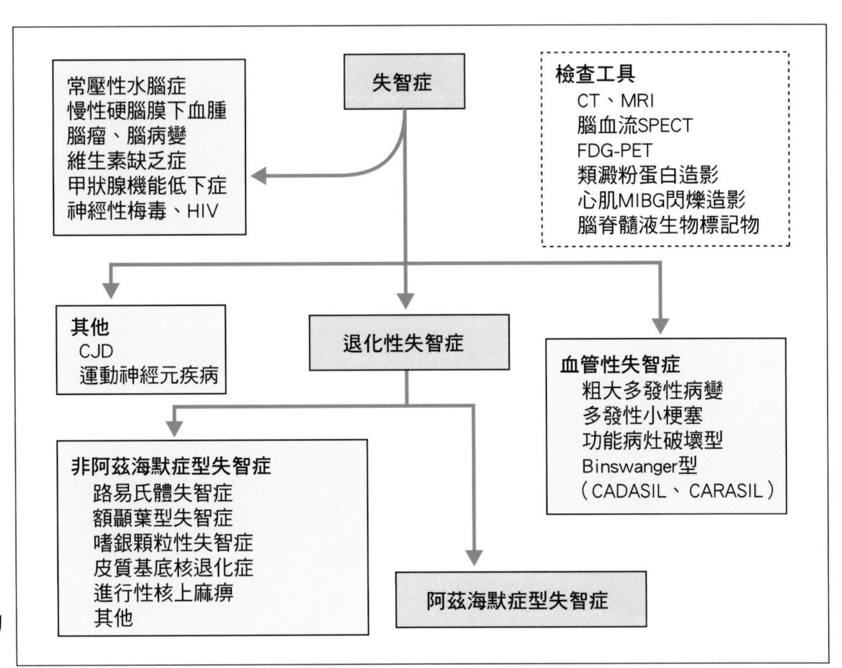

圖8　對於呈現失智症狀的疾患進行系統性的鑑別

在CT和MRI上可明顯看到退化性失智症或MCI患者出現結構變化之前，已有局部血流和代謝偏低的潛在問題。退化性失智症的病程緩慢，故代謝和血流之間仍維持一致的關係，只要代謝或血流其中一種指標出現異常，便可在早期檢測出來。臨床實務上普遍使用腦血流SPECT以進行早期診斷、鑑別診斷和病情觀察，並藉由其他章節詳述的統計影像處理技術來提升診斷精確度。原理上來說，注入^{18}F-FDG PET以執行腦部葡萄糖代謝測定的方式具有較高的解析度，可作為精確度高的影像診斷法，但目前在日本並無保險給付，故尚未受到廣泛的使用。

❖失智症的分子生物學背景

造成血管性失智症相關病理的主因被認為是缺血引起神經元脫落或動脈硬化病變引發的慢性缺血，目前也已發現CADASIL（cerebral autosomal dominant arteriopathy with subcortical infarcts and leukoencephalopathy）和CARASIL（cerebral autosomal recessive arteriopathy with subcortical infarcts and leukoencephalopathy）等基因異常引起的病變。另一方面，關於退化性失智症的病理機制，神經元的變性和脫落被認為是最主要的根本原因。其主要的遺傳和分子異常包括類澱粉蛋白前驅基因、Presenilin-1（PS-1）基因、Presenilin-2（PS-2）基因、載脂蛋白E4（APoE4）基因、β類澱粉蛋白、tau蛋白等異常。全世界患者數量最多的阿茲海默症是非常火熱的研究議題，研究者持續致力於分子生物學異常的解明，將有助於發病前治療方法的發展。

❖阿茲海默症型失智症（DAT）的病理生理機制

DAT除了可觀察到老年斑塊、神經纖維纏結、顆粒空泡變性、神經元脫落等病理表現外，研究也發現了各種相關之分子異常。關於DAT的成因，目前類澱粉蛋白串聯假說（amyloid cascade hypothesis）受到最為廣泛的支持。此假說認為過度磷酸化使不可溶性的tau蛋白沈積，引發神經纖維纏結、神經元變性和脫落的現象，在此一連串過程中的最上源產生類澱粉蛋白，並進而凝集與沈積。

最近的研究指出，不只形成老年斑塊核心的不可溶性類澱粉蛋白纖維，可溶性的β類澱粉蛋白聚合物（低聚物；oligomer）也具有很高的神經元毒性。為了達到於發病前進行DAT診斷或治療的最終目的，將腦內類澱粉蛋白的沈積情形影像化將有很大的幫助。最早成功的腦內類澱粉蛋白沈積造影是使用一種稱為^{11}C-PiB（Pittsburg compound B）的示蹤劑，被ADNI（Alzheimer's disease neuroimaging initiative）應用於一項前瞻性研究，目的是要檢驗影像診斷和脊髓液生物標記物與DAT發病的關聯性。在此之後則陸續開發出^{11}C-BF-227和^{18}F-AV45等示蹤劑，其潛力備受期待。

利用腦血流SPECT和^{18}F-FDG-PET觀察到DAT的最初變化始於後扣帶迴和顳葉內側海馬迴及海馬旁迴部分的血流和代謝偏低。隨著病程的進行，異常部位會以頂葉聯合區為中心擴展至顳葉、枕葉和頂葉。病情更加惡化時，除了額葉也開始出現異常外，小腦、初級視覺區、初級感覺運動區、基底核等部分也會殘存相對輕度的病變（**圖9**）。典型案例的病變部位多為左右對稱，但也有不少具左右差異的案例，此外還有早期額葉即受損的案例。

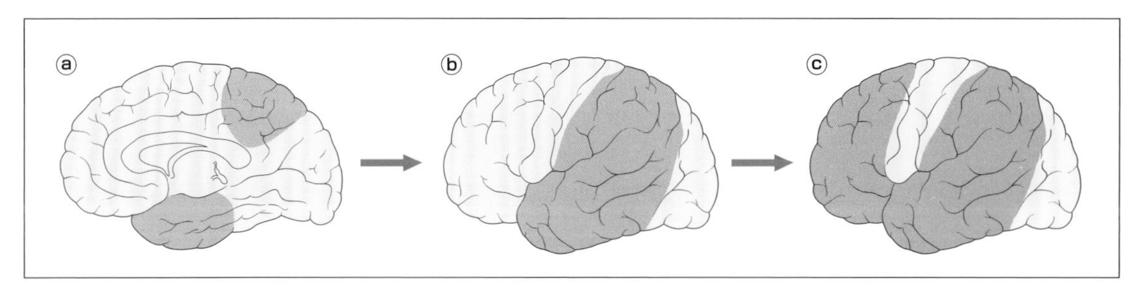

圖9　阿茲海默症型失智症患者腦部血流偏低部位隨時間之變化

a：疾病初期可於內側顳葉和後扣帶迴發現血流偏低的情形，記憶力減退為主要徵兆。
b：到了中期，血流偏低區域擴及至顳葉、頂葉和枕葉，可在影像上看到典型的變化。也會出現包括失行、失認等皮質症狀。
c：後期只有初級皮質區（初級感覺運動區、初級視覺區、基底核、小腦）有血流殘存，患者將呈現去皮質綜合症候（apallic syndrome）等病態。

❖阿茲海默症型失智症治療藥物登場

已知DAT患者其投射在Meynert基底核等大腦新皮質／海馬迴部位的促乙醯膽鹼前突觸細胞會產生顯著的病理變化。在早期的狀態下，突觸後的毒蕈鹼受體功能相對來說保存得較好，若能提高突觸間隙內的乙醯膽鹼濃度，便能防止大腦高階功能的退化（膽鹼假說），而乙醯膽鹼脂酶（AChE）抑制劑就是根據此假說開發而成。最先上市的藥物是日本所開發的Donepezil，曾是長久以來唯一的抗DAT藥物。其後則開發出憶思能(Rivastigmine)及利憶靈(Galantamine)並受到核准，使輕度～中度DAT的藥物治療又多了一些選擇。

另一方面，麩胺酸為腦內主要的興奮性神經傳導物質，而NMDA（N-methyl-D-aspartate）受體為麩胺酸的受體之一。麩胺酸神經毒性假說認為DAT患者腦內的NMDA受體持續受到低濃度麩胺酸的刺激而引起神經興奮性毒性；獲得核准之鹽酸美金剛(Memantine)即是為了保護腦部組織不受此神經興奮毒性侵犯而開發出的DAT治療藥物。此藥物可和作用機制不同的乙醯膽鹼脂酶抑制劑合併使用，其臨床效果備受期待。

❖非阿茲海默症型失智症

非阿茲海默症型失智症包含DAT以外的失智症類型，定義範圍上較廣泛，發生率較高的有血管性失智症、路易氏體失智症、額顳葉型失智症、嗜銀顆粒性失智症、進行性核上麻痺、皮質基底核退化症等。已有報告指出這些疾病中出現的各種分子生物學異常，其中tau蛋白異常佔有相當大的比例。此外，路易氏體失智症常伴隨自律神經病變，可於注入^{123}I-MIBG的心臟交感神經機能閃爍造影上觀察到異常，具有頗高的診斷價值。

（奧　直彥）

◆文獻

1） Ogawa S, Lee TM, Nayak AS, et al: Oxygenation-sensitive contrast in magnetic resonance image of rodent brain at high magnetic fields. Magn Reson Med, 14: 68-78, 1990.
2） Baron JC, Bousser MG, Rey A, et al: Reversal of focal "misery-perfusion syndrome" by extra-intra-cranial artery bypass in hemodynamic cerebral ischemia. Stroke, 12:454-9, 1981.
3） Minematsu K, Yamaguchi T, Omae T.: 'Spectacular shrinking deficit': rapid recovery from a major hemispheric syndrome by migration of an embolus. Neurology, 42:157-62, 1992.
4） Astrup J, Siesjo BK, Symon L.: Thresholds in cerebral ischemia - the ischemic penumbra. Stroke, 12:723-5, 1981.
5） Olsen TS, Larsen B, Herning M, et al.: Blood flow and vascular reactivity in collaterally perfused brain tissue. Evidence of an ischemic penumbra in patients with acute stroke. Stroke, 14:332-41, 1983.
6） Shimosegawa E, Hatazawa J, Inugami A, et al: Cerebral infarction within six hours of onset: Prediction of completed infarction with technetium-^{99}m-HMPAO SPECT. J Nucl Med, 35:1097-1103, 1994.
7） Kobayashi M, Okazawa H, Tsuchida T, et al: Diagnosis of misery perfusion using noninvasive O-15 gas PET. J Nucl Med, 47:1581-6, 2006.
8） Heiss WD, Kracht LW, Thiel A, et al: Penumbral probability thresholds of cortical

flumazenil binding and blood flow predicting tissue outcome in patients with cerebral ischaemia. Brain, 124:20-9, 2001.
9) Markus R, Reutens DC, Kazui S, et al : Topography and temporal evolution of hypoxic viable tissue identified by ^{18}F-fluoromisonidazole positron emission tomography in humans after ischemic stroke. Stroke, 34:2646-52, 2003.
10) 橋川一雄、酒向正春、奥直彥：腦血流SPECT—急性期腦梗塞影像診斷實踐指南2007年版。ASIST-Japan實踐指南制定委員會編，南江堂，東京，p63-70，2007。
11) Powers WJ, Raichle ME : Positron emission tomography and its application to the study of cerebrovascular disease in man. Stroke, 16:361-376, 1985.
12) JET Study Group：Japanese EC/IC Bypass Trial（JET Study）—中途分析結果（第二報）。腦中風的外科治療，30：434-437，2002。
13) Oku N, Kashiwagi T, Hatazawa J : Nuclear neuroimaging in acute and subacute ischemic stroke. Ann Nucl Med, 24: 629-38, 2010.

腦SPECT/PET的影像統計處理
1. 程式軟體—eZIS

▶SPM
SPM是由倫敦大學的Wellcome Trust Center for Neuroimaging（http://www.fil.ion.ucl.ac.uk/spm/）持續開發、免費供大眾使用的影像統計分析法。需架構於數值分析軟體Matlab上來操作。

▶Talairach and Tournoux 的標準腦
Talairach和Tournoux製作的三維定位標準腦座標系統係將所有人類的腦整合於Talairach空間中，使所有的腦部位置皆可用x、y、z三個座標值來表示。

前言

腦血流SPECT的影像統計處理因可用來彌補原影像肉眼判讀的不足而受到廣泛的使用。其中easy Z-score Imaging System（eZIS）[1-3]使用了Statistical Parametric Mapping (SPM)作為基本模組，並可藉由假體對不同SPECT機種的影像差異進行校正。

eZIS的分析處理程序

eZIS利用2002年版的SPM（SPM2），將不同個體的腦血流SPECT影像的結構轉換為Talairach和Tournoux的標準腦。未來可望進一步根據所使用示蹤劑的不同，來製作合適的標準腦模板。

在進行結構轉換時，首先以線性轉換對X，Y，Z方向的大小進行校正，接著以非線性轉換進行曲度上更為詳細的解剖學校正。在完成解剖標準化後，則以半值幅為單位進行12mm的等方向平滑化，除了能更加減少局部腦功能的個別差異外，還可提升訊號對雜音的比例，使影像的計數率分佈更接近常態分佈。

首先根據上述方式處理多人數的健康受試者的腦血流SPECT，並進一步製成正常數據的資料庫，對特定灰質區域中超過全體畫素平均值1/8的部分進行遮罩（mask）後的影像數據進行畫素（voxel）的平均，或使用計數較高的小腦半球平均值以進行計數的標準化，並根據這些數據計算出各畫素的平均值來生成標準差影像。同樣地，患者數據也可利用全腦平均計數或較高小腦半球的平均計數來進行標準化。

接下來則使用以下公式來求出橫切面、矢狀切面和冠狀切面中各種畫素的Z分數（z-score）。此分析方法亦可應用於Minoshima等人所開發之three-dimensional stereotactic surface projection（3D-SSP）[4]。

Z分數＝（正常組平均畫素值－病例畫素值）/（正常組標準差）

根據由橫切面影像所形成的Z分數分佈圖顯示，沿著腦部表面（由包含腦部表面像素在內的相鄰27點畫素所推測出的方向）計算至14mm的深度，來求出閾值（較設定之Z分數大的數值平均），以顯示為腦表層值。

Z分數分佈圖可設上限和下限，此外還可藉由群集（cluster）大小的設定來取消小範圍異常的顯示。若考慮統計學顯著性，設定Z分數下限時多採用標準值2。此外，考慮SPECT的空間解析度，群集大小則多設定為300畫素之標準值。

eZIS的特徵

影像統計分析法在臨床應用上一般來說是用來比較個別影像和正常影像資料庫的差異。此類比較所使用的SPM屬於t檢定，故自由度較低且特異性較高，但同時敏感度也較低。eZIS係根據Z分數檢定來進行統計處理，在一般臨床實務上的實用度較高[5)]。有報告指出，用於3D-SSP的解剖標準化方法在腦部萎縮的評估上較1999年版的SPM更有用[6)]，和2002年版的SPM相比在腦部萎縮的評估方面則並無差異[7)]。

健康受試者影像資料庫對於eZIS的統計分析不可或缺。為了建構信度高的資料庫，健康受試者的數量通常是越多越好。eZIS在^{99m}Tc-ECD方面搭載了從嬰幼兒到高齡者等大量受試者的資料庫。有些受試者雖符合健康受試者的判定標準，但其腦血流SPECT影像卻無法歸為正常，例如有些人的左右腦血流具有少許差異，故正常組的標準差有偏高的傾向。不同個體間的腦血流會發生相異的生理性變化，而可能使統計的敏感度降低，但在分析時則會使行特異度變得較高。

腦血流SPECT用示蹤劑的選擇也非常重要。示蹤劑於腦內的分佈若不穩定，就會使所得數據的分佈較為分散。因此^{99m}Tc-ECD等清除速度慢的示蹤劑其清除速度並不影響腦血流，局部的差異也小，因此較為理想。若使用流失速度較快的^{123}I-IMP等示蹤劑，則應根據不同的攝影時間來建構相應的資料庫。此外，若於腦實質以外的頭部部位有較明顯的示蹤劑聚積，表示腦結構的標準化可能不太精確，因此應使用在腦實質外輻射能較低的示蹤劑。

在建立正常數據資料庫時，理想上各機構應根據全國一致的標準募集健康受試者，以製作各機構的資料庫。這是因為不同SPECT儀器機種所獲得的影像之間存在很大的差異，且各機構的影像處理方式也不相同，故無法直接沿用其他機構的影像資料庫。目前已有許多研究致力於促進正常影像資料庫的共享，但大多數的研究結果僅止於統一解析度等程度而已[8)]。eZIS在正常影像資料庫的通用化方面，設置了不同SPECT儀器間的影像轉換程式[9)]。因此不同的儀器、不同準直儀或處理條件下拍攝的影像結構皆可使用Hoffman腦假體來轉換為標準腦。在各種不同條件下，可利用影像相減製成轉換分佈圖。將此轉換分佈圖與結構轉換後的實際患者腦部影像相乘，便可進行數據的換算；而無法進行換算的部位可藉由遮罩處理來免除計算。此外，Hoffman腦假體並不涵蓋小腦下部和顳葉前下部，但可藉由設定平均計數的閾值從轉換分佈圖上消除。此種校正可使不同機種間的資料共用正常資料庫，而能夠在不同機構或使用不同機種來追蹤失智症患者的病情發展。

▶Hoffman腦假體（Hoffman brain phantom）

Hoffman設計的三維SPECT/PET用腦假體稱為Hoffman腦假體。將相當灰質和白質部分的18片塑膠板(6㎜厚)互相貼合，再多次將圓柱管從小腦插入至頭頂組合起來，形成灰質：白質：腦室輻射能比為4：1：0（相當於實際腦部數值）的構造。

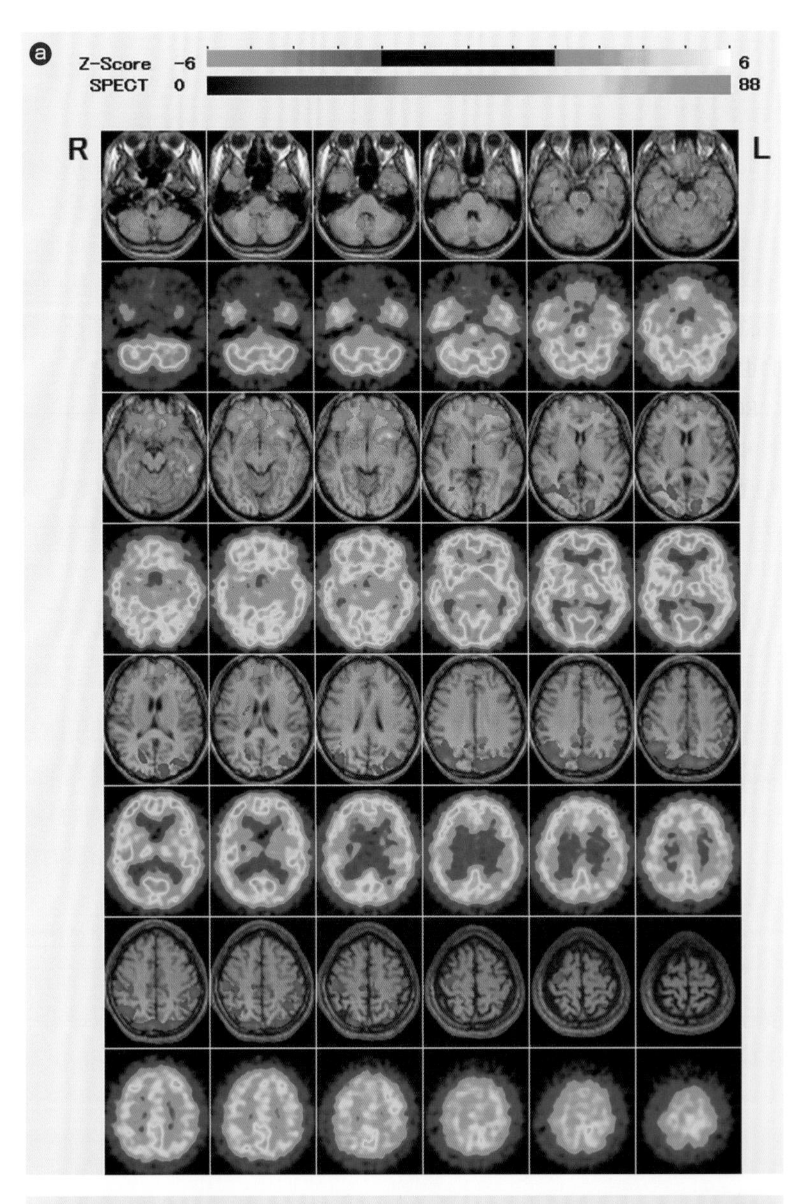

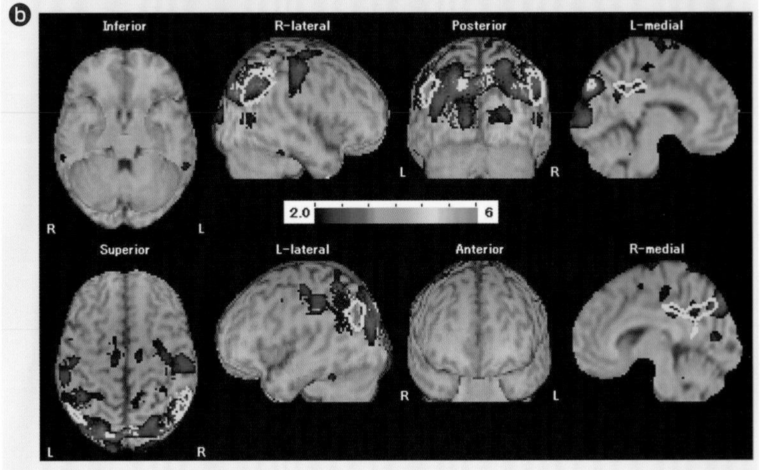

圖1 最新easy Z-score imaging system（eZIS）第4版的分析結果

a：68歲阿茲海默症男性患者的Mini-mental Stage Examination（MMSE）分數為28分時，以eZIS對腦血流SPECT的原始影像進行統計分析的結果顯示，單靠對原影像的視覺觀察評估很難發現腦血流偏低的情形。另一方面，eZIS可將後扣帶迴至楔前葉及兩側頂葉皮質出現顯著相對血流偏低的部分（以Z分數表示）呈現為冷色系。暖色系部分則表示相對血流有顯著的增加（以Z分數表示）。

b：黃線標示部分（後扣帶迴～楔前葉及頂葉皮質特化區域）的Z分數計算值可用來算出血流偏低程度（severity，本案例為2.1）、血流顯著偏低區域的比例（extent，50.1%），以及和全腦顯著血流偏低區域的比值（ratio，9.1），有助於阿茲海默症型失智症的自動診斷。只有血流偏低的部分會標示為彩色。

eZIS的最新版本可將影像統計分析結果融合在患者的MRI和CT腦部影像上。此外還能顯示滑鼠游標放置處的Z分數分佈圖座標和Z分數，並進一步標示其解剖學部位。不僅如此，Matsuda等人的報告[4]指出，eZIS也可表示出阿茲海默症型失智症初期特異性區域血流偏低的程度和範圍（**圖1 a，b**）。

小叮嚀 Pitfall

eZIS因無法進行體素間的多重比較，故統計結果易呈偽陽性。為解決此問題，可將群集大小設得較大，或增加Z分數的閾值等，但考量臨床症狀等層面以判斷統計分析結果是否有意義也十分重要。此外，eZIS也可將全腦平均血流以體素為單位以小腦血流來作標準化，進行相對血流分佈的統計處理，但仍可能無法檢測出基底核、視丘或小腦等部位左右側間的些微差異，因此對原始影像的評估仍不可或缺。

結語

eZIS的特點在於可以依使用者需求進行各種參數設定的變更、資料庫的建立上也較為容易，且也可應用於PET[10]。其缺點為使用腦血流SPECT時，不同SPECT機種間影像差異的校正法仍有可能不夠精確，可作為今後改良的考量之一。此外，萎縮嚴重的患者無法達到充分的解剖標準化，而容易觀察到假性血流偏低的情形，因此需持續和原影像進行對照。

（松田博史）

◆文獻

1） 松田博史：SPECT的影像統計分析。影像診斷，23：1296-1309，2003。

2） Kanetaka H, Matsuda H, Asada T, et al： Effects of partial volume correction on discrimination between very early Alzheimer's dementia and controls using brain perfusion SPECT. Eur J Nucl Med Mol Imaging, 31：975-980,2004.

3） Matsuda H, Mizumura S, Nagao T, et al：Automated discrimination between very early Alzheimer disease and controls using an easy Z-score imaging system for multicenter brain perfusion single-photon emission tomography. AJNR Am J Neuroradiol, 28：731-736,2007.

4） Minoshima S, Frey KA, Koeppe RA, et al. ： A diagnostic approach in Alzheimer's disease using three-dimensional stereotactic surface projections of fluorine-18-FDG PET. J Nucl Med, 36：1238-1248,1995.

5） Waragai M, Yamada T, Matsuda H： Evaluation of brain perfusion SPECT using an easy Z-score imaging system （eZIS） as an adjunct to early-diagnosis of neurodegenerative diseases. J Neurol Sci, 260：57-64,2007.

6） Ishii K, Willoch F, Minoshima S, et al： Statistical brain mapping of ^{18}F-FDG PET in Alzheimer's disease： validation of anatomic standardization for atrophied brains. J Nucl Med, 42：548-557,2001.

7） Nishimiya M, Matsuda H, Imabayashi E, et al： Comparison of SPM and NEUROSTAT in voxelwise statistical analysis of brain SPECT and MRI at the early stage of Alzheimer's disease. Ann Nucl Med, 22：921-927,2008.

8） Van Laere K, Koole M, Versijpt J, et al： Transfer of normal ^{99m}Tc-ECD brain SPET databases between different gamma cameras. Eur J Nucl Med, 28：435-449,2001.

9） Matsuda H, Mizumura S, Soma T, et al： Conversion of brain SPECT images between different collimators and reconstruction processes for analysis using statistical parametric mapping. Nucl Med Commun, 25：67-74,2004.

10） Shao H, Okamura N, Sugi K, et al： Voxel-based analysis of amyloid positron emission tomography probe [C] BF-227 uptake in mild cognitive impairment and Alzheimer’s disease. Dement Geriatr Cogn Disord, 30：101-111,2010.

腦核醫學檢查的基礎知識

腦SPECT/PET的影像統計處理 2. 程式軟體—iSSP

前言

本章將介紹的iSSP為使用圖形界面（graphic interface）的整合式軟體，而圖形界面則是以包含「Neurostat：3D-SSP」的套裝軟體—three-dimensional surface projection（3D-SSP）作為啟動器。首先將針對3D-SSP進行解說。

3D-SSP的概念

3D-SSP是由密西根大學的Minoshima（蓑島聰教授，現任職於華盛頓大學）等人所開發。考慮個別腦部的差異（形狀、大小等）而將其變形整合為標準腦的基本概念和statistical parametric mapping（SPM）相同，都是以體素為單位進行影像處理，但相對於SPM在開發之初是要作為腦部活化試驗的分析工具，3D-SSP不僅可進行影像群間比較，也可用於診斷患者腦部的臨床用途。

3D-SSP的特徵包括可製成腦表面圖像（surface map）以及導入Z分數。以下將說明3D-SSP的分析過程（**圖1**）。

過去在開發出影像統計分析法以前，是將感興趣區域（region of interest，ROI）手動設定在個別受試者的核醫斷層影像上，以測量其中的各項數值（體素計數、腦血流量、代謝量等）。

然而這樣的方法無法正確設定ROI的位置，不同操作者間的設定可能會不一樣（再現性的問題），使不同設定下的ROI大小、形狀數值可能改變；此外還有未設定ROI的部位就無法獲取資訊等缺點。而能夠解決這些問題的就是影像統計分析法。

解剖標準化

3D-SSP可將個別的核醫影像（SPECT或PET）進行線性轉換，同時利用非線性轉換將影像套入Talairach的標準腦[2)]的空間中。

Neurostat內的程式以stereo處理目標（target）之核醫影像（binary format的axial像），校正攝影時傾斜的位置，並定位出矢狀切面上前連合和後連合的連線（AC-PC line）後，將腦部大小經線性轉換套入標準腦模板（以FDG-PET影像製成）。接著沿著神經纖維（軸突）的走向進行非線性轉換使其更符合標準腦的版型，此過程稱為非線型變換（warping）[3，4)]。這些程序在最新的軟體版本中使用了mutual information的手法。到目前為止的步驟基本上都和SPM的流程相同，接下來要介紹的腦表面數據抽出則是3D-SSP最大的特徵和長處。

▶Talairach標準腦（腦圖譜／brain atlas）

Talairach的標準腦（腦圖譜）係以60歲法國女性（較一般人腦部的平均大小稍小）死後的腦為模板製作而成。

此腦圖譜是以前連合和後連合的連線（AC-PC line）為基準，將前聯合的中央作為原點，從原點往左右延伸的是X軸，前後為Y軸，垂直方向則為Z軸。Brodmann的腦區分佈圖也顯示在此腦圖譜上，可當作腦科學研究中用來定位腦部位置的座標圖譜，3D-SSP的標準腦也參照了此Talairach空間模板製作而成。

藉由將MRI、PET、SPECT等腦部影像套入此空間模板中，便可標示出個別腦部中特定部位的座標。以此腦圖譜為基礎，Montreal神經學研究所參考了許多正常腦部的MRI影像而製成Montreal Neurological Institute（MNI）標準腦模板。SPM一開始也是使用Talairach空間模板，之後則改而使用MNI空間模板作為標準腦座標系統。

腦表數據的抽取

雖然上述解剖標準化的warping法精密度不錯，但在評估萎縮非常嚴重的個案等情況下還是有其限制，而無法完美地套入標準腦模板中。為了彌補這樣的缺點，3D-SSP所發展的一大特徵就是抽取腦表數據[5]。其做法是從腦表層內側6像素（2.25mm×6=13.5mm）內抽取計數（count）最高的部分，以製成腦表面圖像。此腦表面圖像可顯示從左右外側、內側、前後、上下等八個方位觀察的三維影像。此方法可用來補正解剖標準化的不足之處，但並不表示也可用來校正腦萎縮引發部分體積效應，而造成評估值過低的情形。

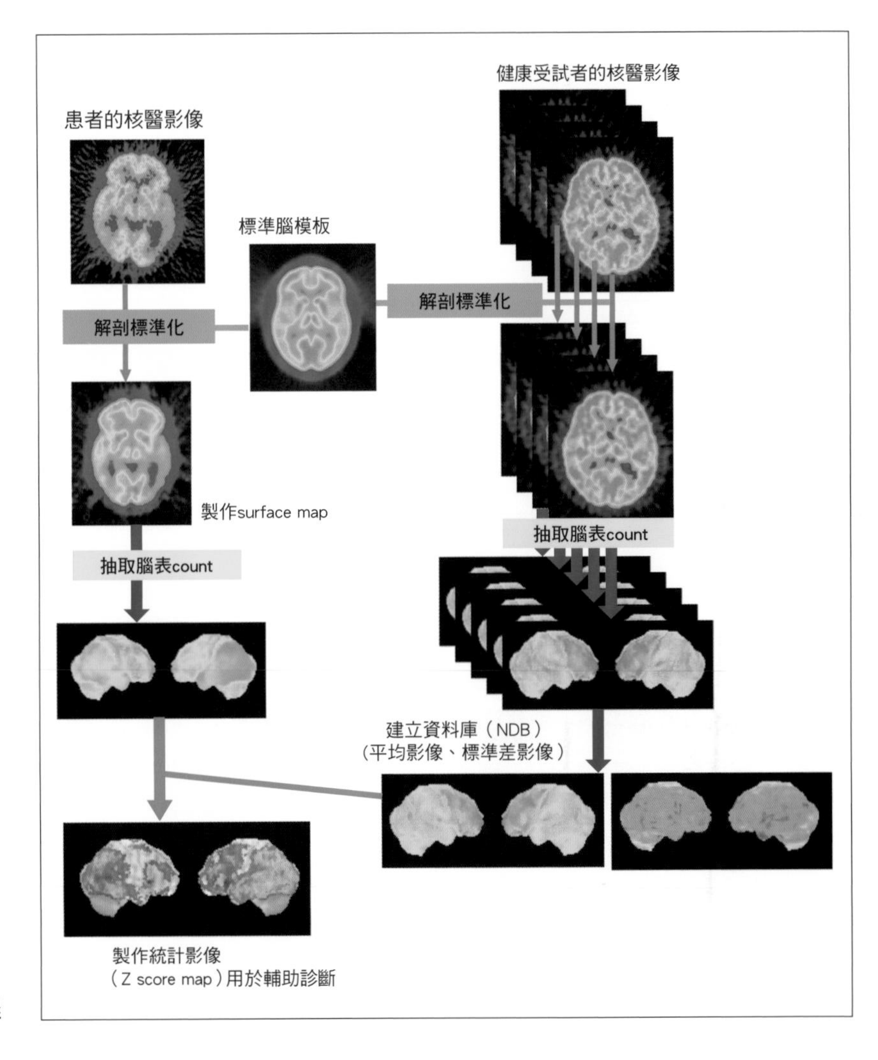

圖1　3D-SSP的分析過程

建立資料庫與Z分數分佈圖

上述解剖標準化的程序也會應用在一般受試者的核醫影像上，以製作腦表面圖像，進而建立正常腦部的資料庫。資料庫樣本數最好在15～20以上，在算出資料庫中影像各像素的平均值、標準差後，便可用來製作統計影像的Z分數分佈圖。

Z分數的計算公式為：

$$Z分數=\frac{正常組平均值-對象數值}{正常組的標準差}$$

Z分數可表示出影像的各體素值是否低於正常組平均值好幾倍的標準差。計算各體素的Z分數後以腦表面圖像的方式表示，即成為Z分數分佈圖。Z分數為正值的表示為decrease像，負值則為increase像。若診斷為失智症，普通血流會較正常低，故使用的是decrease像；視疾病種類而定也可使用increase像（利用腦血流SPECT診斷失智症p.96）。此外也有採取two-tail view而將decrease和increase顯示於同一Z分數分佈圖上的方法。

3D-SSP所處理的數據為絕對值和相對值（將全腦、小腦、視丘、橋腦和初級感覺運動區等部位作為參考部位而常態化的數值），iSSP則使用以其中全腦、小腦、視丘和橋腦進行常態化的四種相對值（**圖2**）。

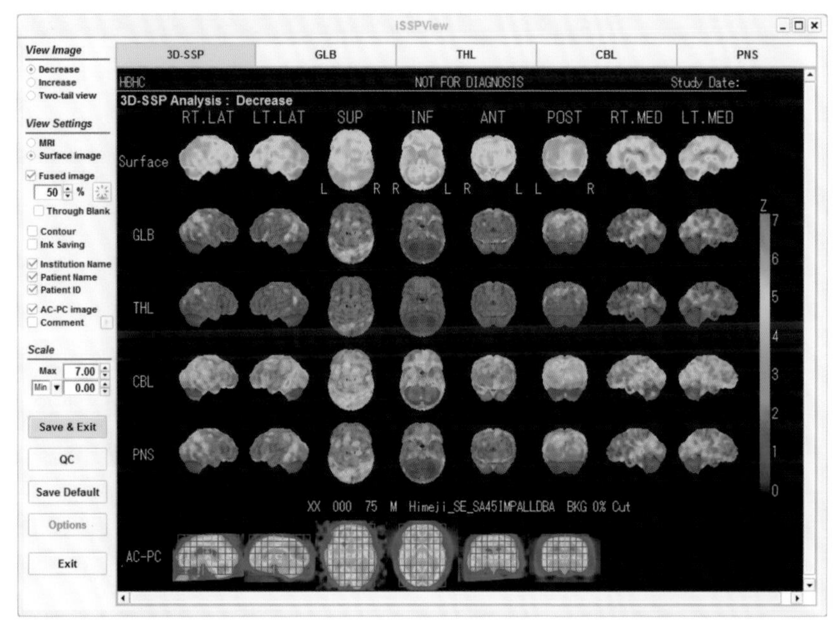

圖2 iSSP的分析結果

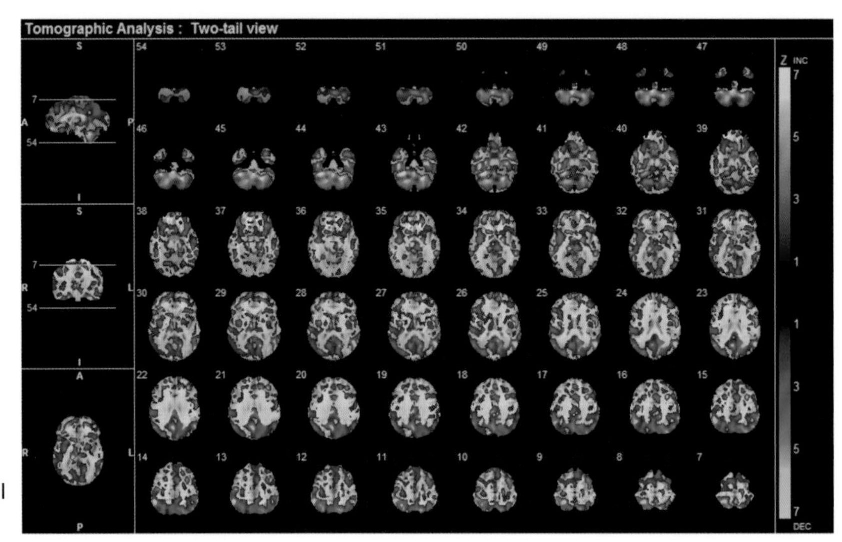

圖3　iSSP Tomo以two-tail view表示的例子

Z分數分佈圖的引進可說是核醫影像判讀發展的一大進步。自從3D-SSP發表以來，Z分數的運用便越來越廣泛。筆者等人在3D-SSP尚未公諸於世的時期，即開始使用應用Z分數的SPM，開發出將橫向剖面的標準腦MRI影像與Z分數分佈圖疊合，以作為診斷輔助工具的技術[6]。此技術後來被松田等人應用於eZIS中（請參閱p.38）。此外，也可將MRI影像的voxel based morphometry（VBM，體素形態學分析）用於診斷，而Z分數就是此程式軟體的核心[7,8]。

+ONE

相對值計算

未定量之定性影像內的各體素數值皆以PET和SPECT儀器所測量之計數值（count）呈現，而無法反映代謝量和血流量。放射性藥劑的注入量、受試者的體重、體格等並非定值，故並無法直接比較各種疾病案例所測得的計數值。因此必須將各體素計數值和某部位（參考部位）的計數值相除以取得相對值，才能進行比較。3D-SSP所處理的相對值是將全腦平均、小腦、橋腦、視丘、初級感覺運動區作為參考部位以進行常態化所得之數據。

3D-SSP的缺點

以腦表層影像為特徵的3D-SSP無法取得殼核等腦內部構造的數據，因此以抽取腦表層數據前的橫切面影像計算Z分數是臨床實務所需的技術，iSSP Tomo便根據此需求進行開發（**圖3**）。和eZIS一樣，使用iSSP Tomo時必須特別注意的一點是，藉由斷層影像算出的Z分數並非以精確的解剖標準化為前提進行計算。因此萎縮嚴重的案例可能會因定位訊息的錯位而產生較多的假影（artifact），使3D-SSP無法充分發揮其優點。在利用斷層影像製成Z分數分佈圖前必須先充分了解此可能發生的問題。

臨床應用

最初3D-SSP是用來檢測出FDG-PET影像中糖代謝偏低的部位。僅由傳統斷層影像可觀察到阿茲海默症患者的顳頂葉聯合區代謝偏低，但利用3D-SSP分析可發現後扣帶迴部分也有代謝偏低的情形[9]。之後研究者也了解到，阿茲海默症患者的後扣帶迴不僅代謝偏低，血流也偏低，而此發現可用來作為阿茲海默症核醫影像觀察的重點之一（請參考p.90）。此外，3D-SSP不只可應用於失智症的診斷，也可像之後將介紹的SEE-JET一樣用於血管病變的檢查。

整合影像分析軟體、其他影像分析軟體的應用

iSSP屬於整合軟體Falcon，包含了以下各種程式軟體（**圖4**）：

iSSP5：利用3D-SSP進行解剖標準化、腦表面圖像、Z分數分佈圖的製作。

iSSP View：顯示iSSP的分析結果。

iSSP Tomo：顯示斷層影像的統計分析和結果（Z分數）。

VOI Classic：使用設定於腦表面圖像上之ROI模板，並顯示ROI內的數值（**圖5**）。

Simple Viewer：顯示binary format的影像。

SEE （Stereotactic Extraction Estimation）： 將利用3D-SSP製作而成的腦表面圖像對照Talairach腦圖譜，並根據Talairach Daemon的分類方式進行1～5級的分級（1：腦半球、2：葉、3：小葉、4：灰/白質、5：Brodmann area）。

SEE-JET：利用腦循環動態檢查以定量評估EC/IC繞道手術有效性的JET study中，用於評估血流動力學性腦缺血嚴重度的軟體。SEE-JET是根據SEE，利用休息時和acetazolamide（Diamox®）負荷時的腦血流定量影像製作而成，可在腦表面圖像中顯示JET study所使用之中川原等人的vascular reserve（血管儲備）階段分類（**圖6**）。此軟體使用上十分方便，視覺呈現上也較吸引人，但必須分辨製作過程中使用的血流影像其拍攝方式是否沒問題（可否正確測量腦血流定量值），切勿無條件接受跑出來的結果。

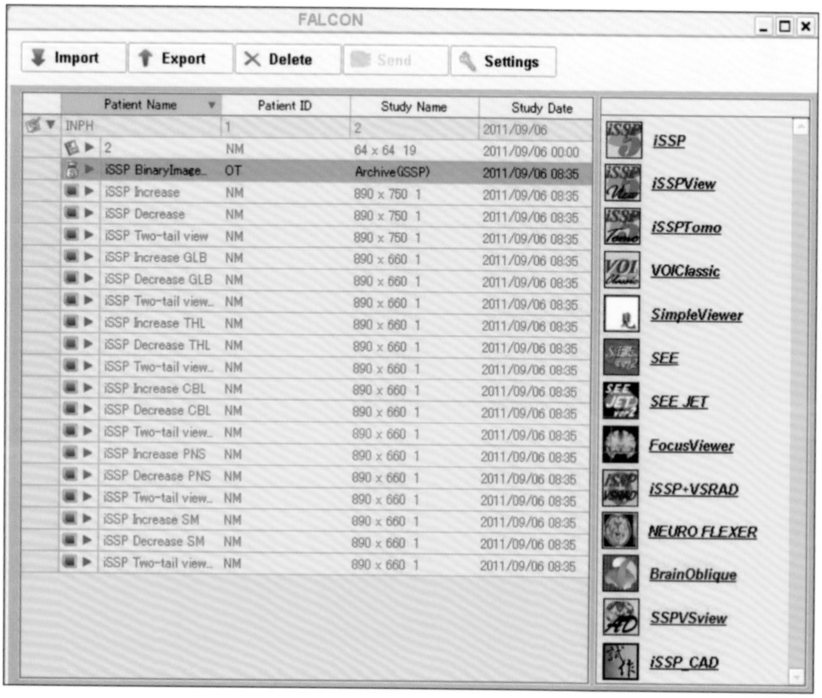

圖4 包含Falcon在內的各種軟體

FocusViewer：在3D-SSP斷層影像上對各像素進行計數以計算出Asymmetric index（非對稱性指數），可用來表示左右腦差異。

NEUROFLEXER：標準腦影像上預先設定的定型ROI可利用3D-SSP的逆向轉換功能，在原始影像上重新進行ROI設定。

SSPVS view：將利用VSRAD®所得之腦萎縮影像統計結果與iSSP Tomo的功能影像統計結果兩相比較，可顯示對照之結果。

DBuilder：製作資料庫以進行3D-SSP和斷層影像的影像統計分析。

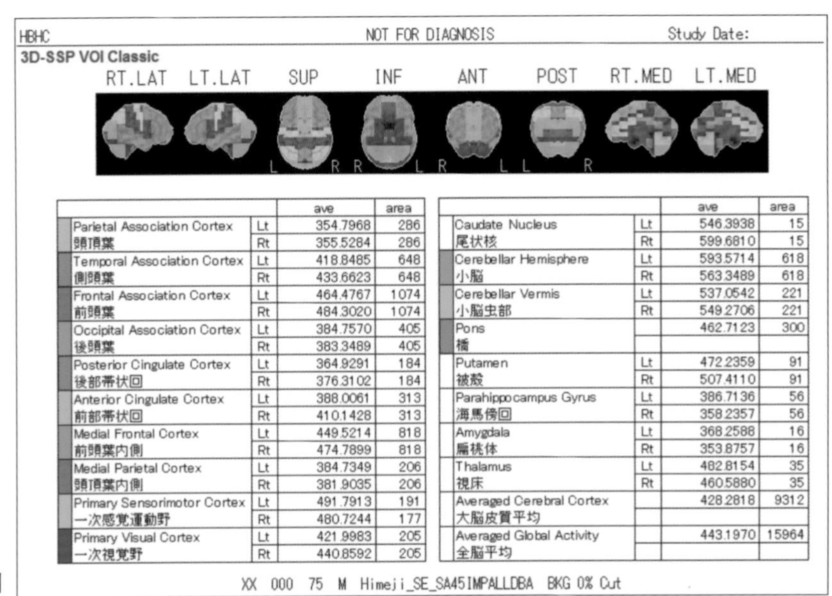

		ave	area
Parietal Association Cortex	Lt	354.7968	286
頭頂葉	Rt	355.5284	286
Temporal Association Cortex	Lt	418.8485	648
側頭葉	Rt	433.6623	648
Frontal Association Cortex	Lt	464.4767	1074
前頭葉	Rt	484.3020	1074
Occipital Association Cortex	Lt	384.7570	405
後頭葉	Rt	383.3489	405
Posterior Cingulate Cortex	Lt	364.9291	184
後部帯状回	Rt	376.3102	184
Anterior Cingulate Cortex	Lt	388.0061	313
前部帯状回	Rt	410.1428	313
Medial Frontal Cortex	Lt	449.5214	818
前頭葉内側	Rt	474.7899	818
Medial Parietal Cortex	Lt	384.7349	206
頭頂葉内側	Rt	381.9035	206
Primary Sensorimotor Cortex	Lt	491.7913	191
一次感覚運動野	Rt	480.7244	177
Primary Visual Cortex	Lt	421.9983	205
一次視覚野	Rt	440.8592	205

		ave	area
Caudate Nucleus	Lt	546.3938	15
尾状核	Rt	599.6810	15
Cerebellar Hemisphere	Lt	593.5714	618
小脳	Rt	563.3489	618
Cerebellar Vermis	Lt	537.0542	221
小脳虫部	Rt	549.2706	221
Pons		462.7123	300
橋			
Putamen	Lt	472.2359	91
被殻	Rt	507.4110	91
Parahippocampus Gyrus	Lt	386.7136	56
海馬傍回	Rt	358.2357	56
Amygdala	Lt	368.2588	16
扁桃体	Rt	353.8757	16
Thalamus	Lt	482.8154	35
視床	Rt	460.5880	35
Averaged Cerebral Cortex		428.2818	9312
大脳皮質平均			
Averaged Global Activity		443.1970	15964
全脳平均			

XX 000 75 M Himeji_SE_SA45IMPALLDBA BKG 0% Cut

圖5 VOI Classic分析結果例

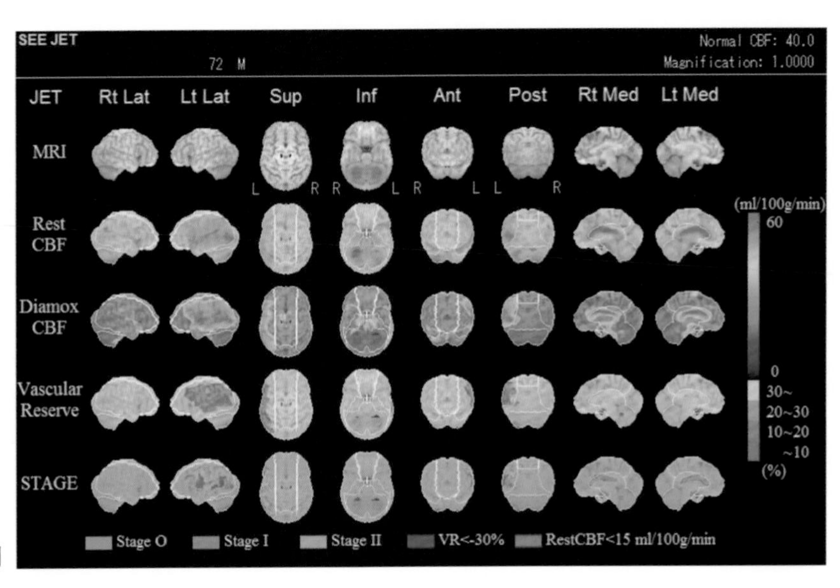

圖6 SEE-JET的分析結果例

▶VSRAD
Voxel-based Specific Regional Analysis System for Alzheimer's Disease 的縮寫。

自動診斷輔助軟體

對於因阿茲海默症等而有特徵性代謝和血流偏低的部位，可設定感興趣的區域，若其中的Z分數合計值超過閾值，即自動診斷為阿茲海默症。根據報告指出，目前已開發出具上述功能之軟體，且其診斷能力和有經驗的臨床人員不相上下[10-12]。不過這類軟體（包括iSSP在內）尚未取得核准，只能作為診斷時的輔助工具，目前仍需人工判讀原始的斷層影像，才能下最後的影像診斷。

（石井一成）

◆文献

1）石井一成：腦功能影像統計分析—SPM和3D-SSP。最新醫學，60：980-987，2005。
2）Talairach J, Tournoux P. : Co-planar stereotaxic atlas of the human brain. Thieme, New York; 1988.
3）Minoshima S, Koeppe RA, Kuhl DE. et al.: Stereotactic PET atlas of the human brain: aid for visual interpretation of functional brain images. J Nucl Med., 35: 949-954, 1994.
4）Minoshima S, Koeppe RA, Kuhl DE. et al. :Anatomic standardization: linear scaling and nonlinear warping of functional brain images. J Nucl Med., 35: 1528-1537, 1994.
5）Minoshima S, Frey KA, Koeppe RA, et al.: A diagnostic approach in Alzheimer's disease using three-dimensional stereotactic surface projections of fluorine-18-FDG PET. J Nucl Med. 36:1238-1248, 1995.
6）Ishii K, Sasaki M, Matsui M, et al.: A diagnostic method for suspected Alzheimer's disease using $H_2{}^{15}O$ positron emission tomography perfusion Z score. Neuroradiology, 42: 787-794, 2000.
7）Ishii K, Kawachi T, Mori E. et al.: Voxel-based morphometric comparison between early- and late-onset mild Alzheimer's disease and assessment of diagnostic performance of z score images. AJNR Am J Neuroradiol., 26: 333-340, 2005.
8）Hirata Y, Matsuda H, Nemoto K, et al.: Voxel-based morphometry to discriminate early Alzheimer's disease from controls. Neurosci Lett., 382: 269-274, 2005.
9）Minoshima S, Foster NL, Kuhl DE. Posterior cingulate cortex in Alzheimer's disease. Lancet, 344:895, 1994.
10）Ishii K, Kono AK, Mori E. et al.: Fully automatic diagnostic system for early- and late-onset mild Alzheimer's disease using FDG PET and 3D-SSP. Eur J Nucl Med Mol Imaging., 33: 575-583, 2006.
11）Kono AK, Ishii K, Mori E. et al.: Fully automatic differential diagnosis system for dementia with Lewy bodies and Alzheimer's disease using FDG-PET and 3D-SSP. Eur J Nucl Med Mol Imaging., 34: 1490-1497, 2007.
12）Ishii K, Kanda T, Minoshima S. et al.: Computer-assisted diagnostic system for neurodegenerative dementia using brain SPECT and 3D-SSP. Eur J Nucl Med Mol Imaging., 36: 831-840, 2009.
13）Uemura T, Ishii K, Yoshikawa T. et al. : Computer-assisted system for diagnosis of Alzheimer disease using data base- independent estimation and fluorodeoxyglucose-positron-emission tomography and 3D-stereotactic surface projection. AJNR Am J Neuroradiol., 32: 556-559, 2011.

memo

腦核醫學檢查的臨床應用

：腦SPECT檢查

腦血流SPECT的檢查方法

目前市面上販售的SPECT用腦血流示蹤劑共有^{133}Xe、^{123}I-IMP（N-isopropyl-p-[^{123}I] idoamphetamin）、^{99m}Tc-HMPAO（[^{99m}Tc] hexamethylpropyleneamine oxime，六甲基丙烯胺）、^{99m}Tc-ECD（[^{99m}Tc]-L，L-ethyl cysteinate dimer）等4種。這4種示蹤劑中，^{133}Xe屬於擴散性示蹤劑，其他3種則為retention tracer(滯留性示蹤劑)。

SPECT腦血流測量法中，最初使用的是吸入^{133}Xe氣體的方法。從肺吸入的^{133}Xe會從動脈血中物理性擴散至腦組織，停止吸入後則往反方向洗出至血液中。^{133}Xe SPECT可利用^{133}Xe物理性擴散（diffusion）從腦組織流出的速度來求出局部腦血流。因此^{133}Xe屬於擴散性示蹤劑（diffusible tracer）的一種。之後則相繼開發出稱為retention tracer（或化學性微膠體示蹤劑，chemical microsphere tracer）的3種腦血流放射製劑。

Retention tracer是指在初次腦循環中以一定比例吸收至腦組織中，並於腦組織長時間滯留（retension）的藥劑。因此腦組織輻射活度會隨著腦血流量暫時幾乎維持一穩定態。利用SPECT儀器測量此穩定狀態下腦組織輻射活度，可用來取得腦血流分佈的情形。和需要特殊SPECT儀器的^{133}Xe吸入法相比，使用retension tracer的腦血流SPECT即使是在通用型的單偵檢器SPECT儀器上執行，也可得到較為良好的腦血流分佈影像。隨著retension tracer的發展，腦血流SPECT檢查也逐漸受到廣泛的使用。

> **不可不知**
>
> **何謂理想的retention tracer（滯留性示蹤劑）？**
>
> 「利用靜脈注射使放射性物質高效率地聚集在腦組織，其分佈和腦血流量成比例，且不會在SPECT造影期間有所變化」，滿足上述條件的物質稱為retention tracer。具體條件如下：
>
> ①初次腦循環時可100%吸收至腦組織［萃取分率（extraction fraction，以下簡稱EF）=1］。
>
> ②從腦部流失的速度緩慢。
>
> ③到達腦部循環之前於血中是穩定的，未到達腦部循環的示蹤劑會從血中被快速移出。
>
> ④上述的性質不僅在生理和病理條件下皆不會產生變化。
>
> 然而實際上並不存在100%符合上述條件的示蹤劑，一般來說都會有各自的優缺點，因此必須了解各種示蹤劑的特性並妥善使用。原本開發為retention tracer的^{123}I-IMP，也具有擴散性示蹤劑（擴散性示蹤劑）排出速度較慢的性質。因此^{123}I-IMP在microsphere model下可作為retention tracer使用，同時也可當作擴散性示蹤劑利用ARG法等進行分析。

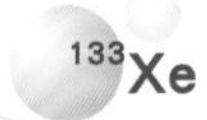

^{133}Xe

❖示蹤劑的特徵

^{133}Xe氣體的特性是可經由物理性擴散進入血腦屏障，①並根據在流出靜脈處和腦組織形成瞬間的平衡狀態、②其分配係數（λ）維持定值，和病理狀態無關，③以及^{133}Xe均勻擴散至腦組織內等三項假設進行計算，形成腦血流量影像。

❖檢查法

圖1所示為^{133}Xe吸入法的模式圖。在1～1.5分鐘內於封閉迴路吸入^{133}Xe氣體（370MBq/L左右），接著再吸入自然空氣以排出腦內的^{133}Xe。使用可進行dynamic SPECT數據收集的高性能SPECT儀器測量腦組織輻射活度分佈的時間變化，同時測量呼氣中的輻射量，以推估流入腦中的血流分佈。一次檢查約需6～10分鐘左右。

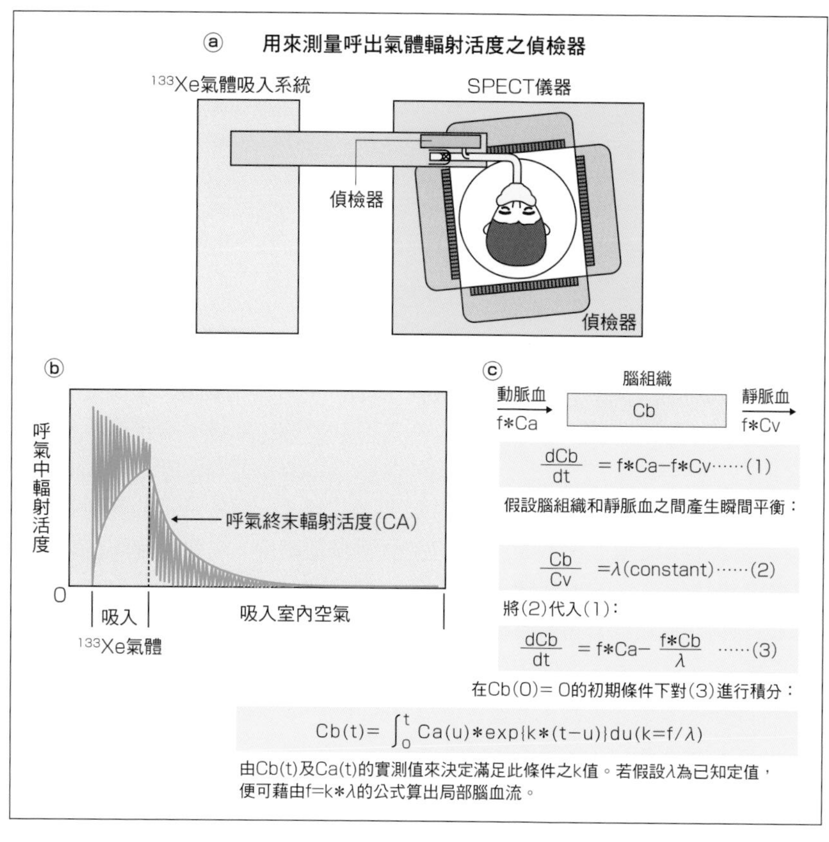

圖1 ^{133}Xe吸入法的模式圖

a：連續測量檢查時的呼氣輻射活度。

b：藉由連續測量呼氣輻射活度和呼氣終末輻射活度（CA）（=肺輻射能）來推測動脈血中輻射活度。

c：計算局部腦血流。

❖腦血流量的定量化

Kanno & Lassen法的定量分析可說是基本的腦血流量定量法。此方法為了克服因計數量少而產生的統計誤差，採用了weighted integral的手法。此外也使用了table look-up法，可因應腦血流而預先計算腦組織對於注入函數的回應，藉此縮短計算時間。上述方法已確立為SPECT定量測量法，是SPECT腦血流定量測量的標準方法。即使是腦梗塞急性期和腦瘤等對於retention tracer測量法的假設成立存有疑慮的病理表現，也可以此方法測量腦血流。此外，因能夠於短時間內重複進行腦血流定量測量，故也可應用於負荷試驗。**圖2**所示為利用

小叮嚀Pitfall

分配係數（λ）和分布體積（Vd）

某物質可移動於兩組織間並達平衡狀態時兩側的濃度比稱為分配係數（λ），為動態分析下示蹤劑在血中和腦組織間的移動定值比。腦血流示蹤劑的λ越大，吸收入腦組織的程度越高，且會越慢從腦組織流出。分配係數越高，腦組織濃度越高，也就能夠得到品質越好的影像。

關於正常組織的^{133}Xe分配係數，灰質約為0.8，白質為1.5左右。SPECT檢查較難分離灰質和白質，因此多使用兩種組織的平均值1.0。不同病理狀態下的分配係數可能產生變化，故其結果在解釋上應多加注意。

分布體積（volume of distribution，Vd）係指有藥物進入的組織和血漿達平衡狀態時，對象組織中所含的物質量（g）和血漿中濃度（g/ml）的比值（ml）。腦血流分析中，常將每單位量的分布體積當作分布體積（ml/ml）使用。此時藥物的組織移動度高，且忽略包含組織在內的血漿中藥物量時，分布體積會和平衡狀態下血漿和組織中物質的濃度比成相同數值。正常皮質的^{123}I-IMP其Vd為30～45（ml/ml）。

^{133}Xe吸入法所得到的腦血流影像例。

和其他示蹤劑相比，此方法的能量較低，約只有80keV，分析能力較差，而較難顯示出深部腦組織。此外還有需要配置可進行高速掃描的裝置等缺點。目前可執行此檢查的SPECT儀器已逐漸退出市場，因此有逐漸式微的傾向。

^{123}I-IMP（N-isopropyl-p[^{123}I] iodoamphetamine）

❖示蹤劑的特徵

腦組織輻射活度在靜脈注射後幾分鐘之內會急速上升，接著其增加率減少，30分鐘左右開始維持幾乎定值（plateau）約30分鐘，之後才緩慢地減少（**圖3**）。

通常^{123}I-IMP SPECT可在腦組織輻射活度維持幾乎一定的plateau期間收集數據。在靜脈注射早期，^{123}I-IMP會滯留在部分肺組織中，再隨著時間從肺中逐漸流出至動脈血中。結果動脈血中濃度在靜脈注射後約2分鐘內達到高峰，之後會持續流入腦組織且不會降低至0。若直接注射至內頸動脈中，^{123}I-IMP會視腦血流而在10分鐘到1小時左右的半衰期間排出。因此，約30分鐘以後出現的plateau並非單單只是示蹤劑滯留於組織中的狀態，因為從肺部流入和從腦組織排出的程度幾乎相同，故會產生輻射活度看起來維持一定的動態平衡。

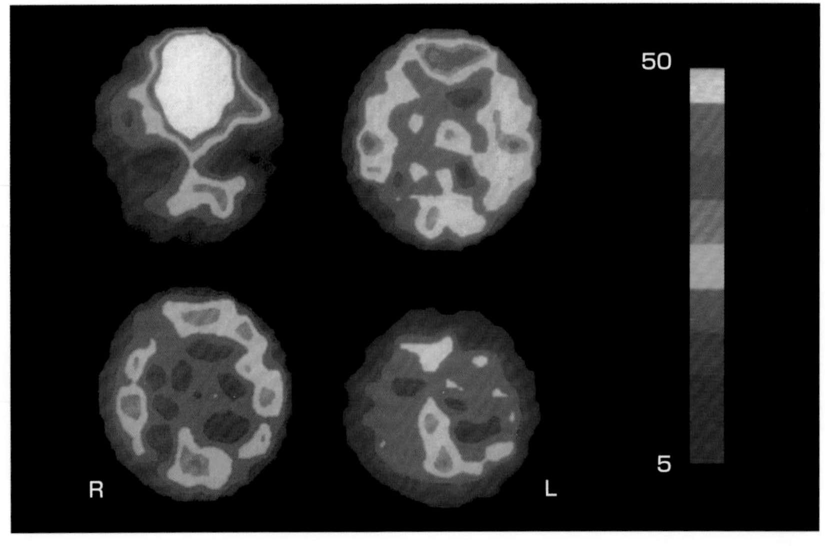

圖2　利用^{133}Xe吸入法形成的腦血流SPECT影像

和retention tracer相比，^{133}Xe的解析度和深部組織的顯影能力較差。此外也受到遮罩範圍週邊artifact較多的影響。

小叮嚀Pitfall

示蹤劑聚集程度和血流之間的線性關係

大部分的腦血流測量法常會低估高血流區域中的腦血流；相反地，低血流區域則可能高估腦血流。使用retention tracer時，示蹤劑聚集程度和血流之間的線性關係是一大問題。此外，擴散性示蹤劑最後所得的腦血流影像和真實的腦血流分佈之間也具有非線性成分。影響線性關係的因子包括往腦組織的EF（萃取分率）會因血流而變動、back diffusion的比例會隨著腦血流變化、血液中殘存輻射活度的影響等。

像^{123}I-IMP等其分佈隨時間而變化的示蹤劑在注入早期可呈現不錯的線性關係。此外也有研究者提出依據示蹤劑的性質來校正線性關係的方法，包括注入^{99m}Tc-HMPAO和^{99m}Tc-ECD時使用的Lassen校正公式，以進行back diffuseion的矯正；此外還有考慮^{123}I-IMP從腦組織中排出（wash-out）程度的ARG法，以及校正血腦屏障通過率影響之血流變化的PS model（permeability surface area product）等。

▶extraction fraction：EF
到達腦組織內血管的示蹤劑中，通過血腦屏障（blood-brain barrier，以下簡稱BBB）而進入腦組織的比例稱為EF。局部腦血流量和血腦屏障的通透性會影響EF。已流入腦組織的示蹤劑再度擴散至血液中的現象稱為back diffuseion。包含back diffuseion在內的淨抽取率（net EF）也可能稱為extraction fraction。Net EF除了會受到上述波及EF的因子影響外，也可能被影響back diffuseion比例的retention機制和腦組織的親和度比值（分配係數λ）所影響。

初次腦循環中，吸收至腦組織的萃取分率（Extraction Fraction，EF）高達90%以上，腦血流和聚集率之間的線性關係非常明顯（**圖4**）。因此和^{99m}Tc標記之示蹤劑相比，對於輕微血流偏低區和高血流區的顯影程度相當好。空間解析度方面，因為^{123}I-IMP屬於^{123}I放射製劑，故注入量限制在最多222MBq左右，相較於^{99m}Tc標記之示蹤劑來說是一項缺點，但其影像品質仍遠高於^{133}Xe吸入法（**圖5**）。

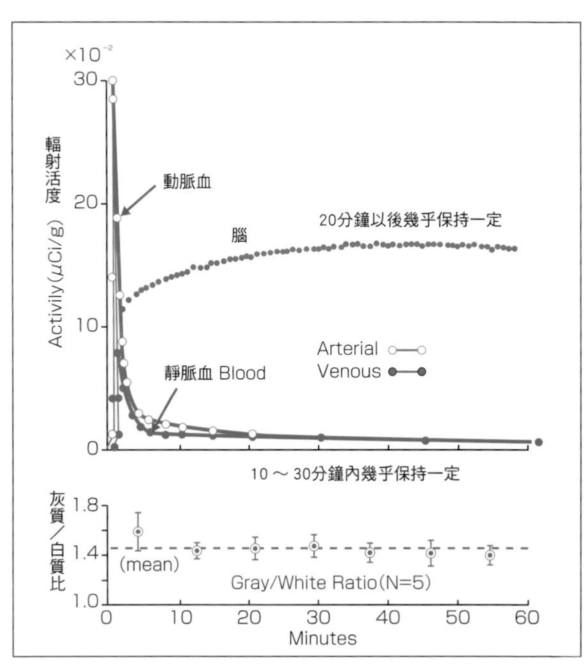

圖3　靜脈注射^{123}I-IMP至人體內的血中及腦組織輻射能時間

靜脈注射後約20～60分鐘期間的腦輻射活度幾乎維持定值，且灰質和白質的比例也幾乎保持一定。

（引用自 Kuhl DE，et al.: JNM，23: 196，1982）

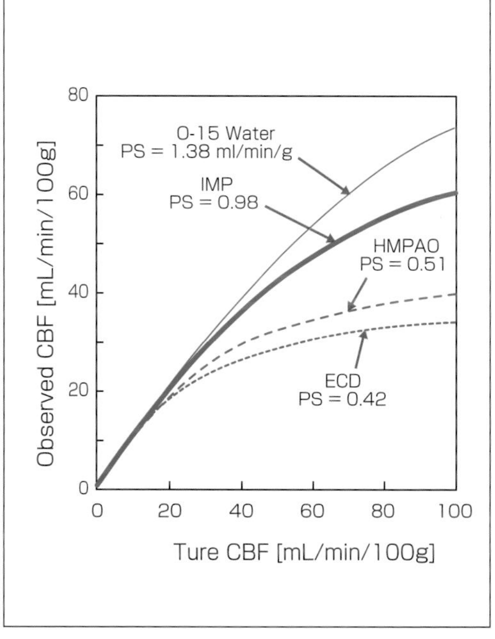

圖4　各種示蹤劑的血管／血腦屏障通透性（PS）對腦血流量測量的影響

retention tracer中具有最高PS的^{123}I-IMP和血流之間呈現明顯的線性關係。

（Iida H, et al : JCBFM, 16: 781-793,1996.）

^{123}I-IMP開發為retention tracer使用，然而從腦部排出的量並不少，因此便需要開發出microsphere法等在較不容易受到wash-out影響的靜脈注射早期進行分析以定量腦血流的方法。之後開發出的ARG（autoradiography）法等則考慮wash-out的程度以求出腦血流量。這些方法都可視為使^{123}I-IMP的分布體積維持一定的擴散性示蹤劑加以應用。

❖検查法

一般的腦血流定性評估為靜脈注射111～222Mbq的^{123}I-IMP，等待10～20分鐘後再收集SPECT數據15～45分鐘。配備通用型或高解析度準直儀的單一偵檢器γ射線SPECT掃描儀可在臨床上取得充分的影像。使偵檢器以較高速旋轉，並於靜脈注射早期進行dynamic數據收集，有助取得血流線性度佳的影像。

❖定量法

圖6所示的持續動脈採血法係根據Kuhl等人所提案之原法改良而成。**圖7**則為ARG（autoradiography）法。ARG法是使用標準注入函數以進行單點動脈採血的定量法，持續動脈採血法的程序較為簡便，在臨床上的使用最為廣泛。此外還出現不需採血的non-invasive microsphere（NIMS）法和IMP graphical pot法等提案，但皆僅止於半定量性的方法。

使用輻射活度測量儀以進行SPECT儀器的定量時，具有需校正散射輻射和衰變等的問題，因此也是利用依賴儀器定量性的retention tracer測量腦血流定量時可能遇到的瓶頸。然而最近開發出了能夠以較簡單的方式校正散射輻射和衰變影響的好方法，而應用於一般臨床上。此^{123}I-IMP動脈採血法的再現性佳，是在臨床上十分有用的定量測量法。此外，也有研究提出在一次檢查中休息及Diamox®負荷下取得兩次腦血流量的方法，可用來有效評估慢性期主幹動脈狹窄症等腦循環動態（**圖8，9**）。之後還開發出了定量性佳、融合散射校正法

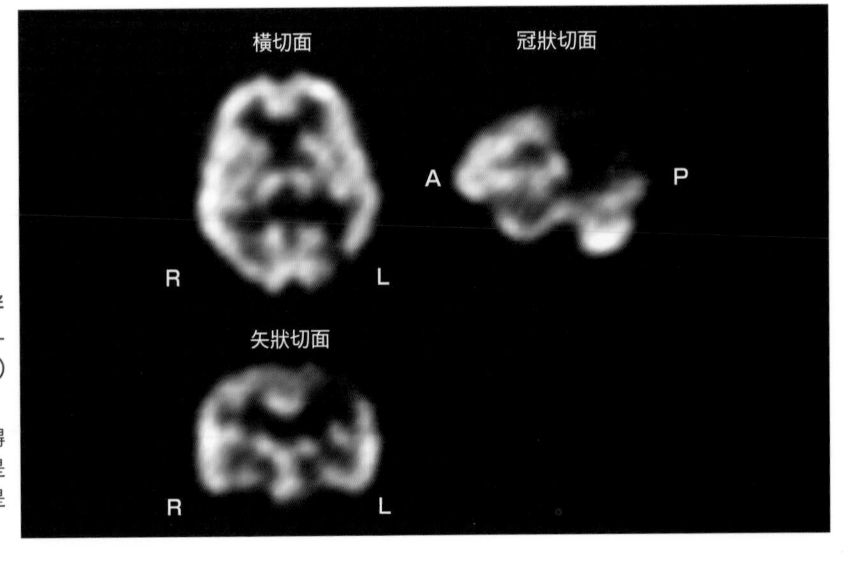

圖5　左內頸動脈阻塞所伴隨之後方邊界梗塞(MCA-PCA watershed infarction)案例的^{123}IMP-SPECT影像

和^{133}Xe吸入法相比，此法可得到解析度較高的影像。尤其是深部區域的影像的清晰度更是比^{133}Xe吸入法來得更佳。

以microsphere model為基準的腦血流定量影像製作方法

$$\text{rCBF imege} = \frac{1}{CCF*N*CA} \times \frac{2*B1}{B2+B3} \times \text{SPECT imege}$$

N:辛醇(Octanol)抽出率
CA:5分鐘內持續動脈採血的井型計數器計數
CCF:假體研究求出之井型計數器及SPECT的相互補正係數
(cross calibration factor)

假體研究(phantom study)
製作^{123}I水溶液並倒滿至彷如腦組織的圓筒形壓克力容器(假體),再進行SPECT數據的收集。
同時以井型計數器測量部分之^{123}I水溶液,並由其係數比求出CCF。

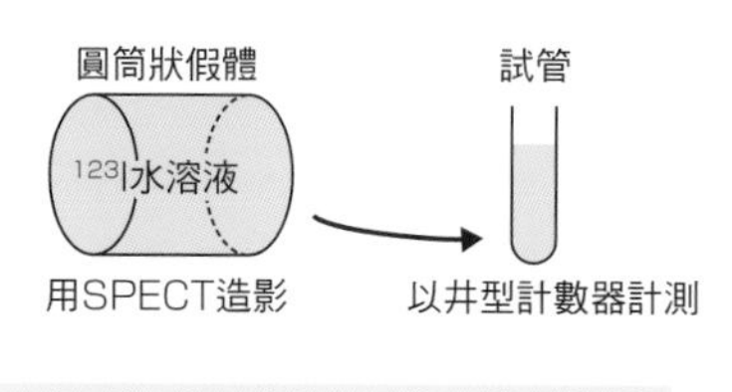

CCF=C_SPECT/C_W

C_SPECT:臨床條件下造影並重建後的橫切面中每pixel的平均計數。多以大腦皮質血流為目標,故常採取接近假體外側的甜甜圈狀部位之平均值。
C_W:同等於臨床的條件下所求得之井型計數器計數值。

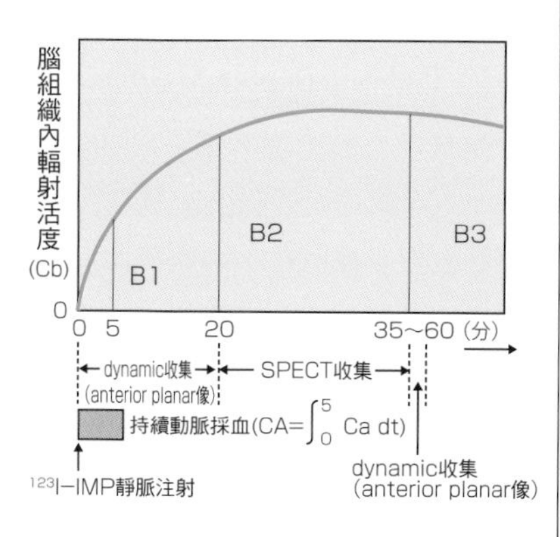

圖6 利用^{123}I-IMP動脈持續採血法的腦血流測量法(5分鐘採血法程序)

靜脈注射後的20分鐘內隨即進行dynamic planar收集,接著進行SPECT收集,最後再次進行短時間的dynamic planar收集。抽取辛醇是為了求出去除水溶性代謝產物的真實^{123}I-IMP濃度。

2-compartment model

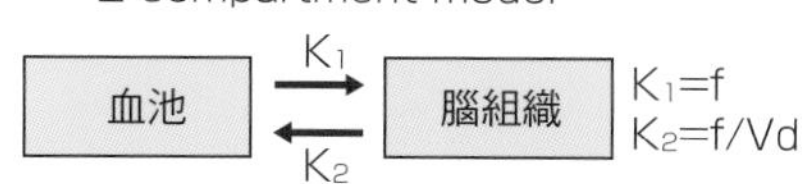

$K_1=f$
$K_2=f/Vd$

$$Cb(t)=f*Ca(t)\otimes \exp(-f*t/Vd) \quad \cdots\cdots(1)$$

上式之 Cb(t):局部腦組織輻射活度
Ca(t):動脈血中的^{123}I−IMP輻射活度
f:局部腦血流量
Vd:腦組織分布體積(定值)
⊗:重疊積分

$$\text{SPECT值}=CCF*\int_{T_1}^{T_2} Cb(t)dt \quad \cdots\cdots(2)$$

上式之 CCF:SPECT儀器和井型計數器的相互補正係數
T_1:SPECT收集開始時間
T_2:SPECT收集開始時間

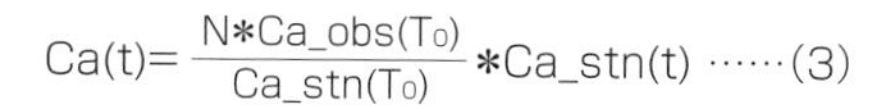

$$Ca(t)=\frac{N*Ca\_obs(T_0)}{Ca\_stn(T_0)}*Ca\_stn(t) \quad \cdots\cdots(3)$$

上式之Ca_stn(t):標準注入函數
T_0:單點採血時刻
Ca_obs(T_0):T_0時的動脈全血輻射能實測值
Ca_stn(T_0):T_0時的標準注入函數值
N:T_0時的辛醇抽出率
(一般多使用定值)

look-up table

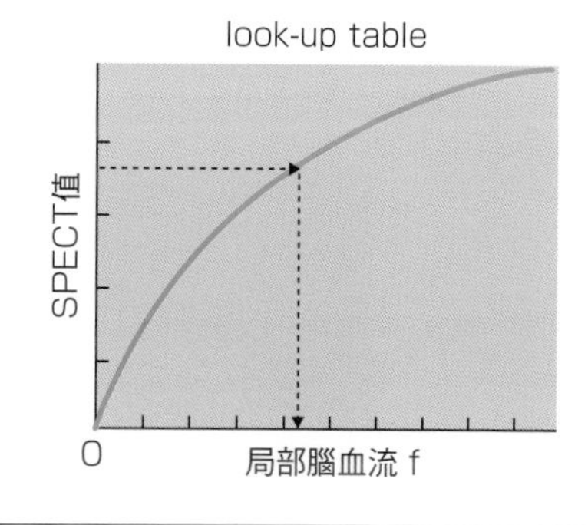

圖7 ARG法的原理

假設^{123}I-IMP的活動遵循和^{133}Xe等相同的2-compartment model,考慮排出量(wash-out)以求得腦血流的方法稱為ARG法。此外,此法並不採用microsphere法所使用的持續動脈採血,而是假設一標準注入函數(Ca_stn(t)),採用單點動脈採血再進行高度的校正;並將正常部位的分布體積(distribution volume,以下簡稱Vd)設為定值。一般來說,通常建議將Vd設為35~45ml/ml左右,在1分鐘內定速注射111~222MBq的^{123}I-IMP至靜脈中,注射10分鐘後進行單點動脈採血,再於掃描中心時間30分鐘後進行SPECT收集。使用建議的注入函數求出SPECT值和局部腦血流量f之間的關係,使程式記憶結果並整合至look-up table,便能縮短計算時間。

和吸收校正法的套裝測量法—QSPECT法，並受到廣泛的使用。目前使用 ^{123}I-IMP的腦血流SPECT檢查已成為腦循環動態評估的標準方法之一。

QSPECT是將重建、Dual Table ARG分析程式、影像位置調節程式、濾波處理、顯示器分析程式、影像轉換程式等SPECT的血流測量套裝程式（**圖10，11**）。新的散射輻射校正採用了TDCS（transmission dependent convolution subtraction），並加入了吸收校正的OS-EM（ordered-subset ML-EM）。利用QSPECT可校正SPECT儀器測得之輻射活度絕對值，能夠求出以Bq/mL為單位的輻射活度值。QSPECT在原理上屬於不依賴造影機種的方法，因此可統一各方法的差異，而能夠應用於跨機構共同研究等的SPECT檢查中。此外，QSPECT也可用JAVA撰寫程式，也不依賴於OS（ordered subsets）。QSPECT的基礎腦血流測量法為ARG法，第一次的腦血流測量需在靜脈注射後約30分鐘內收集SPECT；而第二次的腦血流測量將開始時的腦組織輻射活度設為初期值，以此輻射活度作為擴散性示蹤劑排出為前提，利用look-up table來計算血流量。第

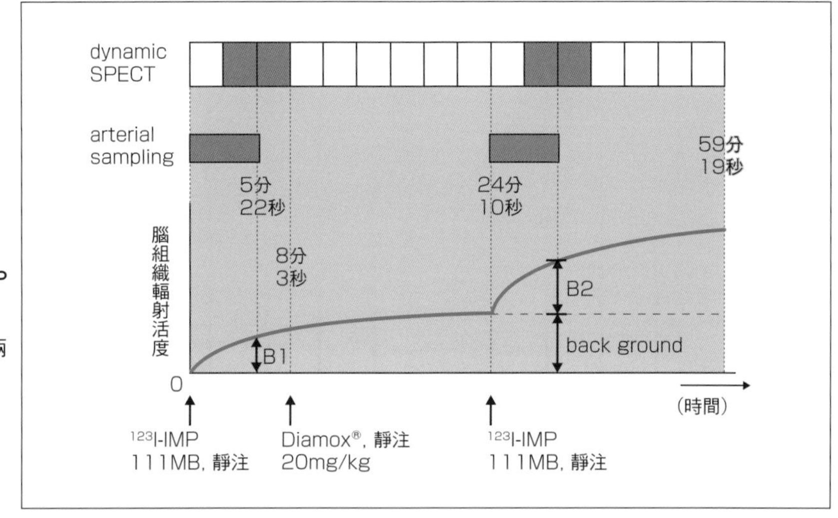

圖8 分割劑量 ^{123}I-IMP SPECT法模式圖

進行dynamic SPECT期間給予兩次的 ^{123}I-IMP靜脈注射和5分鐘的動脈持續採血。
可利用減除法（subtraction）獲得休息時及Diamox®負荷下的腦血流定量影像。

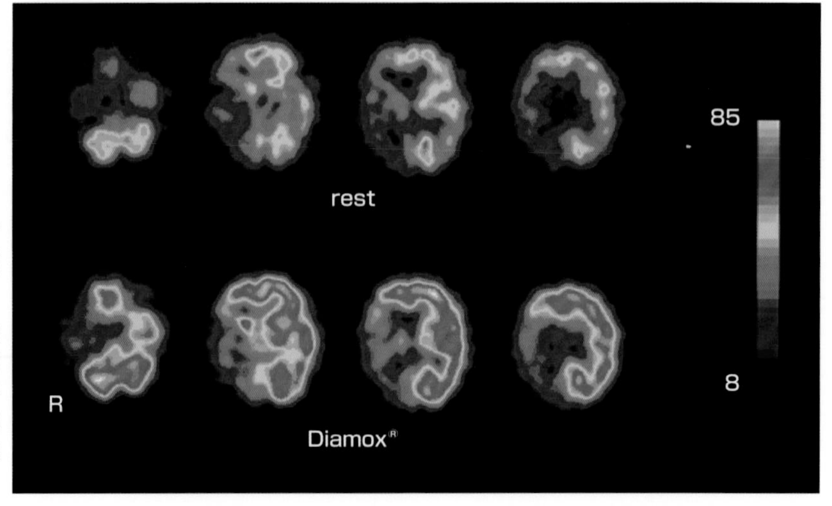

圖9 利用分割劑量 ^{123}I-IMP SPECT法所求得之右內頸動脈阻塞腦血流影像

休息時出現血流偏低的右中大腦動脈區域在靜脈注射Diamox®後血流增加程度也不高，表示可能因右內頸動脈阻塞而造成腦循環儲備能力降低。

一次進行ARG法時併用了兩個look-up table，而名為dual look-up table（DTARG）雙重表格放射自顯影術。傳統連續2次的腦血流測量中所使用的subtraction法是指從第二次的IMP靜脈注射後輻射活度以減除法求出腦血流輻射活度的估計值。QSPECT和過去的subtraction法相比，用於第二次影像推測的計數較多，而能夠使S/N值上升。盡可能使用計數的概念在QSPECT法的重建和散射輻射校正法等是共通的，過去測量較為困難的雙偵檢器γ射線SPECT掃描儀目前已可進行連續兩次的腦血流測量。QSPECT和ARG法的共同問題是，

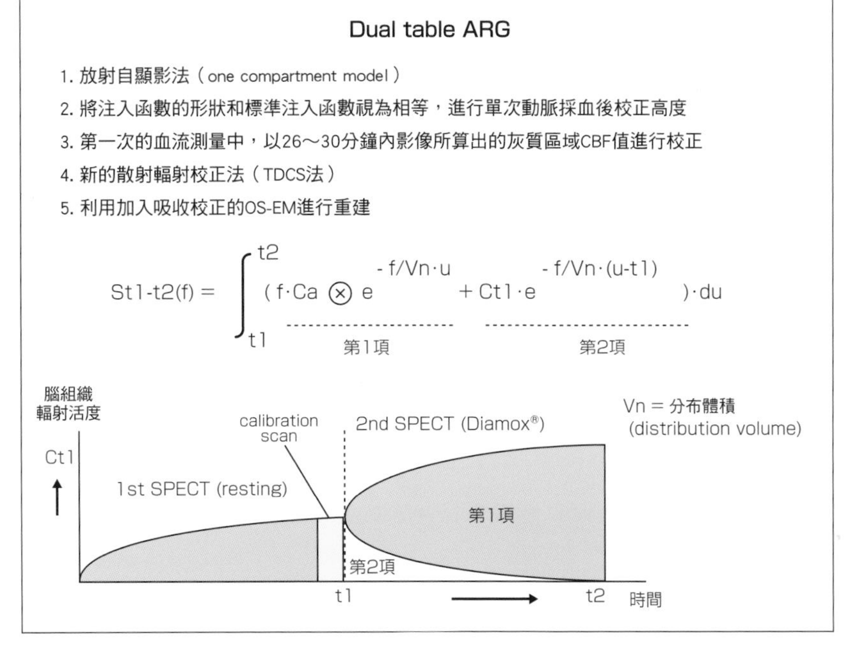

圖10 QSPECT模式圖

其操作方法類似於^{123}I-IMP split dose法，唯動脈採血的方式有所差異，是在靜脈注射10分鐘後進行單點動脈採血。為了確保和ARG法的統一性，需利用26～30分鐘的calibration scan所取得之灰質CBF值來進行校正。此外，再加上散射校正法、重建法和分析法等，便形成血流測量之套裝程式。

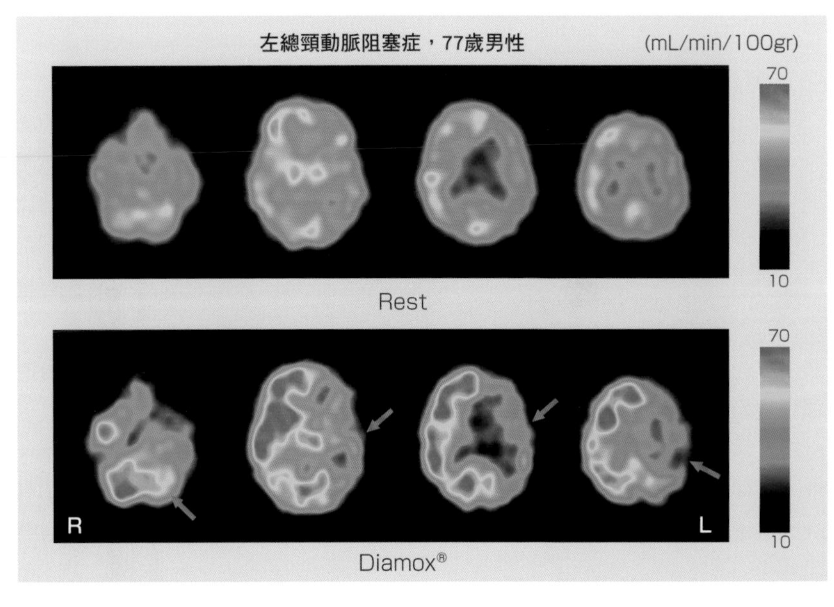

圖11 利用QSPECT求得腦血流之案例

左圖所示為利用QSPECT求得腦血流之案例。可在Diamox®負荷下觀察到血流偏低的盜血現象（箭頭處）。像這樣藉由配備通用型雙偵檢器之γ射線SPECT掃描儀，便可獲得滿足臨床用途的影像。

＋ONE

辛醇抽出率

注入^{123}I-IMP後的血中輻射活度中含有原本除了^{123}I-IMP外無法通過血腦屏障的水溶性代謝產物輻射活度。因此，進行腦血流定量測量時，必須將真正的示蹤劑輻射活度從血中輻射活度中分離測量。一般多使用屬於脂溶性溶媒的辛醇進行抽取分離。注入^{123}I-IMP後，以全血對辛醇1：4～8的比例混合，攪拌後進行離心分離（3000RPM，5～15分鐘內），以測量辛醇分離後的輻射活度。5分鐘內的持續動脈採血中，辛醇抽出率（辛醇分離輻射活度／全輻射活度）為0.75～0.8。代謝會隨著時間增加，使水溶性代謝產物也相對增加，同時辛醇抽出率降低。

小叮嚀Pitfall

不需動脈採血的^{123}I-IMP腦血流SPECT定量法

有許多研究曾提出注入^{123}I-IMP、不需動脈採血的腦血流測量法。NIMS法中，利用廣視野的γ射線掃描儀拍下^{123}I-IMP在肺部聚集的時間變化，可推估腦循環佔全身循環的比例，並利用靜脈注射早期的RI angiography推算心輸出量，再由這兩個數值測量腦血流量。然而推估心輸出量精密度是最大的問題，Graph Plot分析法係指在靜脈注射IMP後2分鐘內以γ射線掃描儀拍下肺動脈及腦組織的IMP聚集狀況，再用類似Patlak Plot的Graph Plot分析法求出腦血流指標的方法。同時還有利用planar影像中聚集狀況的方法，因不可能對注入函數和腦組織輻射活度進行定量，故僅作為求出腦血流指標的半定量法，不過對於同一個體病況的後續追蹤等相當有用。

注入函數的形狀保持一定而容易產生誤差。尤其肺部疾病的患者和吸菸者體內^{123}I-IMP排出肺部的速度較慢，表示注入函數峰值也可能較晚出現。

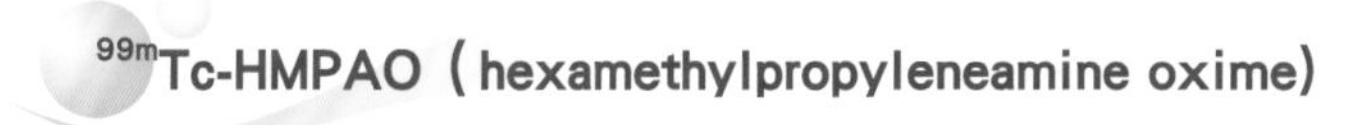

^{99m}Tc-HMPAO（hexamethylpropyleneamine oxime）

❖示蹤劑的特徵

^{99m}Tc-HMPAO一開始是作為標記^{99m}Tc的腦血流放射製劑而應用於臨床的藥品。**圖12**所示為注入^{99m}Tc-HMPAO的正常者SPECT影像。因為屬於^{99m}Tc放射製劑，故可注入較多的輻射活度，其能量也適用於γ射線掃描儀，而能夠取得高解析度的影像，可清晰呈現小範圍病變和深部組織。

圖13顯示了靜脈注射^{99m}Tc-HMPAO後，腦組織輻射活度隨時間所產生的變化。從靜脈注射時到接下來的2～3分鐘內，隨著腦血流分佈的示蹤劑會維持此狀態。因為靜脈注射時的腦血流分佈不會隨之後的腦血流量影響，因此之後再進行造影也沒有關係。和^{123}I-IMP相比，由初次腦循環往腦組織的EF較低，且被腦組織吸收後的示蹤劑會逆擴散至血中，故聚集率和腦血流之間的線性關係較不明顯。此外，靜脈注射早期的血中輻射活度較高，在低血流區域容易出現高估血流量的問題。因此，注射示蹤劑後等待30分鐘以上再進行造影是較為理想的。

❖検查法

一般來說，靜脈注射約740MBq的^{99m}Tc-HMPAO，等待5分鐘後頭部輻射能漸趨穩定時，再進行SPECT數據的收集。因為注入的是^{99m}Tc放射製劑，所以能夠得到足夠的計數量，並使用高解析度準直儀進行數據的收集。此外，利用靜脈注射5分鐘以後腦組織輻射能幾乎不會變化的性質，此方法可在短時間內或某些姿勢下捕捉Matas試驗時、站起身時、癲癇發作時的腦血流等其他腦血流檢查無法拍攝的腦血流分佈情形（snap shot）。此外，利用連續進行兩次腦血流分佈測量的split dose法所進行的負荷試驗也很常見（**圖14、15**）。

調劑後，無法通過血腦屏障的水溶性代謝產物會隨著時間而增加，使血管內輻射活度的background上升，造成影像品質下降。此外，混入^{99}Tc也是使標記率下降的原因。因此建議可從24小時以內曾進行抽取的放射核種孳生器中抽出

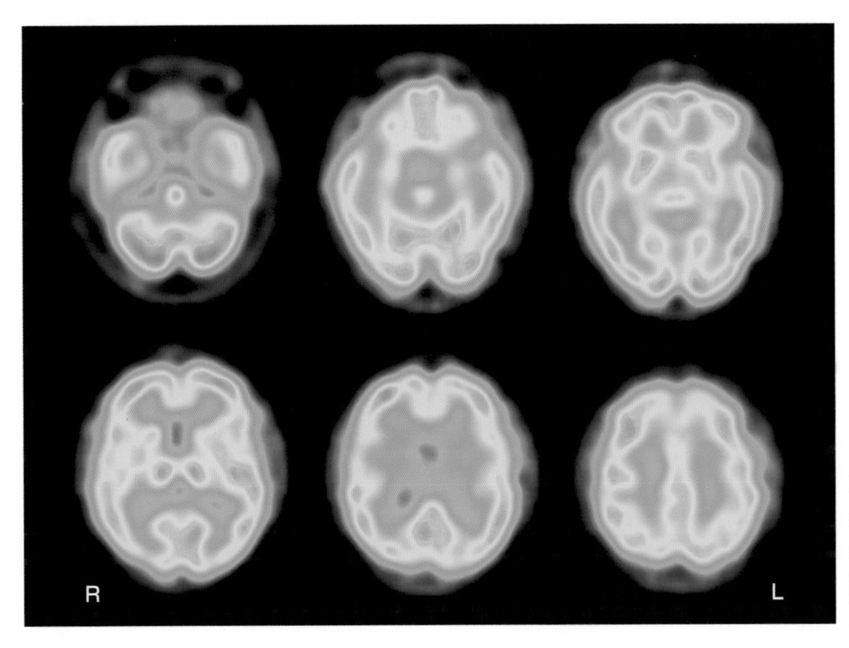

圖12　注入^{99m}Tc-HMPAO的正常者SPECT影像

注入^{99m}Tc-HMPAO後可得到接近PET的高解析度影像。也可用來鑑定基底核和腦迴區域。

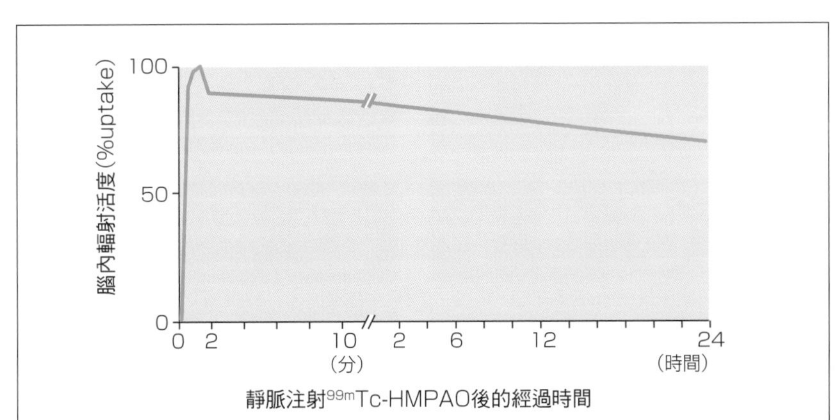

圖13　靜脈注射^{99m}Tc-HMPAO後腦組織輻射活度隨時間之變化

靜脈注射^{99m}Tc-HMPAO一分鐘內，腦組織輻射活度會達到最大值，2分鐘後開始幾乎保持定值。靜脈注射5分鐘後腦組織和血管間幾乎沒有示蹤劑流入或流出。

^{99m}Tc，於抽取後2小時內進行調劑，或是於調劑後30分鐘內注射。此外靜脈注射時混入血液而產生紅血球標記時，也可能引起background上升。為了避免上述影響，最好能確保不影響血管後再行調劑。

^{99m}Tc可使用^{99m}Tc孳生器進行調劑，且調劑後可立即注射，故為適用於緊急情況下的腦血流SPECT放射製劑。

❖定量法

基本上使用的是在靜脈注射的同時施行angiography，並以Patlak Plot進行腦血流定量的方法（**圖16**）。在分兩次注射的負荷試驗中，也會利用相對注射量的聚集率來進行半定量評估。為了改善放射性物質的聚集和腦血流之間所成的線性關係，多使用Lassen的校正公式：將小腦血流或健側大腦半球假設為定值，並套入Lassen校正公式來推測局部腦血流。上述方法對於存在著可假定未受病變影響部位之疾患相當有用。

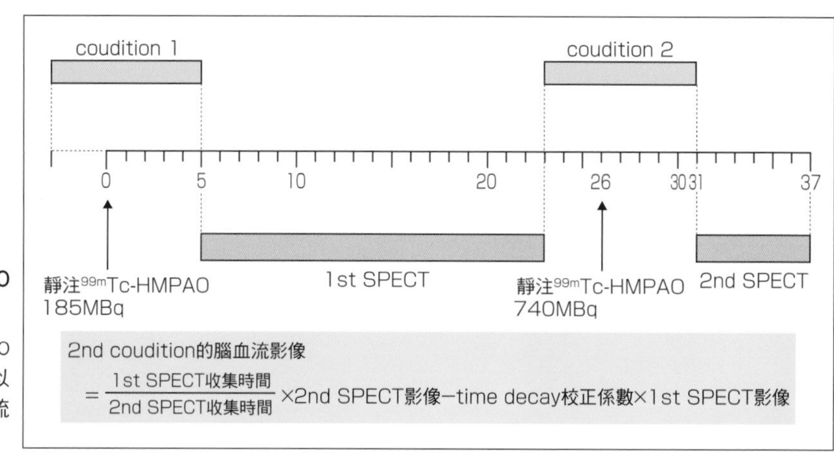

圖14 連續2次^{99m}Tc-HMPAO SPECT執行程序

執行連續2次的^{99m}Tc-HMPAO SPECT，並使用subtraction法以取得休息時和負荷時的腦血流影像。

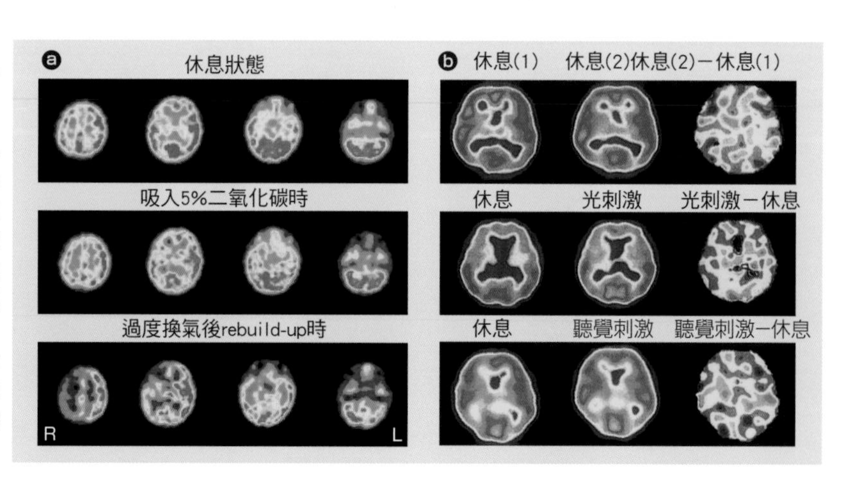

圖15 ^{99m}Tc-HMPAO SPECT的負荷試驗

a：僅觀察到右側病變的毛毛樣腦血管病例之^{99m}Tc-HMPAO影像。二氧化碳負荷下於患側之右內頸動脈區域出現血流偏低的情形。同一區域在過度換氣後的rebuild-up期間也產生顯著的血流偏低。

b：可觀察到光刺激使枕葉的初級視覺區血流增加，以及聽覺刺激引起兩側上顳迴的血流增加。

^{99m}Tc-ECD（ethyl eysteinate dimer）

❖示蹤劑的特徵

^{99m}Tc放射製劑的共通優點為可用於緊急時，且可得到高解析度的影像。和^{99m}Tc-HMPAO相比，^{99m}Tc-ECD的血中輻射活度值較低，back diffuseion也較少，因此可取得對比度較高的影像。酯基通過血腦屏障後，加水分解成為無法通過血腦屏障的化合物，因而滯留於腦組織（retention）。

腦梗塞早期（急性期及亞急性期）間，經其他腦血流檢查發現有血流殘存的部位可利用^{99m}Tc-ECD顯示出缺損的部分。這是因為促成retention的酵素—酯酶會於腦血管病變早期減少。因此^{99m}Tc-ECD也可有效應用於腦梗塞早期組織viability的評估。

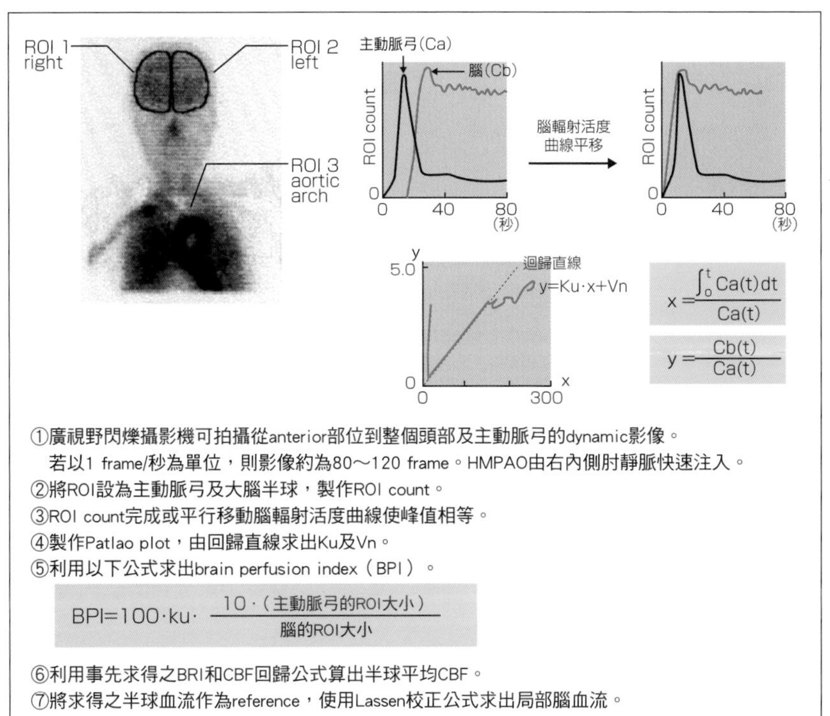

圖16 Patlak Plot法

▶Lassen校正公式

使用^{99m}Tc-HMPAO SPECT時，為了校正因back diffusion而低估的高血流區域血流量，Lassen提出此Lassen校正公式。同樣屬於Technetium標記腦血流放射製劑的^{99m}Tc-ECD也可套用此公式。假設小腦和大腦的平均血流為定值，便可利用此公式來推算局部腦血流量，或以其他方法求得之大腦平均血流量來推算局部腦血流量。

若假設reference部位的血流量為定值（fr），所求得之局部血流（f）即為：

$f=(C'\times \alpha \times fr)/(1+\alpha - C')$

C'=欲求出部位的輻射活度 / reference部位的輻射活度

a=constant（HMPAO：1.5～2.0，ECD：2.5左右）

此公式欲成立，需以以下之假設為前提：

①^{99m}Tc-HMPAO（ECD）遵守3-compartment model。

②初次腦循環的EF及移動係數k_2和k_3為定值。

其中，a為reference部位k_3和k_2的比值（k_3/k_2）。

此外，可利用Lassen校正公式改善對比度。不過僅對影像進行定性判定時，改變色標度其實也可得到相同效果。而關於造成血流和聚集度之間直線關係不明顯的因素，在back diffusion以外的部位也存在此問題，無法以此公式的假設解釋。因此，此公式不過是為了校正高血流區域聚集度偏低的傾向所使用的手段之一。

❖檢查法

靜脈注射^{99m}Tc-ECD後的腦組織內動態和同為^{99m}Tc標記腦血流放射製劑的^{99m}Tc-HMPAO幾乎相同。因此SPECT收集法是以^{99m}Tc-HMPAO為準。然而調劑後的^{99}mTc-ECD標記率和^{99m}Tc-HMPAO相反，會隨著調劑後時間而上升。因此調劑30分鐘以後（最好在1小時以後）較能藉由靜脈注射得到品質好的影像。^{99m}Tc-ECD調劑後的穩定性使其可由調劑完成的注射器進行供應，因此和^{99m}Tc-HMPAO相比較適合用於例行性檢查。此外，也可用於等待癲癇發作等無法確定預備時間的檢查。①因^{99m}Tc-ECD具有吸收至肺部的量較少、②靜脈注射5分鐘後腦組織輻射活度幾乎不變、③受back diffusion的影響較大等類似^{99m}Tc-HMPAO的特徵，故以^{99m}Tc-HMPAO的使用為前提而開發出的大多數測量法也可嘗試用於^{99m}Tc-ECD。

❖定量法

^{99m}Tc-ECD和^{99m}Tc-HMPAO一樣使用稱為Patlak Plot法的定量法。其血中標記率的穩定度較^{99m}Tc-HMPAO更佳，因此^{99m}Tc-ECD很有可能更適合使用Patlak Plot法。有一個和^{99m}Tc-HMPAO共通的問題是初次腦循環（first pass）中的EF變化。有研究者使用PS product以校正EF的方案，這和對^{99m}Tc-HMPAO進行Lassen校正具有相同的意義。

▶permeability surface area product（PS product）

PS product為示蹤劑通過血腦屏障的容易度指標，表示每單位剖面面積的通透率（permeability）和通過血管的總表面積（surface area）之乘積。PS product下降為造成初次腦循環抽取係數（EF）下降、低估高血流區域血流量的原因。脂溶性越高的示蹤劑其PS越高，隨著水溶性程度越高則PS越低。PS和EF之間的關係可假設f＝血流值，而利用Renkin-Crone公式 [$EF=1-\exp(-PS/f)$]進行校正。

示蹤劑的比較

屬於擴散性示蹤劑的^{133}Xe氣體在臨床實用性方面，和其他三種示蹤劑相比有相當大的差異。^{133}Xe吸入法已確立為腦血流定量測量法，可在短時間內重複進行檢查。然而可收集^{133}Xe的專用儀器和多偵測器型SPECT儀器已逐漸退出市場，因此大多還是使用較為傳統的方法。和^{133}Xe吸入法相比，其他三種retention tracer和腦血流放射製劑具有共同的特徵。尤其屬於^{99m}Tc放射製劑的^{99m}Tc-HMPAO和^{99m}Tc-ECD展現了極為類似的腦內動態。此外，^{123}I-IMP也可視為使用ARG法時wash-out較慢的擴散性示蹤劑。因使用示蹤劑、SPECT儀器及腦血流測量法的不同，即使是正常受試者其腦內分佈也可能呈現些微的差異。因此在進行腦血流評估前，必須充分了解不同條件下腦血流的正常分佈（**表**

1）。

標記後狀態穩定的^{123}I-IMP或^{99m}Tc-ECD較適合用於一般篩檢。腦血管病變的情況會因時期和目的而異。若設有^{99m}Tc孳生器，便可利用能夠合成的^{99m}Tc-HMPAO儘早進行檢查。然而考量到腦血流SPECT檢查很少用於適用rt-PA和急性期血流重建手術的超急性期間，選擇包含訂藥的準備時間在內於數小時內能夠完成的tracer是較為理想的。決定腦血管病變急性期到亞急性期的治療方針時，則推薦使用定量性佳的^{123}I-IMP和^{133}Xe吸入法。另一方面，可得到較高影像解析度的^{99m}Tc能夠有效定位出主要病灶。^{99m}Tc-ECD能夠反映出代謝情形，故可用來評估組織的viability。另外有研究顯示，決定對於慢性期腦血管病變（尤其是腦主幹動脈阻塞）的血流重建手術適用性時，^{123}I-IMP或^{133}Xe吸入法可有效測量休息時及Diamox®負荷下的腦血流量。

示蹤劑	^{123}I-IMP	^{99m}Tc-HMPAO	^{99m}Tc-ECD
kinetic model	2-compartment model	3-compartment model（也存在血中代謝）	3-compartment model（也存在 k_5'）
腦內半衰期	20～40分	>24時間	約15時間
retention的機制	非特異性胺類受體？	隨幾何學上的構造變化、GSH濃度而變化	酯基加水分解
於肺部的聚集度	明顯	少	少
於血中的穩定度	穩定，往RBC自由擴散	不穩定，被快速代謝後吸收至RBC中	不穩定，在RBC存在下被代謝
血中輻射活度	偏低	偏高	相對偏低
腦血流和聚集度間的直線關係	明顯	不明顯	不明顯（較HMPAO稍差）
腦部聚集度隨時間的變化	聚集度隨時間變化，偶爾出現重新分佈	血中輻射活度隨著時間降低，腦組織實質的輻射活度幾乎沒有變化	雖然僅有非常些微的改變，但常隨著時間降低
負荷試驗所需的負荷時間	10分鐘左右	5分鐘左右，困難的案例也可能2分鐘即完成	5分鐘左右，困難的案例也可能2分鐘即完成
攝影期間	通常於靜注後10～20分鐘開始，多偵檢器型儀器則可在靜注後立即開始	靜注後幾分鐘起的任意時間皆可，最好是待血中輻射活度降低再進行攝影	靜注後幾分鐘起的任意時間皆可
重新分佈	有	無	幾乎沒有
標記化合物的安定性	安定	不安定，建議在調劑後30分鐘以內使用	調劑後30分鐘以後變安定
Luxury perfusion時的抽取	可能呈高聚集，相反地也可能因early wash-out而呈低聚集	多呈高聚集，也可能出現聚集度多於血流以上的hyper-fixation	多呈低聚集，可用於viability的評估？
成人注射量	111～222 MBq	740～1110 MBq	740～1110 MBq
其他	—	可能聚積於op scar，小腦聚集度高	內側顳葉和視丘的聚集度低

表1　三種retention tracer的比較

小叮嚀Pitfall

hyperemia與hyperfixation

血流偏低為腦梗塞的發病原因，但腦梗塞急性期和亞急性期間病變部位卻會出現腦血流上升的情形，稱為hyperemia（充血）。此現象被認為和血管再度開通、局部酸中毒、腦循環調整功能異常、血腦屏障受損、新生血管等各種病理狀態有關。

Hyperemia的部位中，欲測量血流的腦組織性質受到破壞，視示蹤劑的種類而定，血流以外的因素也會對結果有很大的影響。疑似出現上述病態時，應特別注意對SPECT影像的解釋。

尤其^{99m}Tc-HMPAO可用來觀察到比預測值更多的血流聚集，此現象稱為hyperfixation（固定過度），可於腦梗塞亞急性期間觀察到。為了確認此病態，可使用測定原理不同的^{133}Xe吸入法測量腦血流，利用PET測量腦循環代謝，或使用腦部閃爍造影來檢測血腦屏障是否出現異常等。

^{133}Xe已確立為SPECT的腦血流絕對值測量法。此外，^{123}I-IMP持續動脈採血法和ARG法也廣泛地運用於臨床上。目前已提出^{99m}Tc放射製劑的腦血流定量法，應在進行相關檢討的基礎之上，於現階段作為腦血流的指標。

目前雖然多使用上述四種腦血流示蹤劑，但任何一種都無法完全滿足測量腦血流所需具備的理想性質。SPECT掃描儀在其定量性的改善上可能產生問題；此外，腦血流定量值也有可能為不符合預期的異常值。所得之腦血流分佈和定量值並非總是和真實腦血流保持一致。腦梗塞急性期及亞急性期間，腦瘤、腦動靜脈畸形等容易因示蹤劑性質影響而產生影像偏差的情形並不少。在解讀影像中所呈現的病態前，應對於腦梗塞急性期到亞急性期間腦部循環的變化、血流和代謝的coupling異常、diaschisis、steal現象、逆steal現象、

+ONE

分室分析（Compartment analysis）

為示蹤劑動態的分析方法之一。示蹤劑分佈的組織被分隔為同樣的數個compartment，並假設compartment之間的示蹤劑移動速度受到流出側compartment中示蹤劑濃度的影響，以進行分析。一般而言將示蹤劑從第i個到第j個compartment之間的移動速度設為vij時：

$vij = kij * Ci^n$

kij=compartment i到compartment j之間的移動係數（rate constant：1/min）

n=反應次數（進行示蹤劑分析時，因示蹤劑濃度較低且示蹤劑本身並不會融合，故大多假設為1次<n=1>）

進行示蹤劑分析時，常使用血中及腦組織內2-compartment或下述的3-compartment model（考慮血中compartment時則為4-compartment），k_1、k_2、k_3、k_4等各參數則作為無特殊含義的一般用語使用。

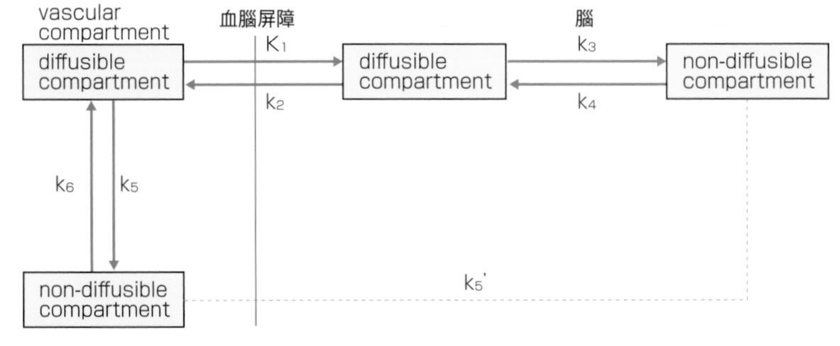

K_1=CBF*EF：mL/分/100g·tissue

其中示蹤劑於初次腦循環通過血腦屏障的比例為extraction fraction（EF）

vasoparalysis、慢性期腦循環不良等各種異常的腦循環特性和相對應的生理反應有充分的了解。

（橋川一雄）

◆文獻

1）Kanno I, et al: Two methods for calculation of regional cerebral blood flow from emission computed tomography of inert gas concentration. J Comput Assit Tomogr, 3: 71-76, 1979.

2）Kuhl DE, et al: Quantitative local cerebral blood flow by N-isopropyl-p-[I-123] iodoamphetamine （IMP）tomography. J Nucl Med, 23:196-203, 1982.

3）森脇 博等：[123]I-IMP的定量腦血量測量法—前臂靜脈加溫採血法（WATER BATH法）之非侵入性測量。核子醫學，30: 481-488，1993。

4）Iida H, et al: Quantitative mapping of regional cerebral blood flow using iodine-[123] -IMP and SPECT. J Nucl Med, 35: 2019-2030, 1994.

5）Hashikawa K, et al: Split dose iodine-[123]-IMP SPECT: Sequential quantitative regional cerebral blood flow change with pharmacological intervention. J Nucl Med, 35: 1226-1233, 1994.

6）Okamoto K, et al: Measurement of Cerebral Blood Flow Using Graph Plot Analysis and I-123 Iodoamphetamine. Clin Nucl Med, 27: 191-196, 2002.

7）Oku N, et al: Super-early iodine-123 iodoamphetamine SPECT imaging of human primary motor cortex. J Nucl Med, 36: 2180-2185, 1995.

8）Lassen NA, et al: The retention of [Tc-[99]m] -d,l-HM-PAO in the human brain after intracarotid bolus injection: A kinetic analysis. J Cereb Blood Flow and Metab, （suppl 1）: S13-22, 1987.

9）Oku N, et al: Carbon dioxide reactivity by consecutive technetium-[99]m-HMPAO SPECT in patients with a chronically obstructed major cerebral artery. J Nucl Med, 35: 32-40, 1994.

10）Matsuda H, et al: A quantitative approach to technetium-[99]m hexamethylpropylene amine oxime. Eur J Nucl Med, 19: 195-200, 1992.

11）Oku N. et al: Intra-individual differences between technetium-[99]m-HMPAO and technetium-[99]m-ECD in the normal medial temporal lobe. J Nucl Med, 38: 1109-1111, 1997.

12）Iida H, et al: A multicenter validation of regional cerebral blood flow quantitation using[^{123}I] iodoamphetamine and single photon emission computed tomonography. J Cereb Blood Flow Metab, 16: 781-793, 1996.

13）Kim KM, et al: Quantitative mapping of basal and vasoreactive cerebral blood flow using split-dose ^{123}I-iodoamphetamine and single photon emission computed tomography. Neuroimage, 33: 1126-1135, 2006.

14）Iida H, et al: Multicenter evaluation of a standardized protocol for rest and acetazolamide CBF assessment using SPECT reconstruction program and split-dose ^{123}I-IMP. J Nucl Med, 51: 1624-1631, 2010.

負荷腦血流SPECT的檢查方法

SPECT負荷試驗的特徵

SPECT在原理上具有其他方法所沒有的幾項特徵，依負荷試驗目的的不同，也可能適用SPECT以外的方法。腦血流SPECT可將局部腦血流的三維空間分佈視覺化，和CT和MRI相比其空間解析度則相當差，故部分體積效應（partial volume effect）大，此外灰質和白質的對比度較低，而難以捕捉較小範圍內的細微腦血流變化。此外，SPECT不具有時間解析度，因此無法像fMRI（functional MRI）、腦磁圖（MEG）、腦波（EEG）、近紅外線分光法（NIRS）、都卜勒血流造影等能夠時時刻刻追蹤腦部活動的狀態變化。另一方面，^{99m}Tc標記放射製劑中最具代表性的蓄積型腦血流示蹤劑（tracer）在進行負荷試驗時，並不需要患者躺在攝影儀器上，因此可分開處理RI(radioisotope)管理上的問題，而能夠在任何地點、任何條件下測量負荷下的局部腦血流狀態。應用此特徵，便可站姿負荷或運動負荷下、或是以錄影監視器監測癲癇發作等情況下，完成其他方法難以做到的局部腦血流測量。

▶負荷試驗

負荷試驗（challenge test）係指從外部施加改變腦血流的因子，以檢測出休息時不明顯的潛在性異常的方法。許多負荷試驗已用於各種疾患的診斷、病情掌握、治療方針的決定、治療效果的判定等。

示蹤劑的選擇

用於腦血流SPECT的示蹤劑具有各自的特性，故應根據負荷試驗的實驗設計和目的慎重選擇適合的示蹤劑（**表1**）。尤其注入後分佈至腦部的時間(?在腦部分布的時間)非常重要，是決定必須維持負荷狀態期間的關鍵。若為穩定而無法長時間維持負荷狀態的試驗，適合使用腦內分佈穩定的^{99m}Tc-HMPAO和^{99m}Tc-ECD。此外，相較於^{99m}Tc標記示蹤劑，^{123}I-IMP相對於局部腦血流增加的聚積增加率較高，適合用於丹木斯（Diamox®）負荷等使局部腦血流增加的負荷試驗。

	^{123}I-IMP	^{99m}Tc-ECD	^{99m}Tc-HMPAO	^{133}Xe
定量性	良好	可	可	絕對值
高血流跟隨性*	相對良好	差	差	良好
影像解析度**	中	高	高	低
負荷持續時間	10～20分鐘	2～5分鐘	2～5分鐘	10分鐘以內
測量次數／檢查	2次以下	2次以下	2次以下	數次以下
其他	半衰期長	調製後無法立即使用，30分鐘後才穩定	調製後30分鐘內使用	γ射線能量較低需高敏感度設備

*：相對於腦血流增加的腦部示蹤劑聚積度或測量值增加的程度

**：受SPECT儀器性能和準直儀(collimator)的影響

表1　由負荷試驗觀察腦血流SPECT示蹤劑的差異

負荷試驗的執行技術

腦血流SPECT的負荷試驗程序中有幾個較具代表性的方法，可根據檢查目的、患者狀態、SPECT儀器的性能等選擇使用。

❖分割劑量投與法（split dose technique或one-day protocol）

係指將示蹤劑分為兩次注射，每次注射量相同，但每次改變條件而連續執行兩次攝影的方法（**圖1**）。可在一小時左右測量到兩種條件下的局部腦血流分佈，因此常用於丹木斯負荷試驗，其中以注入^{99m}Tc-ECD的ECD-RVR（resting and vascular reserve，靜態與血管儲備）法[1]和注入^{123}I-IMP的DTARG（dual table autoradiography）法[2]最有名。這些方法在兩種條件下可各自定量測量局部腦血流量，可像後述對於丹木斯負荷前後的局部腦血流量進行定量測量。靜脈注射^{99m}Tc-HMPAO或^{99m}Tc-ECD後會迅速而穩定地分佈於腦中，將第二次SPECT影像減去第一次SPECT影像便可得到第二次條件下的局部腦血流分佈影像。^{123}I-IMP在靜脈注射後其腦內分佈會逐漸改變，可藉由動態收集和動態分析算出各次的腦內分佈。

^{99m}Tc-ECD RVR法

在休息時（也就是一開始注入^{99m}Tc-ECD時）利用Patlak Plot法定量全腦血流量為^{99m}Tc-ECD RVR法的主要特徵。接著進行SPECT攝影以取得休息時的血流分佈影像。最初攝影結束約10分鐘前先注入丹木斯，最初攝影結束後再立即注入等量的^{99m}Tc-ECD。待腦內分佈漸趨穩定後，即進行第二次的SPECT攝影，並將第二次的影像減去休息時的影像，便可得到負荷時的血流分佈影像（**圖2**）。將^{99m}Tc-ECD的聚積和PET所測得的腦血流相比，高血流區域內兩者的關係並不會呈線性增加，因此必須在休息時和負荷時以Lassen法校正這兩種情況下的腦血流分佈影像。之後再利用一開始求得之全腦平均血流量，使休息時腦

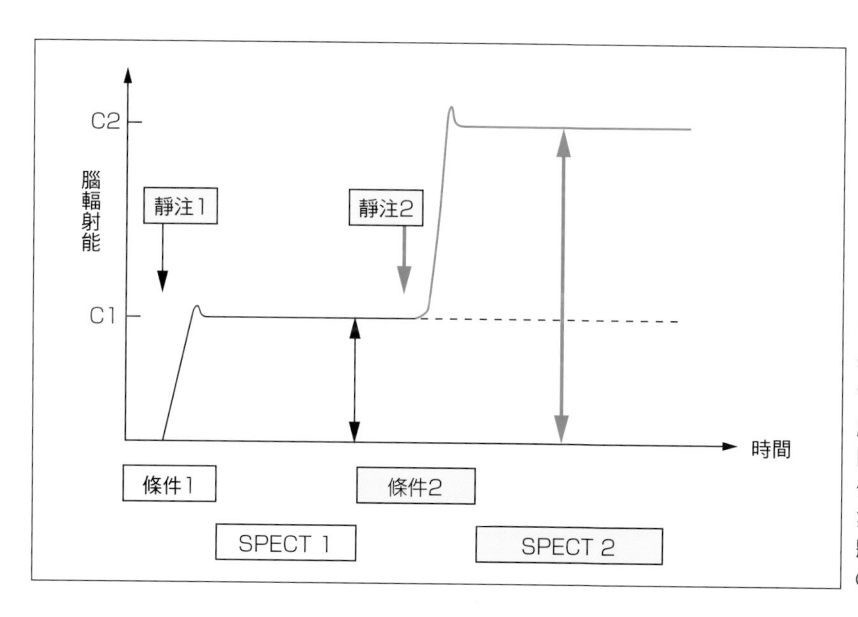

圖1　注入^{99m}Tc-HMPAO的split dose SPECT techniqe

^{99m}Tc-HMPAO在靜脈注射後其腦內分佈可立即確定，並長時間保持一定，故可在兩次相異條件下進行靜脈注射和測量。第二次的示蹤劑聚積度可直接將兩次的SPECT影像相減（C2-C1）後求得。

圖2 ECD Patlak RVR法的攝影程序

傳統split dose法的特徵是一開始進行RI血管攝影，再利用Patlak Plot分析求出休息時的全腦平均血流量，並不需要進行動脈採血。

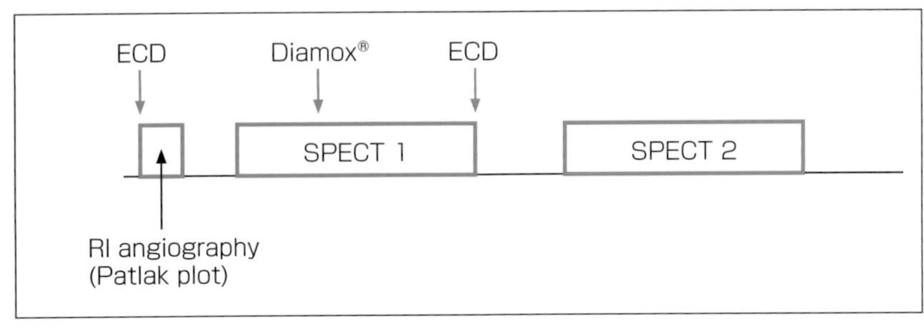

圖3 ECD Patlak RVR法的影像處理

（獲富士軟片RI製藥公司許可，改編引用自「ECD Patlak RVR法技術手冊 修訂版」）

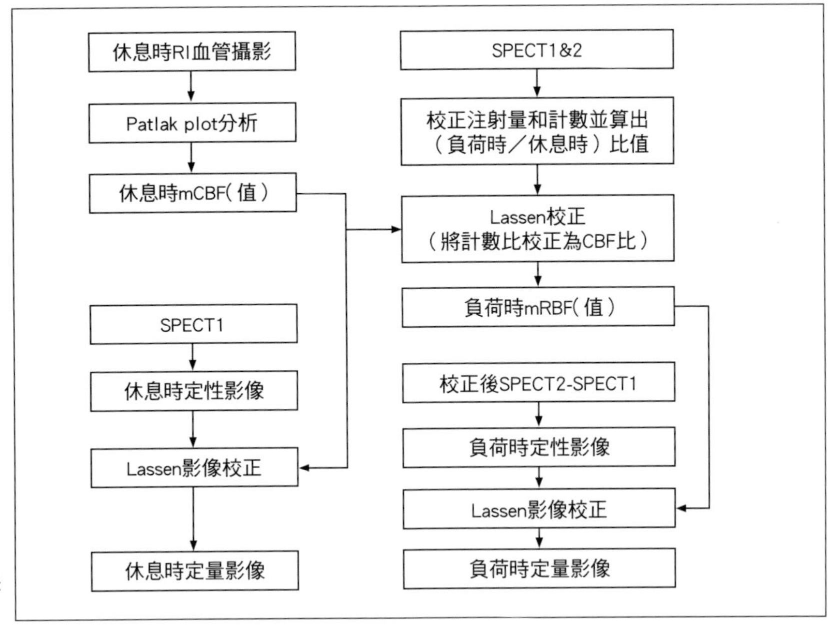

血流分佈影像的像素值呈常態分佈，以製成休息時局部腦血流量的影像。進一步則由Lassen校正後的負荷時／休息時計數比求出負荷時的全腦平均血流量，以製成負荷時局部腦血流量影像（**圖3**）。

●^{123}I-IMP DTARG法

^{123}I-IMP在高血流區域的聚積追隨性高，適用於丹木斯負荷試驗，但在腦內聚積漸趨穩定前所需時間較長，之後的分佈情形也會改變，因此較難直接將影像相減。DTARG法發展為使用標準注入函數和單點動脈採血的ARG法，而能夠和分割劑量投與法相互對應。DTARG法和ARG法有些不同之處，SPECT收集是在整體連續的動態攝影下進行。初次靜脈注射^{123}I-IMP後10分鐘進行單點動脈採血，並一一校正各受試者的標準注入函數。第二次靜脈注射^{123}I-IMP的10分鐘前進行丹木斯的靜脈注射（**圖4**）。負荷下的局部腦血流量是由第一次的影像background及^{123}I-IMP 注入函數（假設和第一次相同），利用2-compartment分析得出換算係數表（look-up table），再乘上SPECT像素值而求出。因為不直接將影像相減，故可提升影像畫質。目前已開發出QSPECT套裝軟體，加入了DTARG法以及可進行吸收、散射校正的SPECT重建演算法．QSPECT可在休息時和負荷時進行局部腦血流的定量，且影像重建不受SPECT儀器類型的影響，因此能夠將不同機構間的數據變動縮減至最低限度[3]。

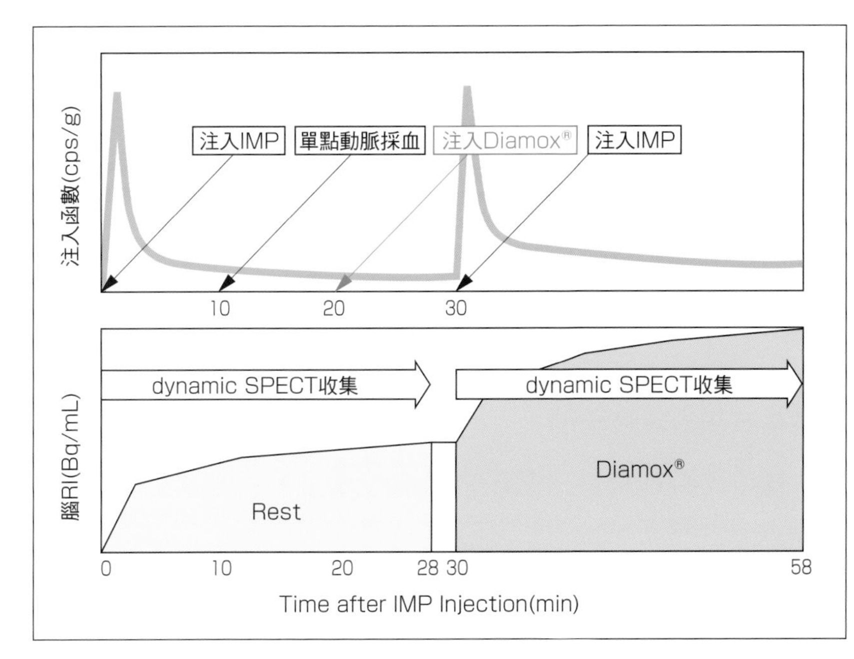

圖4　丹木斯負荷下使用IMP-DTARG法之概要

以動態收集的方式對整個腦部進行SPECT攝影（2分鐘/frame×14 frame×2）。初次注入IMP的10分鐘後進行單點動脈採血，並校正標準注入函數。第二次注入IMP的10分鐘前進行丹木斯的靜脈注射。

（獲日本Medi-Physics股份有限公司許可，引用自「QSPECT套裝軟體 IMP Dual Table ARG法版手冊」）

兩日程序法（two-day protocol）

根據不同條件，將休息時及負荷時的局部腦血流分開至不同的日子測量，這樣的方式稱為兩日程序法。其優點為可使用影像解析度最高的準直儀以取得良好畫質的影像，但仍具有成本較高、保險給付以及受試者腦部需避免生理性變化等相關問題。如同配備single head γ射線相機的SPECT儀器，若儀器性能有所限制時，欲以取得良好畫質為優先，或使用^{123}I-IMP等注射量受限的示蹤劑時，可選擇採用兩日程序法。為了精確調整另外一天所拍攝的影像中腦部的位置，使用本書影像統計處理章節中所提及的方法會比較容易。

^{133}Xe靜脈注射或吸入法

利用^{133}Xe測量腦血流的最大特徵就是可在不需採血的條件下求得局部腦血流量的絕對值，並於短時間內多次測量腦血流（**圖5**）。應用此法可在不同條件下持續進行腦血流測量，以在短時間內取得休息時和負荷時的腦血流量絕對值。此外，此方法易於捕捉以整個腦部或腦葉為單位的血流量變化，因此對於在檢驗藥效等方面十分有用。其缺點為近年來可分析極快速^{133}Xe動態的高敏感度高性能攝影裝置並未上市，且就算有攝影設備，其影像解析度也非常低；此外，^{133}Xe的γ射線能量很低，故其所得的腦部深處訊息缺乏信度，而需要配置吸入設備等。

圖5 利用^{133}Xe吸入法的負荷試驗法

依吸入設備的性能而定，可進行多次連續的血流測量。每次測量時皆可改變條件，故將所得之各測量值視為血流絕對值的信度相當高。

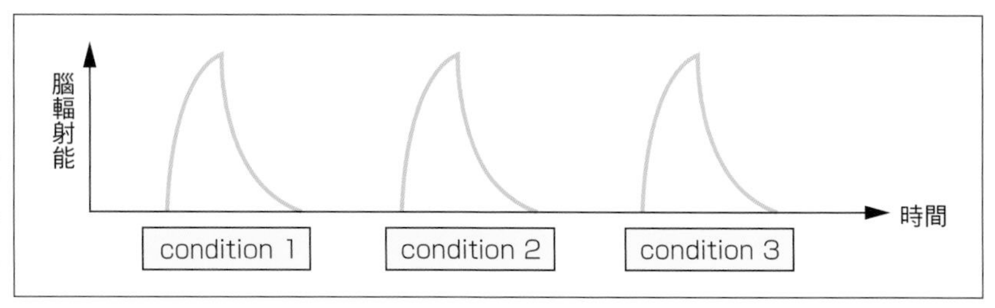

負荷試驗的實際操作

以下將針對腦血流SPECT中最具代表性的負荷試驗進行詳細解說。不同負荷試驗的禁忌如**表2**所示。

❖丹木斯（acetazolamide）負荷試驗

屬於碳酸酐酶抑制劑（carbonic anhydrase inhibitors）的丹木斯（Diamox®）具有選擇性的強力腦血管擴張作用，可使正常腦組織的局部腦血流量增加50～80%左右，其機制被認為是二氧化碳堆積在腦部微血管中所致（請參閱＋ONE）。丹木斯幾乎不會影響腦部氧氣代謝、全身血壓、呼吸、脈搏、動脈血二氧化碳分壓等，且能夠達到穩定而再現性高的負荷效果，再加上其注入靜脈的程序簡便，也不會帶來重大的副作用，因此成為最受歡迎的選擇。

＋ONE

丹木斯的作用機制

腦組織產生的二氧化碳溶於水並擴散至血管內，再進一步擴散至血液中的紅血球內。到達紅血球內的二氧化碳在其中大量碳酸酐酶的作用下，會快速轉換為氫離子和重碳酸根離子，而溶於水中。在這樣的情況下，血液和同量的水相比可溶解並攜帶10倍以上的二氧化碳。紅血球內的碳酸酐酶活性受到丹木斯的抑制時，腦局部的二氧化碳排出會減少，使血管壁的二氧化碳濃度上升，而展現強大的血管擴張作用。

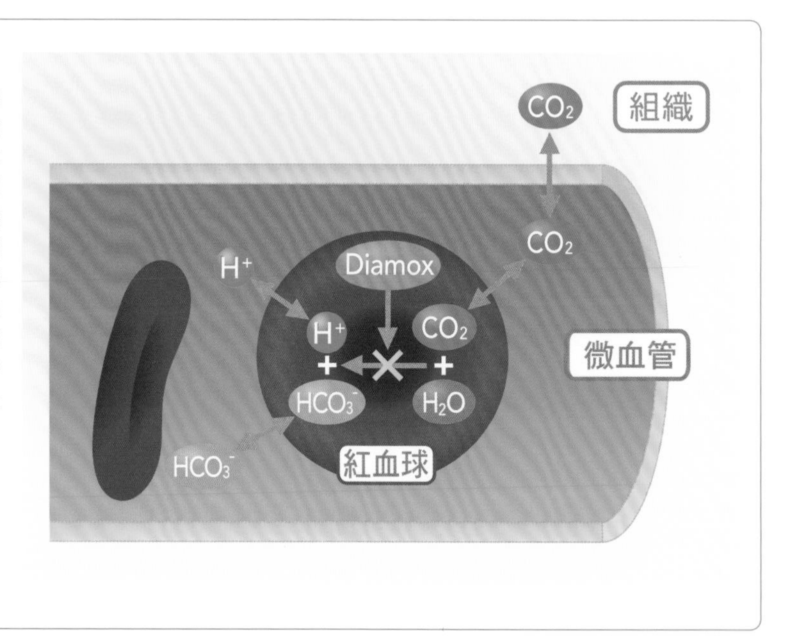

	Diamox®	二氧化碳
作用	血管擴張 腦壓上升 代謝性酸中毒	血壓上升 二氧化碳分壓上升
禁忌	少尿／無尿 腦梗塞急性期	慢性阻塞性肺病
相對禁忌	腦壓亢進時 粒線體異常引發之肌肉病變（MELAS）	中等～重症高血壓 各種心臟疾病

表2 負荷試驗的作用與禁忌

丹木斯的注入方法為使用注射用蒸餾水或生理食鹽水，在藥瓶中的藥劑溶解之前，進行1分鐘以上的靜脈注射，注射量以每公斤15～20mg、總量1000mg為限。PET的檢測結果發現注射後10分鐘左右的效果最佳，灌注壓偏低的組織則較慢見效。副作用包括頭痛、頭暈目眩、嘴唇周圍和四肢末梢有麻痺感等，會持續1小時至半天左右，故應事先向受試者說明；幼兒腦血流劇烈增加則會引起腦壓上升，而可能導致嘔吐。丹木斯會從尿液排出，因此檢查後應多攝取水分。另一方面，血管擴張作用也容易引發腦內盜血的現象，故應避免於腦梗塞急性期間注射此藥物。此外，無尿或少尿狀態下也應避免注射。

丹木斯負荷的目的是要強迫腦部阻抗血管擴張至生理的最大限度，以測定腦循環儲備能力。關於腦循環儲備能力的概念將詳述於其他章節，其測量具有非常大的臨床意義，主要用於決定毛毛樣腦血管病、腦主幹動脈慢性狹窄或阻塞患者的治療方針。腦循環儲備功能不足是指局部腦血流量在正常範圍內（正常平均值±20%）且丹木斯負荷時的血流增加率在30%以下，或局部腦血流量偏低（正常平均值－20%以下）且血流增加率為10～30%，此時稱為stage I；局部腦血流量偏低（正常平均值－20%以下）且血流增加率未滿10%時，通常判定為stage II。其中stage II可視為腦循環儲備能力枯竭的狀態（compromised perfusion reserve），以PET測量時，有很大的機率相當於進入局部腦血流量偏低、氧萃取分率上升的misery perfusion狀態。Stage II時的腦梗塞發病率較高，已有實證（Japanese EC/IC Bypass Trial: JET Study）[4]證明外頸／內頸動脈繞道手術（external carotid/internal carotid <EC/IC> bypass surgery）可改善預後。此外，腦循環儲備功能不足也被證明是頸動脈內膜剝離術[5]和頸動脈支架置放術[6]後引發過度灌注症候群的危險因子，故可應用於術後管理。

❖頸動脈閉塞試驗（Matas test）

在以外科手術暫時性或永久性地阻斷一側內頸動脈前，會先評估威利氏環（Willis circle）動脈的功能，以確認是否必須進行繞道。用手按壓頸部表面以壓迫總頸動脈，或事先將氣球導管插入內頸動脈（balloon Matas test）以暫時壓迫血管、阻斷血流。血流阻斷會引起意識程度降低、躁動、失語、乏力等精神神經學上的異常，因此試驗結果必呈陽性。此外，即使沒有症狀出現，若同時注入腦血流SPECT示蹤劑後，於壓迫時的腦血流SPECT影像上觀察到局部腦血流量偏低，便有可能產生內頸動脈阻斷後的遲發性症狀。尤其若有壓迫對側小腦暫時性血流偏低的情形（crossed cerebellar diaschisis），即使大腦半球未出現血流偏低的區域，仍表示代謝偏低，可作為反映阻斷危險程度的重要訊號。

❖站位負荷試驗

出現各種原因導致的低血壓和其伴隨的神經症狀時多採用此試驗，或降低灌注壓以檢測是否引起腦循環儲備功能不足[7)]並了解該部位的情況。受試者暫時採臥姿，在持續監測其血壓的同時使其起身，以確認是否出現血壓偏低或其他症狀，若沒有問題，才進行腦血流SPECT示蹤劑的靜脈注射。若有傾斜床，則讓受試者躺著，調整傾斜床斜度使其被動性地起身，這樣的方式較容易引起血壓降低。此時可併用都卜勒超音波，連續測量內頸動脈或中大腦動脈內的血流速度，而能夠評估腦血流自動調節功能的臨界點。雖然此試驗不會施加使血管負荷強降壓效果的藥劑，可確保試驗的高安全性，但在負荷調整上較困難；而自律神經無病變的受試者對此試驗的反應性很快就恢復，故負荷時間短的^{99m}Tc標記示蹤劑較適合用於檢查。

❖二氧化碳負荷測試

吸入二氧化碳時的動脈二氧化碳分壓上升，經由腦小動脈壁的化學受器發揮強力的腦血管擴張作用。腦血流增加的程度受到二氧化碳分壓增加程度的影響，在正常生理條件下為4～5% / mmHg，主要用來評估腦血流儲備量（腦循環儲備能力）[8)]。一般多使用二氧化碳紅外線探測儀取代動脈採血，來測量呼氣結束時的二氧化碳分壓，可作為實際負荷強度的指標，能夠客觀、定量地反映負荷程度，是其一大優點。然而此試驗可能對循環系統造成強烈的負擔，還有動脈血二氧化碳分壓會隨受試者呼吸形式變化等缺點。試驗的執行步驟為使受試者吸入含濃度5～6%（超過此濃度則危險）二氧化碳的空氣，預期呼氣結束時的二氧化碳分壓會較休息時上升8～10mmHg左右，但有時會因受試者呼吸頻繁而遲遲未上升。此試驗對受試者的負擔較大，必須在監測血壓的同時盡可能於最短時間內完成。

（奧　直彥）

◆文獻

1）Takeuchi R, Matsuda H, Yonekura Y, et al: Noninvasive quantitative measurements of regional cerebral blood flow using technetium-^{99m}-L,L-ECD SPECT activated with acetazolamide: Quantification analysis by equal-volume-split ^{99m}Tc-ECD consecutive SPECT method. J Cereb Blood Flow Metab, 17: 1020-32, 1997.

2）Nishizawa S, Iida H, Tsuchida T, et al: Validation of the dual-table autoradiographic method to quantify two sequential rCBFs in a single SPECT session with N-isopropyl-[^{123}I]p-iodoamphetamine. Eur J Nucl Med Mol Imaging, 30: 943-50, 2003.

3）Iida H, Nakagawara J, Hayashida K, et al: Multicenter evaluation of a standardized protocol for rest and acetazolamide cerebral blood flow assessment using a quantitative SPECT reconstruction program and split-dose ^{123}I-iodoamphetamine. J Nucl Med, 51: 1624-31, 2010.

4）JET Study Group：Japanese EC/IC Bypass Trial（JET Study）—中途分析結果（第二報）。腦中風的外科治療，30：434-437，2002。

5）Komoribayashi N, Ogasawara K, Kobayashi M, et al: Cerebral hyperperfusion after carotid endarterectomy is associated with preoperative hemodynamic impairment and intraoperative cerebral ischemia. J Cereb Blood Flow Metab, 26: 878-84, 2006.

6）Kaku Y, Yoshimura S, Kokuzawa J. Factors predictive of cerebral hyperperfusion after carotid angioplasty and stent placement. AJNR Am J Neuroradiol, 25: 1403-8, 2004.

7）Hayashida K, Hirose Y, Kaminaga T, et al: Detection of postural cerebral hypoperfusion with technetium-^{99m}-HMPAO SPECT in patients with cerebrovascular disease. J Nucl Med, 34: 1931-5, 1993.

8）Oku N, Matsumoto M, Hashikawa K, et al: Carbon dioxide reactivity by consecutive technetium-^{99m}-HMPAO SPECT in patients with a chronically obstructed major cerebral artery. J Nucl Med, 35: 32-40, 1994.

利用腦血流SPECT診斷腦血管病變

缺血性腦血管病變

腦中風是屬於需要急性期緊急處置的疾患，可以大大影響患者的預後，又稱為「Brain Attack」[1]。近年來影像診斷的發展越趨蓬勃，已成為腦梗塞急性期間進行病態診斷和決定治療方針所不可或缺的工具。本章將針對腦中風診斷和治療中，說明腦血流SPECT檢查的重要性，並和CT、MRI等其他影像診斷工具做一比較。

▶rt-PA靜脈注射療法
rt-PA靜脈注射是腦梗塞超急性期的血栓溶解療法。在日本，於2005年10月開始，核准使用組織纖維蛋白溶酶原活化劑（tissue plasminogen activator，rt-PA）的阿替普酶（alteplase）靜脈注射療法，為適用於醫療保險的治療方法。

對於發病3小時內仍可能治療的缺血性腦血管病變，「腦中風治療指南2009年版」認為rt-PA靜脈注射療法是具有科學根據的療法，故推薦使用並將其列為治療等級A級。不過手冊中也詳列了決定治療時需考慮的排除條件（包括病史、臨床表現、影像及血液分析結果）和需審慎投藥條件，因此須在熟知這些注意事項的基礎上來判斷合適的治療方針。此時的影像診斷主要多以CT和MRI來評估早期的缺血變化和血管阻塞程度。另一方面，對於適用rt-PA靜脈注射療法之發病3小時內的腦梗塞，較不建議於此時使用腦血流SPECT檢查，因為會導致延誤治療時機的風險（根據「急性腦梗塞影像診斷實踐指南2007年版」）[2]。然而從全日本的平均狀況來看，實際上rt-PA靜脈注射療法的施行僅佔了全部腦梗塞病例的2～3%，即使是發病3小時以內的缺血性腦血管病變案例，也只有9.3%的患者接受此治療[3]。因此就現況來說，應在了解MRI和腦血流SPECT等各種影像診斷特徵的基礎上，適切考量大多數腦梗塞患者的病型分類，以決定正確的診斷和治療方針。

CT為疑似有腦血管病變時優先選擇的檢查，不僅檢查時間短，對於出血的診斷敏銳度也非常高。另一方面，大多數的缺血性病變，在發病後約6～12小時才得以檢測出低吸收區的梗塞病灶。最快的案例也需1小時左右才能在CT上觀察到豆狀核邊緣模糊、大腦島皮質模糊、皮質／白質邊界區域呈低吸收區、阻塞血管區的腦迴變狹小等病變[4,5]。

MRI擴散加權造影（Diffusion weighted imaging:DWI）影像可依缺血程度和擴散範圍，在發病1小時左右即可清楚顯現腦缺血病灶[6]。此外，MRI中接續DWI、使用釓（gadolinium）等造影劑的灌流加權造影（Perfusion weighted imaging:PWI）影像則可用來評估腦組織的血液灌流狀態[7]。DWI上缺血病灶較小，PWI上卻顯現大範圍的血液灌流障礙（擴散/灌注不匹配，DP mismatch）之案例很有可能出現半影區。**圖1**中可觀察到擴散/灌注不匹配，此個案在超急性期間接受了動脈注射尿激酶（urokinase）的血栓溶解療法（為rt-PA靜脈注射療法保險適用性獲核准前之案例）。

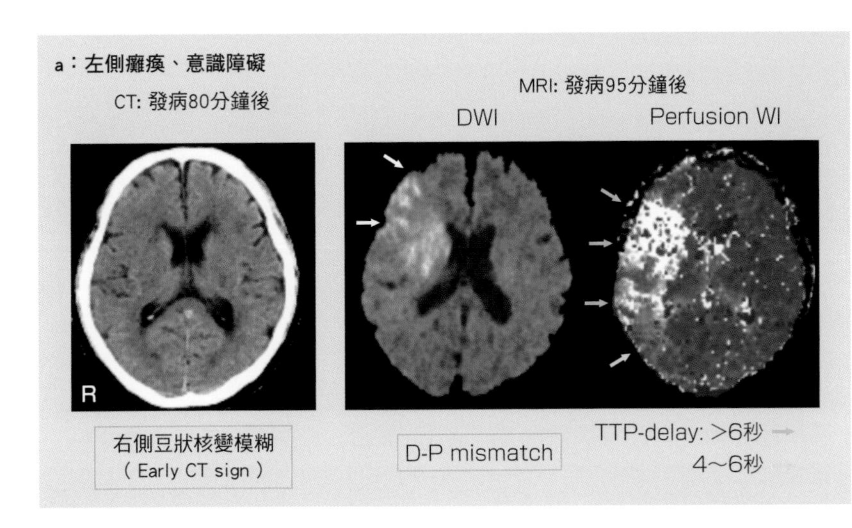

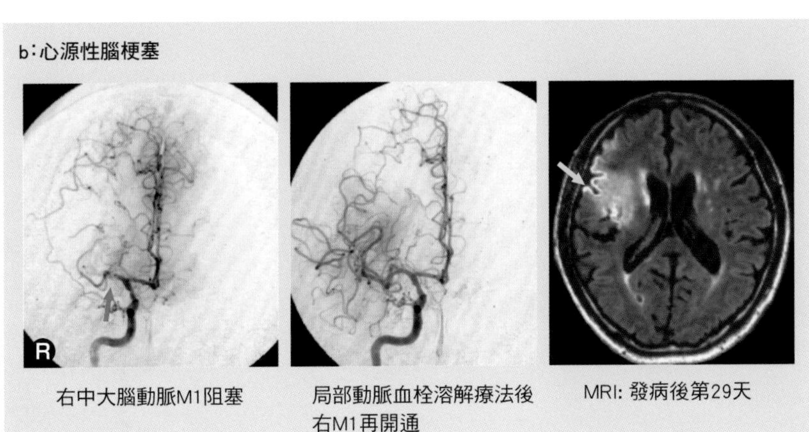

圖1　發生DP mismatch的超急性期腦梗塞，在接受局部動脈血栓溶解療法後效果卓著的案例

62歲，男性，rt-PA靜脈注射療法保險適用性獲核准前之案例。

因左側癱瘓和意識障礙送醫救治，發病80分鐘後CT（**a**左）上可觀察到右側豆狀核變得不清楚。發病95分鐘後的MRI擴散加權影像（DWI：**a**中）的高訊號只限於右中大腦動脈區域前方部位，灌流加權影像（PWI：**a**右）則於右中大腦動脈區域出現大範圍的血液灌流障礙，形成擴散/灌注不匹配。使用緊急血管攝影確認右中大腦動脈水平部分的阻塞（**b**左），接著進行局部動脈血栓溶解療法，使該部位血流獲得再開通（**b**中）。之後再以MRI檢查（**b**右），顯示梗塞病灶只剩下右中大腦動脈區域的前方部位，其他部位的梗塞已解除。患者發病後第38天已復原至獨立社會生活之狀態，而出院返家。

此外，**圖2**則顯示對於超急性期腦梗塞進行rt-PA靜脈注射療法的案例，其投藥前的CT、MRI和投藥後的MRI、腦SPECT影像。

相對於CT和MRI等結構學影像診斷法，腦血流SPECT屬於功能性的影像診斷法，能夠立即反映腦缺血發病後出現的血流降低。發病早期的CT和MRI就算能夠標定出缺血範圍，也無法反映缺血的程度，且影像上看似無變化的區域也可能有缺血的情形。相比之下，腦血流SPECT便可用來評估局部性腦缺血區域內的缺血嚴重度。

欲評估超急性期的缺血性腦血管病變時，常常因體內裝設心臟節律器或血管內留置支架等而無法使用MRI檢查。**圖3**所示為冠狀動脈繞道手術後，於恢復期間發生失語症狀的腦梗塞案例之頭部CT和腦血流SPECT。在院內發病時，應儘速掌握病情並決定適當的治療方針，然而因術後早期胸腔內仍留有金屬線，故無法進行MRI攝影。本案例無特定慣用手，故並不清楚其優勢大腦半球，且未伴隨四肢癱瘓和感覺障礙，因此難以從臨床症狀推測其病灶位置。發病30分鐘後的CT影像無法反映其責任病灶位置，而注入^{99m}Tc-HMPAO的腦血流SPECT之3D-SSP影像後，則可明顯顯示出右額葉血流缺損區域為責任病灶位置。通常SPECT水平剖面影像上可明顯看到左半球額葉和頂葉等多個血流偏低的區域，

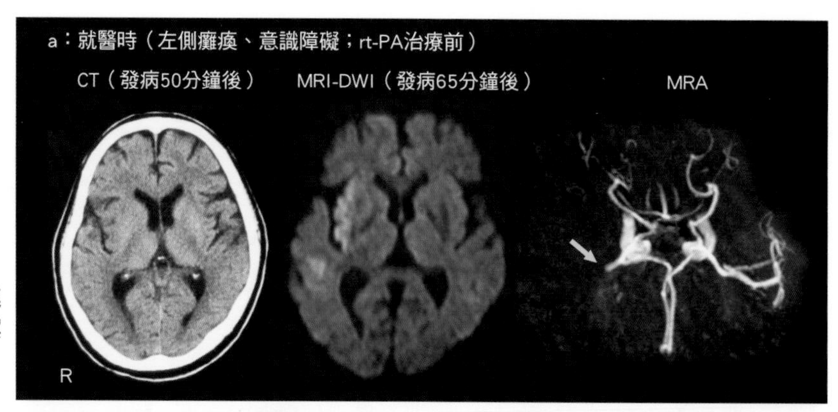

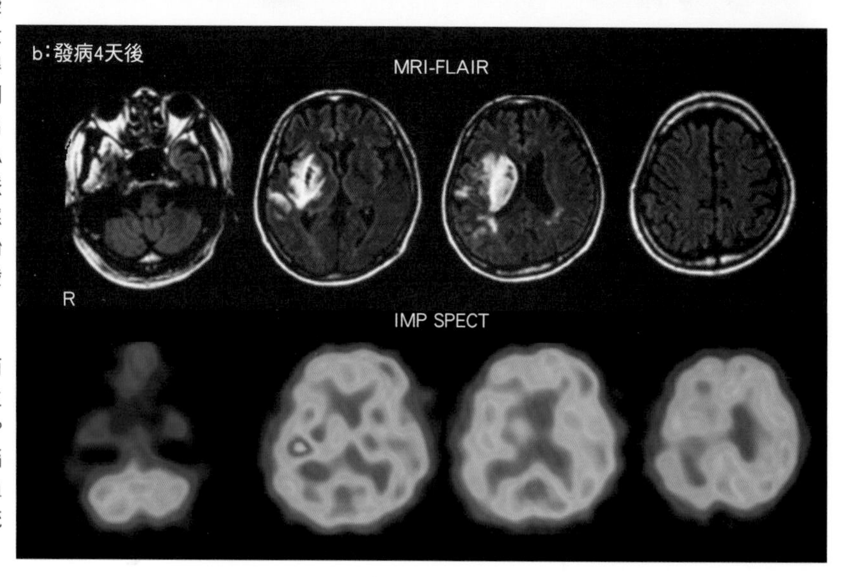

圖2　對超急性期腦梗塞進行rt-PA靜脈注射療法的案例

67歲，男性。
因突然的左側癱瘓和意識障礙送醫治療。發病50分鐘後右大腦島皮質在CT（**a**左）上變得模糊，DWI（**a**中）上可觀察到右大腦島皮質、被殼和顳葉出現部分高訊號區。頭部MRA（**a**右）則顯示右中大腦動脈M1近端處有阻塞的情形。雖然在發病96分鐘後開始rt-PA治療，其臨床症狀仍未改善。發病4天後MRI（**b**上段）顯示，右基底核到放射冠、右顳葉、頂葉皆可觀察到梗塞病灶，而右基底核至部分放射冠則發生出血性梗塞。同一天的IMP SPECT（**b**下段）顯示右中大腦動脈(MCA)區域有大範圍的血流偏低，部分右顳葉則有血流增加的情形。

右額葉處雖可觀察到血流缺損區域，但範圍較小而容易被忽略。之後以CT和SPECT作為後續追蹤時，顯示血流缺損區域一致，可確認低吸收區位於右下額葉迴。

▶3D-SSP（three-dimensional stereotactic surface projections）請參閱p.43「腦SPECT/PET的影像統計處理：2.程式軟體—iSSP」

圖4所示之案例雖然為腦天幕上大範圍的腦梗塞，但發病數小時後的DWI未顯示出病灶，而在腦血流SPECT上才清楚觀察到責任病灶位置。此案例患有高血壓、高血脂等動脈硬化的危險因子，根據MRA影像所見診斷為動脈血栓性腦梗塞。一般來說，發病早期（3～6小時）的腦幹梗塞或小梗塞在DWI上可能呈現偽陰性[9)]。另一方面，也有報告指出缺血強度高的心源性腦梗塞患者在發病後1小時內容易在DWI上觀察到梗塞病灶，表示腦血流偏低的程度和持續時間都會影響是否能在DWI上檢測出病變。此外，一項探討急性期擴散/灌注不匹配區域中隨後發展為梗塞的比例和與年齡的關係的研究發現，隨著年齡增長，初次DWI的體積會越小，最後發展為梗塞的體積比例則越大[10)]。此案例發病後數小時的初次DWI並未顯示病灶的原因，可能是動脈血栓性腦梗塞引起腦血流偏低的程度較低，再加上高齡者腦部的代謝需求本來就比較低，因此有此現象。因此在評估高齡者腦梗塞的病變情形時，腦血流SPECT的使用便顯得格外重要。

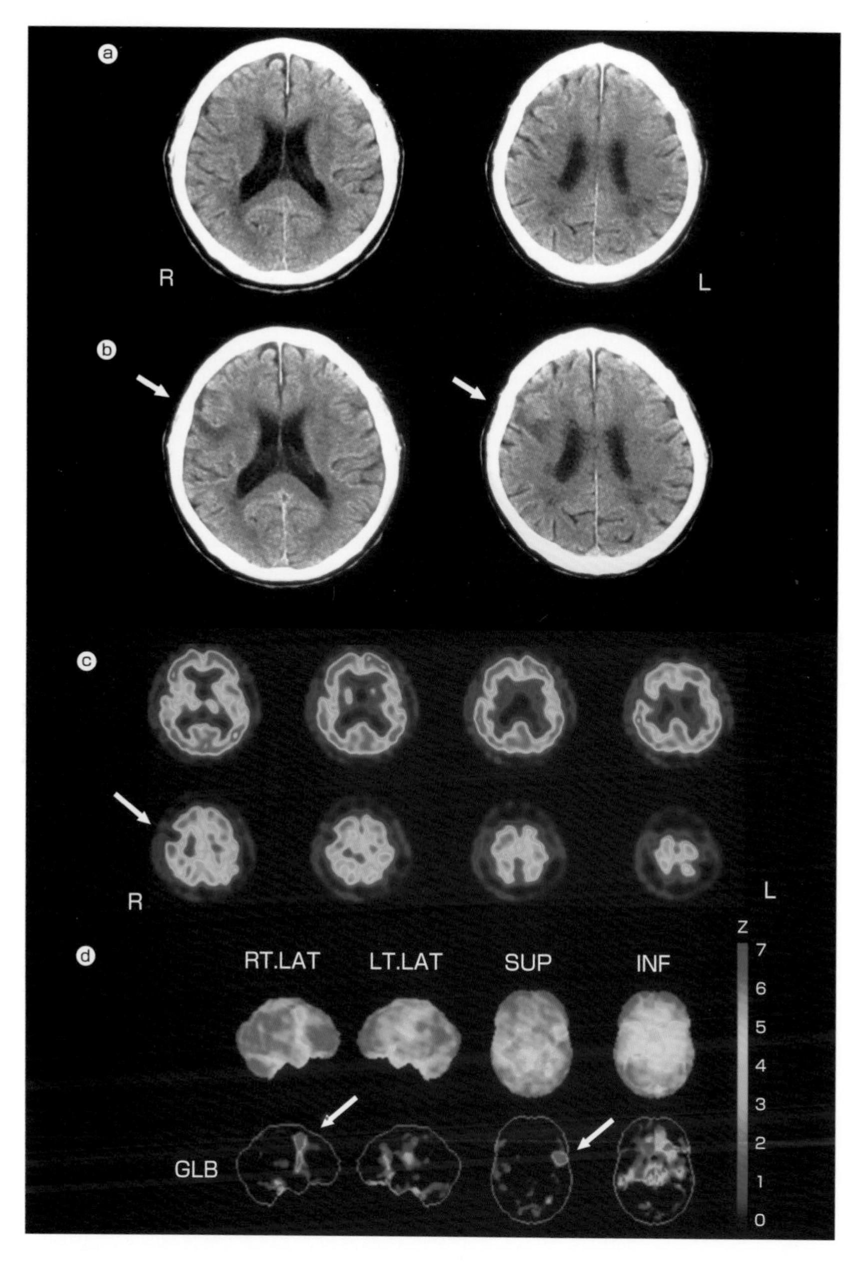

圖3　不可施行MRI造影的腦梗塞急性期頭部CT與腦血流SPECT

66歲男性，無特定慣用手。心臟外科手術後出現失語症狀的院內發病腦梗塞案例。發病30分鐘後的頭部CT（**a**）顯示白質上有陳舊性腦梗塞散佈，但並無出血，而無法定位出新的責任病灶位置。HMPAO SPECT的水平面斷層影像（**c**）可觀察到右額葉、左顳葉和頂葉部分有多個血流偏低的區域。3D-SSP影像（**d**）清楚顯示右額葉的前中央動脈處出現了局部性的缺血區，此為責任病灶相當明顯。之後的CT追蹤檢查（**b**）則在右下額迴處發現和SPECT上缺血區一致的低吸收區。

❖腦梗塞的新型治療方式（血管內治療、再生治療）

●血管內治療

血管內治療的儀器醫材和技術革新近年來發展卓著。在日本，針對急性期腦梗塞利用MERCI（Mechanical Embolus Removal in Cerebral Ischemia）retriever[11]作為血栓回收系統的血管內治療法自2010年10月起已可獲得保險補助。保險適用之對象為8小時以內的腦梗塞患者，包含不適用rt-PA及接受rt-PA靜脈注射療法後無效的個案。此外，新型的血管內治療設備還包括使用血栓吸引器的Penumbra系統[12]，從2011年10月開始使用。

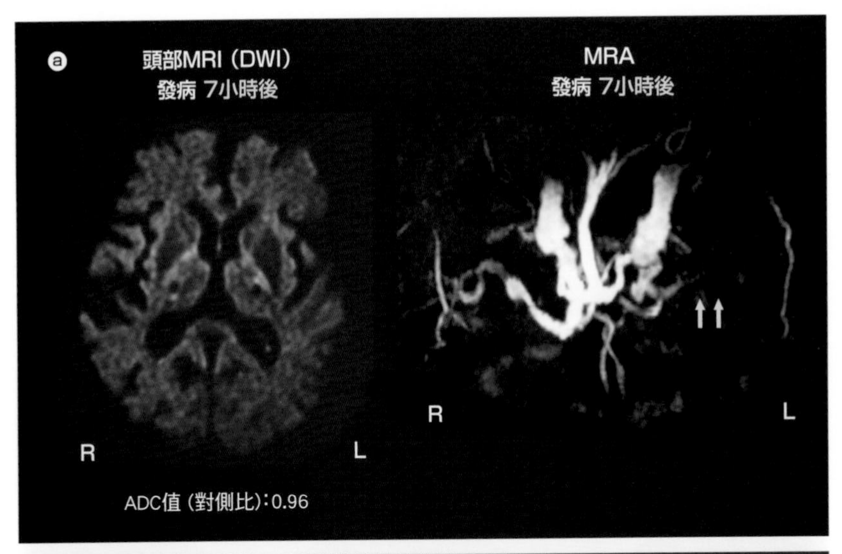

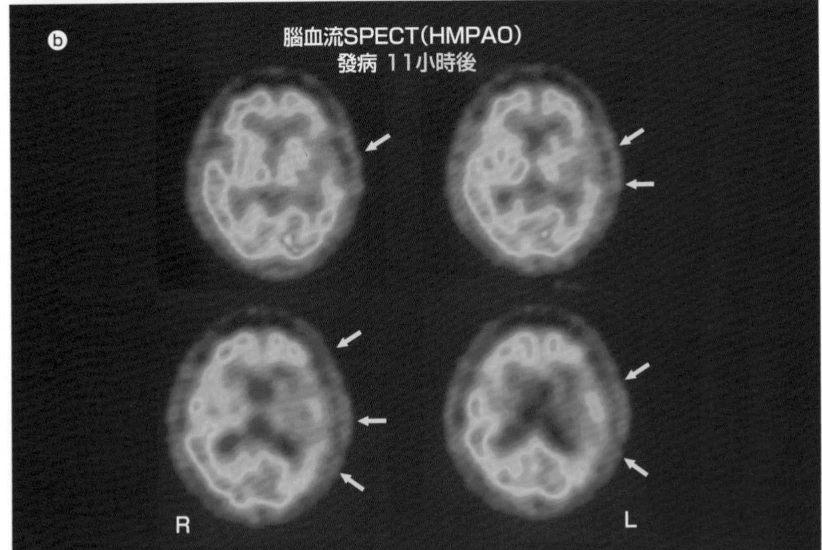

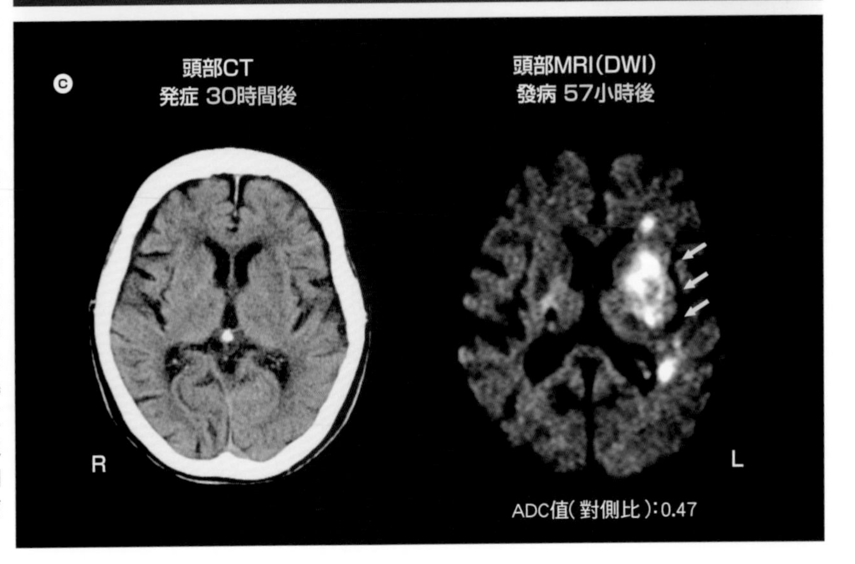

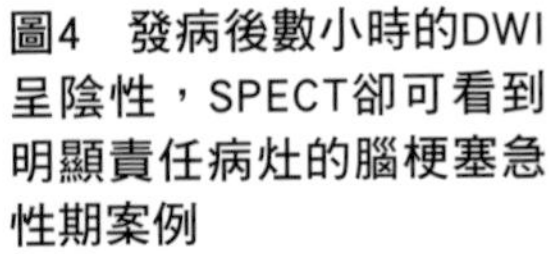

圖4　發病後數小時的DWI呈陰性，SPECT卻可看到明顯責任病灶的腦梗塞急性期案例

82歲，女性。

雖然腦天幕上有相當大範圍的腦梗塞，一開始DWI卻未顯示出病灶，利用腦血流SPECT才發現明顯的責任病灶。發生右側麻痹和失語症的7小時後的DWI（**a**左）並未看到明顯的高訊號。MRA（**a**右）顯示整體的顱內動脈壁呈現不平整的狀態，左中大腦動脈(MCA)M1部則是阻塞的。發病11小時後的HMPAO SPECT（**b**）可觀察到左MCA區域有大範圍的血流偏低，和症狀表現一致。發病後第2天神經症狀惡化，但CT（**c**左）仍未看到明顯的梗塞，直到第3天才在DWI（**c**右）發現左基底核到皮質下散佈著數個高訊號區，而診斷為責任病灶。

另一方面，顱內血管支架的治療在日本尚未獲得核准。顱內血管支架是在阻塞血管內放置支架，使血栓在支架和血管壁之間被捕捉住，使血流再開通和促進血栓的溶解。治療包括放置永久性血管支架，以及暫時性的將血管支架擴大，待血流開通、血栓溶解後再回收支架等兩種方法。

血管內治療是直接處理阻塞的血管，因此其血管開通率較rt-PA靜脈注射療法和保守性治療來得高。但是，血管內治療也可能引發血管穿孔和血管剝離等併發症，以及阻塞血管再開通後引起的出血性梗塞。

腦梗塞的類型可分為腦栓塞和以動脈硬化為主因的動脈血栓性腦梗塞，因此需要視情況選擇適當的血管內治療方式。急性期治療可說是和時間賽跑，故正確的病理診斷是一大前提；如何利用SPECT和PET等功能性影像檢查達到正確診斷的目標是今後研究的重要議題。

●再生治療與療效判定

近年來有研究針對缺血性心臟病和週邊動脈阻塞性疾病，使用自體單核球進行新型的血管再生療法，並報告其臨床效果。筆者的研究團隊也發現，注入自體單核球可促進腦梗塞後的血管再生和神經再生，而週邊血管系統中的血球幹細胞和微循環障礙以及再生機轉有相當顯著的關聯性[13)]。基於上述發現，目前日本國立循環系統疾病研究中心已展開「對急性期心源性腦栓塞症患者進行自體骨髓單核球靜脈注射之相關臨床研究」計劃[14)]。關於心源性腦栓塞的治療，**圖5**所示為超急性期間的rt-PA靜脈注射療法並未改善症狀（**圖2**），10天後使用自體骨髓單核球細胞進行再生治療的一位案例。細胞治療30天後的腦血流SPECT（以^{123}I-IMP ARG法的腦血流定量[15)]）顯示，右半球的梗塞病灶周圍有大範圍的血流偏低，180天後的SPECT則可觀察到血流偏低的範圍正在縮小（**圖5**）。此時，患者的日常生活功能(ADL)已恢復至可以利用拐杖步行、在輕度協助下可進行日常活動的狀態。利用腦部PET掃描評估大腦氧代謝率（cerebral metabolic rate of oxygen: $CMRO_2$）隨時間的變化，和細胞治療30天後相比，可發現180天後梗塞周邊部位的氧氣代謝率已獲得改善（**圖5**）。

出血性腦血管病變

❖腦溢血

腦溢血引起的腦循環代謝障礙包括血腫引起腦組織直接崩壞、血腫周圍水腫、顱內壓上升等。發病後不久會在血腫處觀察到明顯的血流偏低，以及反映週邊腦水腫程度的血流偏低。依血腫部位而定，也會看到和腦梗塞相同的diaschisis（remote effect）現象。其中視丘和基底核處的腦溢血雖然血腫較小，但仍可觀察到交錯性小腦神經機能聯繫障礙（CCD，crossed cerebellar diaschisis）。

+ONE

rt-PA靜脈注射療法的限制

在日本，針對急性期腦梗塞的治療中，接受rt-PA靜脈注射療法者僅佔了全體腦梗塞案例的2～3%，其原因之一為其可治療的時間相當短，為發病後3小時內，因此執行上較為困難。此外，最近的研究顯示，有些高齡者、重症、內頸動脈阻塞等患者在接受rt-PA靜脈注射療法後，出現效果不彰甚至預後不良的情形。近來對於這類案例所採用的新型治療中，以血管內治療和再生治療最受矚目。

▶腦梗塞的病型分類

目前國內外使用最廣泛的是NINDS分類第III版（1990），為重視病因（心血管病變）的臨床分類，將腦梗塞分為粥狀動脈硬化性腦梗塞、心源性腦梗塞、腔隙性（lacunar）腦梗塞、其他類型等四種。必須先進行正確的病型分類，才能在超急性和急性期間給予有效的治療，並考量針對慢性期的復發對策。

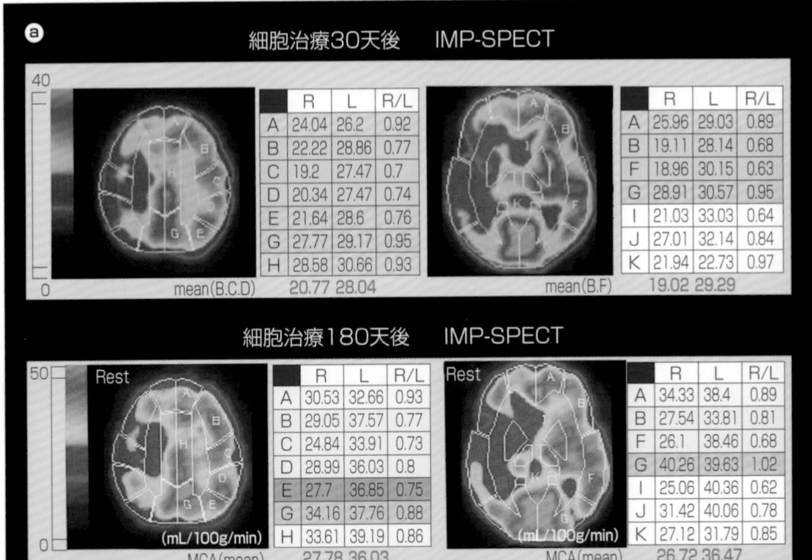

細胞治療30天後 IMP-SPECT

	R	L	R/L
A	24.04	26.2	0.92
B	22.22	28.86	0.77
C	19.2	27.47	0.7
D	20.34	27.47	0.74
E	21.64	28.6	0.76
G	27.77	29.17	0.95
H	28.58	30.66	0.93
mean(B.C.D)	20.77	28.04	

	R	L	R/L
A	25.96	29.03	0.89
B	19.11	28.14	0.68
F	18.96	30.15	0.63
G	28.91	30.57	0.95
I	21.03	33.03	0.64
J	27.01	32.14	0.84
K	21.94	22.73	0.97
mean(B.F)	19.02	29.29	

細胞治療180天後 IMP-SPECT

	R	L	R/L
A	30.53	32.66	0.93
B	29.05	37.57	0.77
C	24.84	33.91	0.73
D	28.99	36.03	0.8
E	27.7	36.85	0.75
G	34.16	37.76	0.88
H	33.61	39.19	0.86
MCA(mean)	27.78	36.03	

	R	L	R/L
A	34.33	38.4	0.89
B	27.54	33.81	0.81
F	26.1	38.46	0.68
G	40.26	39.63	1.02
I	25.06	40.36	0.62
J	31.42	40.06	0.78
K	27.12	31.79	0.85
MCA(mean)	26.72	36.47	

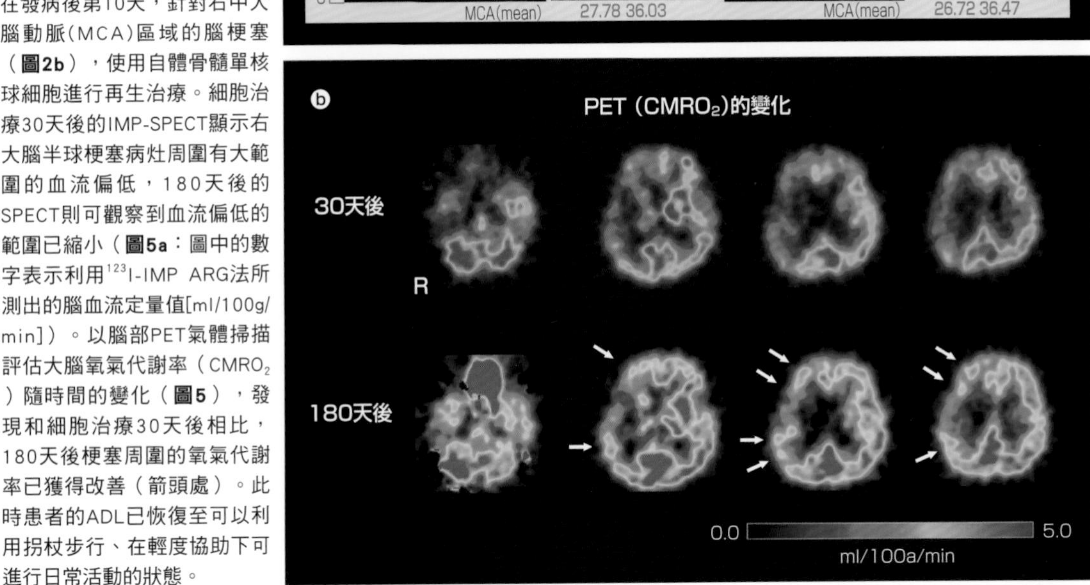

圖5 接受rt-PA靜脈注射療法後效果不彰，之後進行再生治療的患者其腦血流SPECT和PET的氧氣代謝變化

67歲，男性，和**圖2**為同一案例。

在發病後第10天，針對右中大腦動脈(MCA)區域的腦梗塞（**圖2b**），使用自體骨髓單核球細胞進行再生治療。細胞治療30天後的IMP-SPECT顯示右大腦半球梗塞病灶周圍有大範圍的血流偏低，180天後的SPECT則可觀察到血流偏低的範圍已縮小（**圖5a**：圖中的數字表示利用^{123}I-IMP ARG法所測出的腦血流定量值[ml/100g/min]）。以腦部PET氣體掃描評估大腦氧氣代謝率（$CMRO_2$）隨時間的變化（**圖5**），發現和細胞治療30天後相比，180天後梗塞周圍的氧氣代謝率已獲得改善（箭頭處）。此時患者的ADL已恢復至可以利用拐杖步行、在輕度協助下可進行日常活動的狀態。

腦溢血和腦梗塞的不同之處在於，腦溢血很少出現血流-代謝失衡（即luxury perfusion或misery perfusion）的案例，且發病後的腦循環和代謝也很少隨時間產生變化。**圖6**所示為右顳葉皮質下出血的一位案例。SPECT影像上可觀察到血腫部位處於缺血狀態，出現同側大腦皮質和視丘的血流偏低的remote effect，以及對側小腦血流偏低的CCD現象。

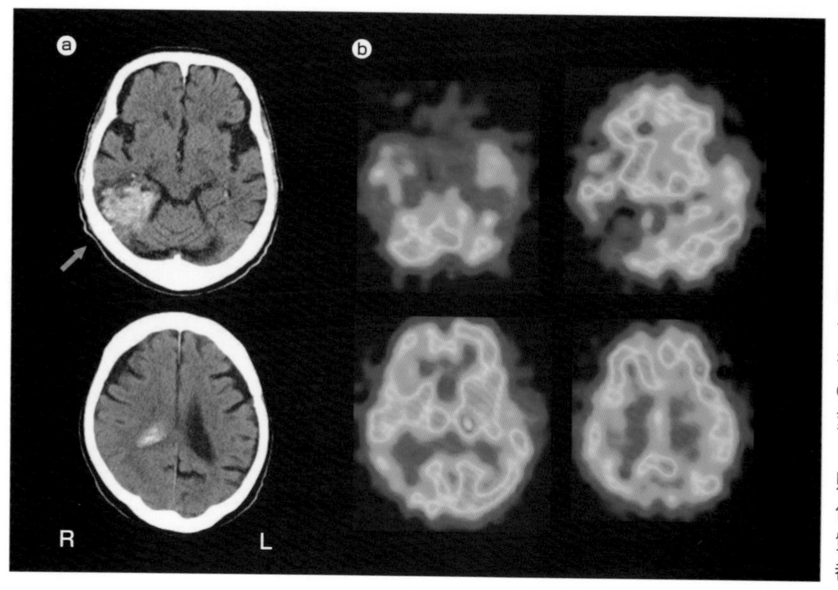

圖6 右顳葉皮質下出血案例
76歲，男性。出現頭痛、噁心等發病症狀的腦溢血案例。CT（**a**）影像可觀察到右側顳葉皮質下腦溢血伴隨腦室穿破（粉紅箭頭處）。SPECT（**b**）則可看到和血腫一致的缺損部位。此外也發現其同側大腦皮質和視丘，以及對側小腦半球都有血流偏低的情形。

❖蜘蛛膜下出血

為了急性期蜘蛛膜下出血的診斷和病況掌握，需要使用腦血流SPECT的必要性較少。蜘蛛膜下出血發病後1週左右發生的腦血管攣縮和伴隨之腦循環障礙，是決定患者生命和功能預後的重要關鍵。在出現神經症狀惡化和意識障礙等臨床症狀之前，常出現血流偏低的情形，因此在適當期間進行腦血流SPECT檢查對於預後的掌握相當有幫助。此外，腦血管攣縮後有時會和腦梗塞一樣，出現luxury perfusion或misery perfusion的情形，故必須進行病情觀察。

必須和腦血管病變加以鑑別的疾病

❖癲癇

一般來說，癲癇發作反映了神經元活動過度亢奮，癲癇病灶部位的代謝和血流在發作期間會顯著增加，發作間歇期間則降低。目前發作病灶部位的搜索是以頭皮上的腦波測量為主，但是腦波出現異常時，較難區分此異常波是來自電極正下方還是從其他部位傳過來的。因此，SPECT和PET等功能性造影可作為輔佐腦波等電生理學檢查的診斷工具。

癲癇發作的時間通常很短，因此發作時的腦血流測量多使用靜脈注射後數分鐘內即可確定腦內分佈、可用於緊急用途的Tc放射製劑，如HMPAO和ECD。發作時大多可觀察到病灶部位的放射性物質聚積有顯著的增加，發作後則出現高聚積度暫時遷延的現象；發作間歇期間則常可觀察到病灶部位附近的放射性物質聚積度偏低。非痙攣性癲癇的患者會出現局部神經症狀，其中有不少患者難以和腦血管病變加以區分。**圖7**為曾於1年前發生右頂枕葉腦梗塞的案例，最近一次的中風以穿衣失用為主要症狀，圖中所示為中風後癲癇發作時及發作間歇

圖7　癲癇發作時和發作間歇期間的HMPAO SPECT影像

62歲，女性。

具右頂枕葉陳舊性腦梗塞之病史。因左半身感覺異常和無法自行穿衣而就醫治療。發作時的HMPAO SPECT影像（**a**）可觀察到和右頂葉到枕葉的陳舊性梗塞週邊的血管分佈不一致的高聚積區（紅色箭頭處）。腦波檢查發現右頂葉出現高振幅的徐波。發作間歇期間的SPECT影像（**b**）則顯示原本為高聚積的區域反而變成低聚積區（藍色箭頭處）。

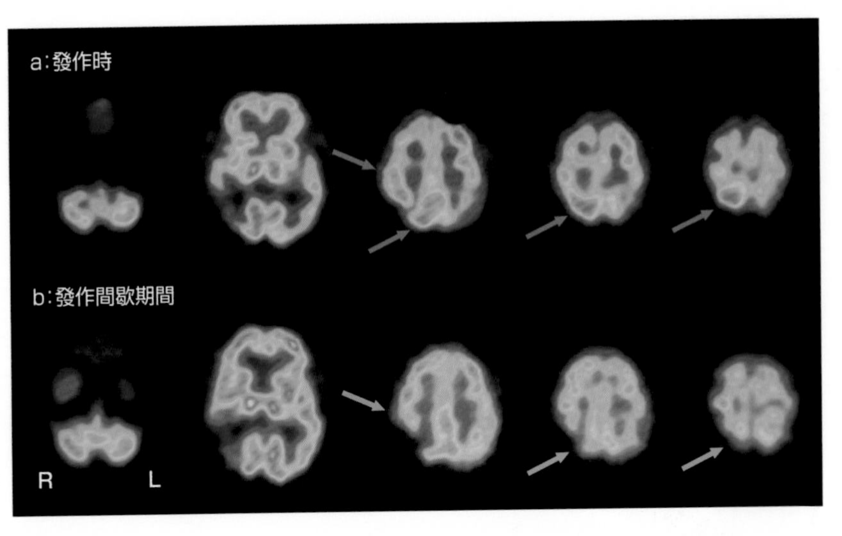

期的^{99m}Tc-HMPAO SPECT影像。

出現意識障礙和半側癱瘓、眼球偏向的症狀，但CT並未觀察到出血時，時常會無法辨別到底是腦栓塞症還是屬於症候性癲癇的Todd癱瘓（暫時性局部肢體的癱瘓或無力）。癲癇發作時，常出現SPECT血流變化和血管分佈區域不一致的情形，而在對照臨床處置、腦波和MRI等其他檢查結果後，便可有效鑑別兩者[16)]。**圖8**所示為具左頂葉皮質下出血之病史，出現意識障礙、失語、右上下肢非完全癱瘓、右上肢痙攣等症狀，之後陷入癲癇重積狀態的患者在發作時的DWI、^{99m}Tc-HMPAO SPECT、^{18}F-FDG PET影像。HMPAO影像可觀察到患者大腦左半球有大範圍的高度聚積，FDG則出現左額葉和內側顳葉代謝亢進的現象。DWI顯示左視丘和內側顳葉呈高訊號狀態，表示有具可逆性的細胞毒性水腫。在癲癇重積狀態下，如此案例也可觀察到在離病灶一段距離的部位，出現大範圍的血流和代謝亢進。

❖MELAS（mitochondrial myopathy, encephalopathy, lactic acidosis and stroke-like episodes）

MELAS症候群為粒線體代謝異常引起的粒線體疾病之一，呈現重複發作的頭痛和嘔吐、全身痙攣、進行性智能退化等症狀，其特徵為重複的中風發作和乳酸堆積性中毒。病變多發生於枕葉至頂葉、顳葉，會引起類似中風發作的半盲或半側癱瘓等症狀表現，此外還常常合併身高矮小、智能障礙、糖尿病、心肌病、感覺性重聽等異常。MELAS症候群被認為是粒線體DNA發生點突變（80%以上的案例為基因第3243號位置的A被置換為G）所導致。

圖9所示為左上下肢明顯的間歇性痙攣轉為癲癇重積狀態時（發作時）和非發作時的影像檢查。根據MRI影像可觀察到顳葉到頂葉皮質部分出現高訊號，該部位的ADC（apparent diffusion coefficient）值曾稍微上升（通常急性期腦梗塞的ADC值是偏低的）。從MRA來看，右中大腦動脈整體和對側相比較為擴張，SPECT上則可看到右大腦半球出現和血管分佈不一致的放射物過度聚積。以抗癲癇藥、抗水腫藥治療後，個案的意識狀態獲得改善，日常生活也能夠自

▶中風後癲癇

引發癲癇的腦部疾患包括腦血管病變、腦瘤、嚴重頭部外傷、腦炎等，而發生頻率最高的則是腦血管病變後產生的中風後癲癇。中風後癲癇可大致分為中風發作後2週以內出現的早發性癲癇（early seizure），以及2週後出現的遲發性癲癇（late seizure），後者多發生在中風發作後的6～12個月之間。

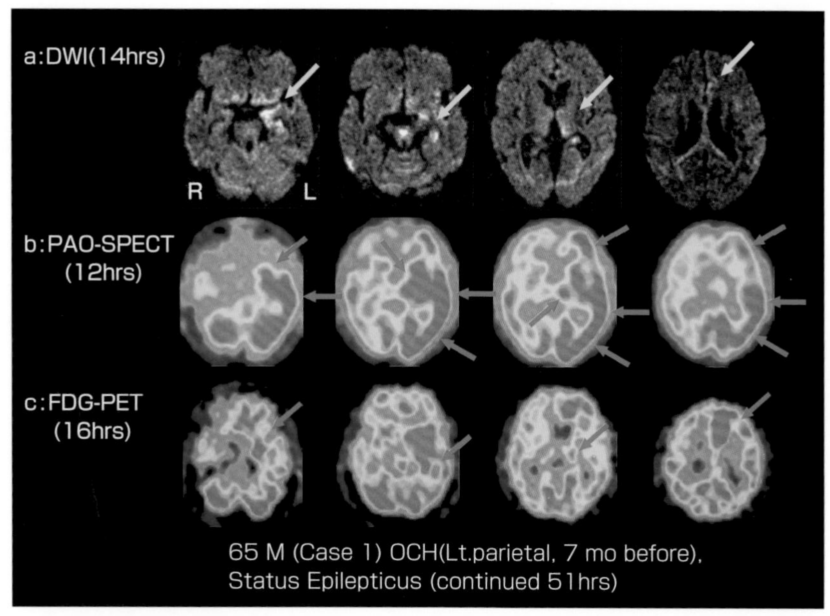

圖8 症候性癲癇的重積發作

65歲，男性。

MRI擴散加權影像（**a**）顯示左視丘和左額葉、內側顳葉為高訊號區（箭頭處）。HMPAO SPECT（**b**）可看到包含額葉和顳葉在內的左大腦半球有大範圍的高聚積（箭頭處）。FDG-PET（**c**）則顯示左額葉和內側顳葉有代謝亢進的情形（箭頭處）。發作消失後，SPECT和MRI上除了仍可看到陳舊性腦溢血外，並無其他異常。

立。MRI顯示右顳葉到頂葉的高訊號範圍縮小，SPECT上右大腦半球過度聚積的情形也減輕。

❖暫時性失憶症（TGA）

暫時性失憶症（transient global amnesia，TGA）的患者以突然發作的暫時性記憶障礙為主訴，發作後24小時內會發生重度前行性失憶，以及追溯至發作前期間的逆行性失憶。關於TGA的病因，有腦缺血說、癲癇說、偏頭痛說、spreading depression等假說，但都無法完全解釋TGA的病理機制。其中一個原因是TGA的症狀只有記憶障礙，其發作通常在幾個小時內即結束，因此很難有機會在發作期間進行充分的檢查。

圖10是某位TGA患者發作時的MRI和SPECT影像。DWI影像上顯示右海馬迴區有一小範圍的高訊號病變。從和海馬迴長軸平行的HMPAO SPECT斷層影像可觀察到，包含海馬迴在內的內側顳葉血流具左右差異，右側血流顯著偏低。相對於通常使用的橫向斷層影像（含OM-line）來說，此海馬長軸平行影像約前傾30度。SPECT上內側顳葉的暫時性血流偏低和DWI上的高訊號為腦神經功能降低所伴隨的變化，應有助釐清TGA的病因。

（森脇　博）

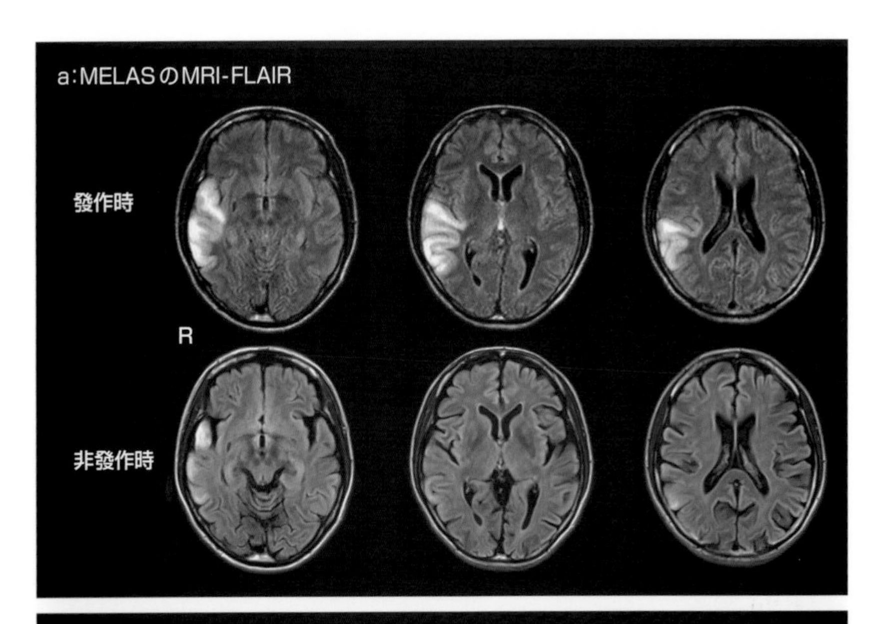

圖9　MELAS症候群發作時和非發作時

48歲，女性。

患者在30歲時罹患糖尿病，32歲時出現重聽（右耳較嚴重）。44歲左右開始出現右上肢僵硬的情形。47歲時左上肢也開始僵硬，至某醫院的神經內科就診後懷疑是MELAS症候群。接受肌肉病理切片檢查時發現了ragged red fiber，基因檢測結果則顯示3243基因異常。這次是在左上肢麻痹後出現意識障礙，並於急救搬運過程中出現左上下肢明顯的間歇性痙攣，接著陷入癲癇重積狀態。住入本院後其頭部MRI-FLAIR影像顯示右顳葉到頂葉皮質部分呈高訊號（**a**），MRA則可看到右中大腦動脈(MCA)和對側相比，整體是較為擴張的（**b**）。HMPAO SPECT上可觀察到和右大腦半球血管分佈不一致的過度聚積（**c**）。症狀改善後的MRI顯示其右顳葉至頂葉的高訊號範圍縮小，MRA上的左右差異消失，SPECT上的右大腦半球過度聚積也減少了。

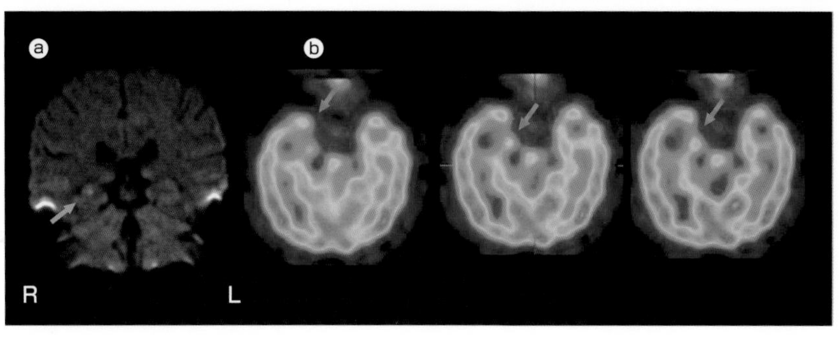

圖10 暫時性失憶症患者發作時的MRI擴散加權影像和HMPAO SPECT的海馬迴長軸平行影像

56歲，男性。

於患者TGA發作時進行MRI擴散加權造影，其冠狀面影像（a）顯示右側海馬迴區域出現高訊號病變（藍色箭頭處）。TGA發作時拍攝的SPECT（b）連續切面則可看到右內側顳葉的血流偏低（粉紅色箭頭處）。SPECT上的血流偏低區範圍較MRI上顯示的病灶來得更大。

◆文獻

1） The National Institute of Neurological Disorders and Stroke rt-PA Stroke Study Group: Tissue plasminogen activator for acute ischemic stroke. N Eng J Med, 333: 1581-1687, 1995.

2） 橋川一雄、酒向正春、奧直彥：腦血流SPECT—急性期腦梗塞影像診斷實踐指南2007年版。ASIST-Japan實踐指南制定委員會編，南江堂，東京，p63-70，2007。

3） 小林祥泰：腦中風資訊大全。中山書店，東京，2009。

4） Okazaki S, Moriwaki H, Minematsu K, Naritomi H: Extremely early computed tomography signs in hyperacute ischemic stroke as a predictor of parenchymal hematoma. Cerebrovasc Dis, 25: 241-246, 2008.

5） Todo K, Moriwaki H, Saito K, et al: Early CT findings in unknown-onset and wake-up strokes. Cerebrovasc Dis, 21: 367-371, 2006.

6） 森脇 博、岡崎周平、山田直明、成富博章：腦梗塞急性期間單純CT和擴散加權MRI的病灶檢測能力比較。腦中風期刊，28: 493-498，2006。

7） Kajimoto K, Moriwaki H, Yamada N, et al: Cerebral hemodynamic evaluation using perfusion-weighted magnetic resonance imaging: comparison with positron emission tomography values in chronic occlusive carotid disease. Stroke, 34: 1662-1666, 2003.

8） Minoshima S, Frey KA, Koeppe RA, et al: A diagnostic approach in Alzheimer's disease using three-dimensional stereotactic surface projections of fluorine-18-FDG PET. J Nucl Med, 36: 1238-1248, 1995.

9） Oppenheim C, Stanescu R, Dormont D, et al: False-negative diffusion-weighted MR findings in acute ischemic stroke. AJNR Am J Neuroradiol, 21: 1434-40, 2000.

10） Ay H, Koroshetz WJ, Vangel M, et al: Conversion of ischemic brain tissue into infarction increases with age. Stroke, 36: 2632-2636, 2005.

11） Smith WS, Sung G, Saver J, et al: Mechanical thrombectomy for acute ischemic stroke: final results of the Multi MERCI trial. Stroke, 39: 1205-1212, 2008.

12） Penumbra Pivotal Stroke Trial Investigators: The penumbra pivotal stroke trial: safety and effectiveness of a new generation of mechanical devices for clot removal in intracranial large vessel occlusive disease. Stroke, 40: 2761-2768, 2009

13） Taguchi A, Matsuyama T, Moriwaki H, et al: Circulating CD34-positive cells provide an index of cerebrovascular function. Circulation, 109: 2972-2975, 2004.

14） 田口明彥、森脇 博、成富博章：針對腦血管病變的幹細胞療法之開發。Clinical Neuroscience，27: 112-113，2009。

15） Moriwaki H, Uno H, Nagakane Y, et al: Losartan, an angiotensin II （AT1） receptor antagonist, preserves cerebral blood flow in hypertensive patients with a history of stroke. J Hum Hypertens, 18: 693-699, 2004.

16） 森脇 博：疾病分類診療指南 腦血管病變 中風後癲癇。最新循環系統診療手冊 ‹友池仁暢（主編）› p557-560，中山書店，東京，2009。

利用腦血流SPECT診斷失智症

「失智症」係指過去正常發展的智能因後天腦部器質性病變的影響而減退的狀態。

引起失智症的原因疾患中，阿茲海默症（Alzheimer's disease，AD）佔了相當高的比例。對於包含阿茲海默症在內的退化性失智症所進行的影像診斷包括了MRI等結構診斷，以及PET和SPECT等核醫學檢查。雖然在退化性失智症的影像診斷中，SPECT的品質當然比PET差，但目前PET在日本尚未適用保險補助，因此臨床上大多只能採用適用保險的SPECT。本章節將以退化性失智症為主，詳細介紹相關腦血流SPECT之特徵。

+ONE

必備基礎知識：失智症的腦血流SPECT攝影法─腦血流定量是必要的嗎？

在評估腦血管病變時，利用腦血流量的定量攝影以掌握病變部位的生理狀態相當重要（腦血流SPECT檢查法；請參閱p.52），但在進行失智症的影像診斷時，腦血流定量不僅非必要項目，甚至是可以省略的。

為了取得正確的腦血流定量影像，動脈採血被認為是必要的侵入性檢查。對於失智症患者來說，這樣的侵入性檢查卻可能帶來危險。相較於必須經由採血才能獲得的定量值（且必須由此定量值推測血流偏低的程度），利用後述的定性影像中所顯示的局部血流相對偏低部位（即利用血流偏低模式）來進行診斷的方式其正確率較高。畢竟每個人的腦血流量都不盡相同，失智症造成的局部血流偏低也可能受到個別差異的影響。

因此為了確切掌握個別失智症情況下血流偏低的部位和模式，建議可省略腦血流定量的檢查。

應用於失智症的腦血流閃爍造影（SPECT）檢查

用於失智症評估的主要腦血流放射藥劑有^{123}I-IMP、^{99m}Tc-HMPAO和^{99m}Tc-ECD三種。這三種藥劑都各有優缺點，應視所屬機構的狀況選用適合的藥劑。

^{123}I-IMP：其優點為放射劑的血流分佈接近PET所測得之血流分佈，對診斷較有利，但其缺點為空間解析度較^{99m}Tc放射製劑低。

^{99m}Tc-HMPAO：必須在檢查前進行放射物標記，並於標記後30分鐘以內注入靜脈。和IMP相比可大量注射，且取得之影像雜訊少，但具有病變部分和正常部分對比度較低的缺點。小腦部位的放射物質聚積度較高。

^{99m}Tc-ECD：標記後幾小時內穩定性佳。和IMP相比可大量注射，且取得之影像雜訊少，但病變部分和正常部分的對比度較低。枕葉部分的放射物質聚積度較高，和較實際血流相比，較集中於大腦後方；即使是正常受試者，也可能出現額葉血流相對偏低的情形。較難以肉眼觀察到路易氏體失智症患者枕葉血流偏低的現象。

HMPAO、ECD可反映注入放射物質時的血流，而能夠進行快拍模式的攝影。

根據上述特點，筆者們在臨床上對失智症患者施行腦血流SPECT時，通常會對不需投予鎮靜劑而能配合檢查的患者注射上述之放射性藥品，需要鎮靜的患者則在注入ECD或HMPAO後再投予鎮靜劑，然後再進行SPECT攝影。

❖影像統計分析

影像統計分析法在日本受到相當廣泛的使用，但目前尚無法僅靠統計影進行判讀（尚未取得藥事法核准），而必須遵行以下程序：首先根據原始的斷層影像掌握各種失智症獨特的血流偏低模式，接著再對照統計影像。在進行影像判讀時，必須先有統計影像可能反映出假影的概念。

▶影像統計分析法
請參閱「腦SPECT/PET的影像統計處理」（p.38）。

不可不知

失智症腦部SPECT的判讀方法

① 首先在無其他臨床資訊的情況下觀察原始的橫向斷層影像。
② 檢查影像是否適當拍攝或是否需要進行重建。
③ 檢查是否有雜訊或左右差異。
④ 得知個案的年齡，以判斷腦部異常是否在正常老化的範圍內。
⑤ 接著了解個案的主訴，需考量其罹患疾病、年齡、性別、認知障礙的程度等。
⑥ 注意具疾病特異性的血流偏低部分，並指出異常部位。
⑦ 同時參考MRI等結構造影，探討造成血流偏低的因素。
- 是否由梗塞導致？白質部分有無缺血性變化？
- 是否顯示腦溝擴大？
- 血流偏低程度是否超越萎縮程度？

⑧ 此時才進行統計影像的評估。
和腦表面圖像、Z分數分佈圖進行對照，評估是否與原始斷層影像所見一致。
若結果有誤差，應重新判讀兩者的影像，尤其需檢查Z分數分佈圖是否出現假影。
⑨ 應優先根據原始影像進行最終診斷。

各類型失智症的特徵

❖正常老化

和年輕人相比，高齡者的大腦整體的血流量較小腦來得低，尤其額葉部分的血流更會隨著年齡增加而顯著下降。後扣帶迴、楔前葉的代謝和血流較其他大腦皮質部位高，因此在進行阿茲海默症的診斷時，可比較該部位是否有血流偏低的情形。高階皮質區如頂上小葉的代謝和血流在正常時也是偏低的，故需注意勿因此而下阿茲海默症的診斷。

❖失智症的分類

1）退化性失智症

a）阿茲海默症（Alzheimer disease：AD）
b）路易氏體失智症（dementia with Lewy bodies：DLB）
c）額顳葉萎縮症（frontotemoporal lobar degeneration：FTLD）
　i）額顳葉型失智症（frontotemporal dementia：FTD）
　　Pick型
　　額葉退化型
　　運動神經病變型
　ii）語意性失智症（semantic dementia：SD）
　iii）漸進性非流暢失語症（progressive non-fluent aphasia：PA）
d）皮質基底核退化症（corticobasal degeneration：CBD）
e）進行性核上麻痺（progressive supranuclear palsy：PSP）

f）嗜銀顆粒性失智症（argyrophilic grains dementia：AGD）

g）神經纖維纏結型老年失智症　（senile dementia with neurofibrillary tangles：SDNFT）

h）亨廷頓氏病（Huntington's disease）

i）脊髓小腦萎縮症等

2）血管性失智症（vascular dementia：VaD）

a）多發腦梗塞型

b）策略性梗塞引起

c）多發腔隙性、大範圍缺血性（含Binswanger樣白質腦症）

d）腦部血液循環不良型

e）遺傳性血管性失智症：CADASIL等

3）原發性常壓性水腦症（idiopathic normal pressure hydrocephalus：iNPH）

4）庫賈氏症（Creutzfeldt-Jakob disease，CJD）

5）由慢性硬膜下血腫、腦瘤、腦炎、甲狀腺機能低下症、維生素缺乏症等外科性或內科性疾病引起

❖阿茲海默症（Alzheimer disease：AD）

阿茲海默症的症狀表現以記憶障礙為主，此外也會逐漸發展出失語、失用、失認、執行功能障礙等進行性症狀。

早發型（65歲以下發病）阿茲海默症（狹義之阿茲海默症稱：early onset AD）和晚發型（65歲以後發病）的阿茲海默型老年失智症（senile dementia of Alzheimer type，SDAT; late onset AD）在臨床症狀、影像上腦血流分佈方面常有許多差異。

大多數早發性阿茲海默症的患者會出現失用或失認等大腦皮質症狀，晚發性阿茲海默症則以記憶障礙為主。

SPECT所見：早期階段時，顳頂葉聯合區、後扣帶迴至楔前葉有血流偏低的情形（**圖1**）。早發性阿茲海默症多呈現典型的代謝和血流偏低狀態，晚發性阿茲海默症則很少在影像上觀察到明顯的異常。額葉聯合區的血流會隨著病程進行而降低，但小腦、紋狀體、視丘、初級視覺區、初級感覺運動區的血流相對來說仍維持一定的血流量[3]。早發性阿茲海默症患者的腦部造影常見左右非對稱的血流偏低，不可因左右差異就否定罹患阿茲海默症的可能性（需和CBD加以鑑別）。

藥效判定：到目前為止，具延遲阿茲海默症惡化效果的Donepezil適用於保險，而其效果之判定則利用腦血流SPECT進行評估。雖然整體來說有很多報告表示出現額葉血流增加的情形，但目前尚未取得足夠的實證。2011年，其他三種藥物也開始適用保險，但這些藥物並無法根治疾病，經由臨床症狀的觀察即可充分判定藥效，再加上醫療經濟效益層面的考量，因此並不需要使用腦血流SPECT進行藥效判定。

+ONE

最新話題

NINCDS-ADRDA的診斷標準於2011年進行修訂，而在此之前已有27年未修訂。

之前的版本將阿茲海默症的診斷分為possible AD、probable AD、definite AD，但這次的修訂則在「dementia due to AD」（根據過去診斷標準所下之診斷）之外追加了mild cognitive impairment（MCI）due to AD和發病前的preclinical AD（僅用於臨床研究）。此外影像所示對於診斷來說也非常重要，MRI上顯示的內側顳葉萎縮、FDG-PET顯示的腦葡萄糖代謝偏低、類澱粉蛋白造影結果和腦脊髓液的Aβ、τ（tau）皆可作為診斷時參考之生物標記物。雖然SPECT在AD診斷標準[1]中並未提及，但記載於MCI的診斷標準[2]中。

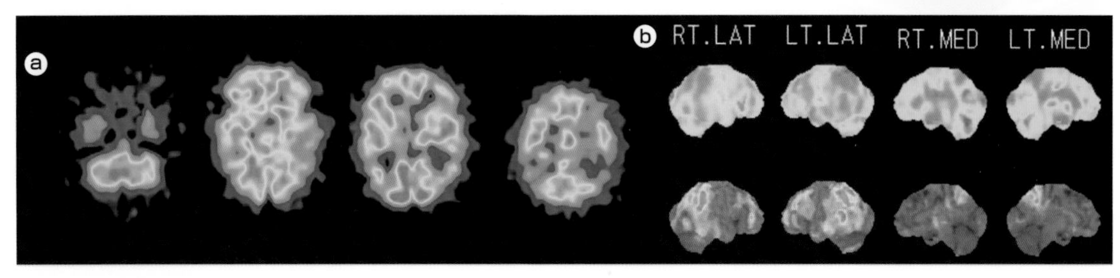

圖1　阿茲海默症

56歲男性，MMSE=21。
因記憶障礙、工作上的疏失而就醫檢查。腦血流SPECT顯示兩側顳頂葉聯合區、後扣帶迴、楔前葉、部分額葉聯合區有血流偏低的情形。

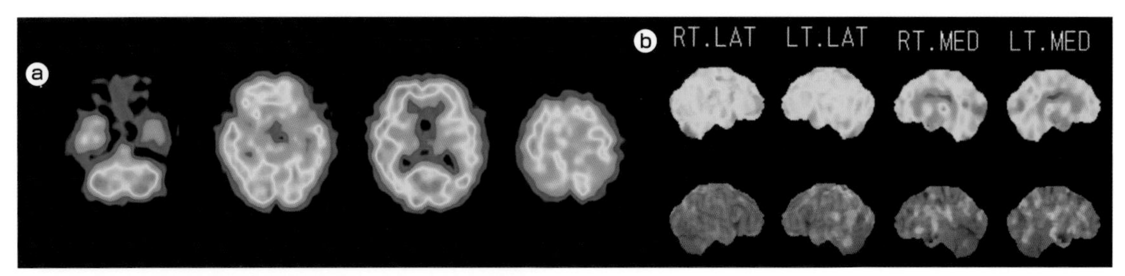

圖2　兩年後從輕度知能障礙轉為阿茲海默症之案例

患者因僅出現記憶障礙而被診斷為輕度知能障礙，並接受腦血流SPECT。影像顯示左側較明顯的兩側顳頂葉聯合區血流偏低（**a，b**），楔前葉也有輕微的血流偏低（**a，b**）。當時預測此患者可能轉為阿茲海默症並觀察病程發展，結果病情逐漸惡化而在兩年後被診斷為阿茲海默症。

❖輕度知能障礙（mild cognitive impairment：MCI）

MCI約介於正常和失智症的中間地帶，阿茲海默症前驅期便包含在MCI內。SPECT等[2]屬於最新MCI診斷參考指標的生物標記物。利用影像診斷可預估MCI患者的病情會維持現狀或逐漸惡化為阿茲海默症。

在MCI的階段，若出現和阿茲海默症相同的血流偏低模式（顳頂葉聯合區、後扣帶迴、楔前葉血流偏低），表示很有可能在未來數年以內發展為阿茲海默症（**圖2**）。

❖路易氏體失智症（Dementia with Lewy bodies，DLB）、帕金森氏病合併失智症（Parkinson's disease with dementia，PDD）

幻視、巴金森症候、認知功能改變為退化性失智症的三大特徵。2005年其臨床診斷標準則有所修訂[4]。和帕金森氏病（Parkinson's disease，PD）、帕金森氏病合併失智症（Parkinson's disease with dementia，PDD）屬於相同疾病光譜的（spectrum）的路易氏體失智症（dementia with Lewy bodies，DLB）也屬於退化性失智症的一種。診斷時可使用one-day rule為基準，將失智症先出現或發生運動障礙一年以內出現失智症的情況判定為路易氏體失智症，運動障礙出現一年以上才出現失智症的情況則屬於帕金森氏病合併失智症，但也可

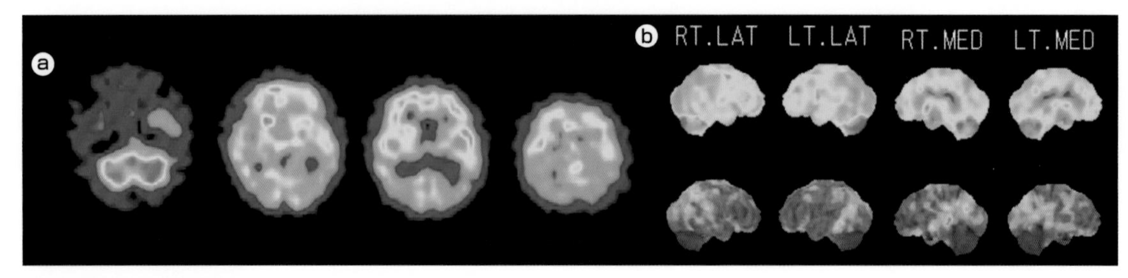

圖3 路易氏體失智症

78歲男性，MMSE=28。
出現輕度記憶障礙、幻視、帕金森氏症。腦血流SPECT顯示其大腦血流呈現瀰漫性的偏低，其中顳頂葉聯合區和枕葉的血流特別明顯（**a，b**）。

將上述兩種情況皆判定為路易氏體疾病(Lewy body disease，LBD)，除了失智症和帕金森氏病發病時間不同這點不同之外，路易氏體失智症和帕金森氏病合併失智症的影像所見基本上是相同的。

SPECT所見：兩側顳頂葉聯合區、後扣帶迴、楔前葉血流偏低的情形和阿茲海默症類似，但枕葉血流偏低則是可和阿茲海默症鑑別的相異點（**圖3**）；而內側顳葉的血流並不會降低到和阿茲海默症一樣的程度。此外，也有可能出現若和阿茲海默症相比，路易氏體失智症和帕金森氏病合併失智症的認知功能障礙程度較輕，但大腦整體的血流顯著偏低者，或是未呈現如前述之典型血流偏低模式，卻出現大腦血流瀰漫性偏低的案例。大多數的案例其基底核和視丘的血流相對來說較高。

^{123}I-MIBG心臟交感神經造影：包含帕金森氏病在內的路易氏體疾病其MIBG吸收至心肌的量顯著偏低（H/M比偏低）。上述情形較腦血流SPECT所顯示的枕葉血流偏低更能正確診斷路易氏體疾病。路易氏體疾病的診斷在敏感度和特異度上雖然高，但無法獲得腦血流和代謝的相關訊息，因此只建議無法利用腦血流SPECT下診斷的患者接受MIBG心臟交感神經造影。

▶ ^{123}I-MIBG心臟交感神經造影
請參閱「利用SPECT測量神經傳達機能—3. 正腎上腺素轉運體（MIBG）」（p. 108）。

❖額顳葉萎縮症（frontotemporal lobar degeneration：FTLD）

出現以額葉、前顳葉為主的變性、行為異常（早期以去抑制化行為、刻板行為等為主）、人格變化、失語、失智、缺乏病識感等症狀，且為非阿茲海默型的退化性失智症，總稱為額顳葉萎縮症。

●額顳葉型失智症（frontotemporal dementia：FTD）

其特徵為額葉及前顳葉血流偏低，且血流偏低的範圍比可觀察到萎縮的部位還要廣泛[6]（**圖4**）。隨著病情惡化，頂葉聯合區也會出現血流偏低，但額葉血流的偏低仍相當明顯，因此容易和阿茲海默症加以區分。Pick型患者腦部病變部位和正常部位的對比度則相當高。

●語意性失智症（semantic dementia：SD）

在初期即出現語意性失語症（無法理解單字的意思）、物品或人物辨識困難等症狀。MRI上可看到具特徵性的前顳葉到顳葉底部萎縮，SPECT上則可看到單側較為明顯的前顳葉血流偏低（**圖5**），通常左半球血流明顯偏低的案例

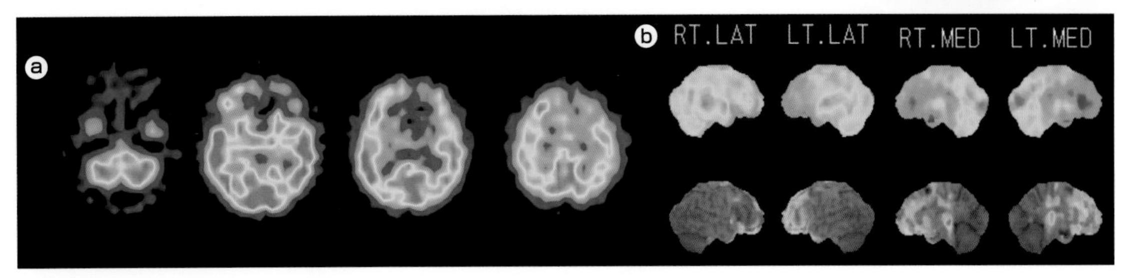

圖4 額顳葉型失智症（Pick型）

58歲男性，MMSE=24。
出現去抑制化行為、日常生活按表操課。腦血流SPECT顯示額葉部分有非常明顯的血流偏低（**a**，**b**），尤其內側前額葉更為明顯。也可觀察到紋狀體有血流偏低的情形（**a**）。

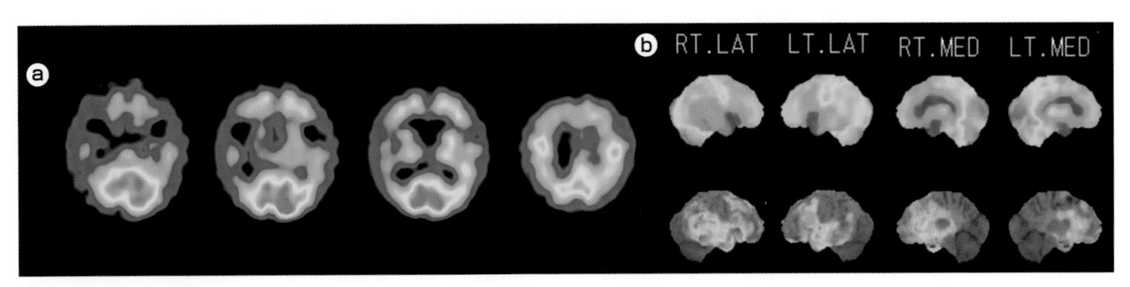

圖5 語意性失智症

68歲，MMSE=無法施測。
無法了解報紙和電視節目中出現的單字、無病識感。腦血流SPECT顯示兩側前顳葉有非常明顯的血流偏低（本案例右側尤其明顯），甚至波及頂葉聯合區。額葉血流也偏低，但初級感覺運動區尚未受到影響，後扣帶迴則無顯著的血流偏低（**b**）。

多。隨著病情惡化，兩側顳頂葉聯合區的血流也會降低，故必須和AD加以區分，其鑑別重點在於SD的前顳葉血流有非常明顯的偏低。

●漸進性非流暢失語症（progressive non-fluent aphasia：PNFA）

展現語言表達性的障礙且逐漸惡化。

SPECT所見：可觀察到Sylvian fissure周圍的顳葉部分（以左中央溝前迴下方、腦島迴等為主）、額葉出現具左右差異的血流偏低，為PNFA的主要特徵。

❖皮質基底核退化症（corticobasal degeneration：CBD）

其特徵為出現具左右差異的失用等大腦皮質症狀、帕金森氏症、他人之手症等，屬於tauopathy的一種病變，會引起大腦皮質、基底核、黑質等部位的變性。

SPECT所見：呈現失智症狀時，可觀察到和阿茲海默症一樣的血流偏低，但其鑑別重點在於皮質基底核退化症有明顯的左右差異，且紋狀體、視丘、初級感覺運動區也有血流偏低的情形（**圖6**）。此外，和路易氏體失智症一樣，許多皮質基底核退化症患者認知障礙的程度雖然較輕，血流偏低的程度卻非常高。但也有不少案例在MRI上幾乎看不到具左右差的萎縮，但SPECT上卻觀察到據左右差異的血流分佈，且常出現大腦血流左右差異引起的crossed cerebellar diaschisis。

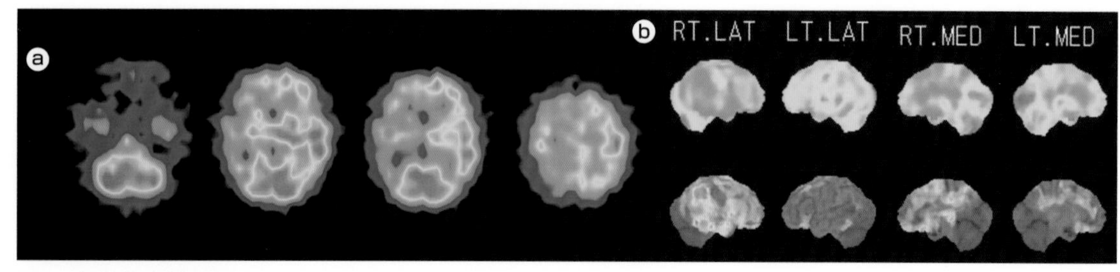

圖6　皮質基底核退化症

68歲女性，MMSE=24。
左側出現輕微的帕金森氏症、他人之手症(Alien hand sign)，以及輕度的認知障礙。腦血流SPECT顯示右半球有大範圍的血流偏低。顳頂葉聯合區、額葉聯合區的血流明顯偏低（**a**，**b**）。右側紋狀體、視丘、初期感覺運動區也可觀察到血流偏低。此外也出現crossed cerebellar diaschisis引起的左小腦血流偏低（**a**）。

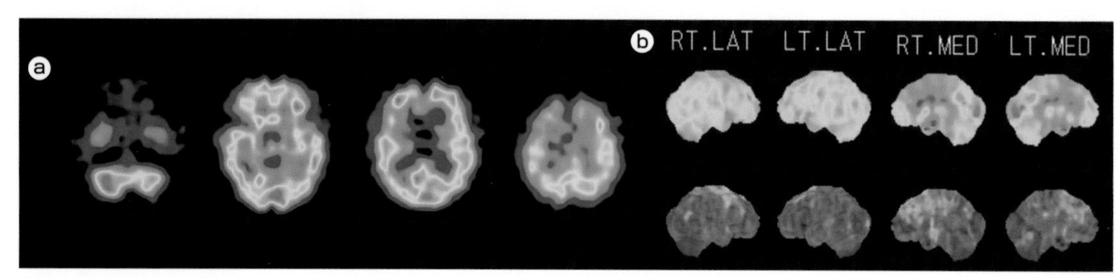

圖7　進行性核上麻痺

72歲男性，MMSE=26。
出現眼球運動障礙、帕金森氏症、跌倒等異常。腦血流SPECT上可看到以內側前額葉為主的額葉血流偏低（**a**，**b**）。紋狀體、視丘、腦幹也出現血流偏低（**a**）

❖進行性核上麻痺（progressive supranuclear palsy：PSP）

出現核上性眼球運動障礙、容易跌倒、步行困難、假性球麻痹、構音障礙、失智等症狀。MRI上可看到中腦被蓋區、上丘萎縮（humming bird sign）之特徵性病變，也可觀察到額葉萎縮。

影像所見：可看到紋狀體、額葉及腦幹血流偏低（**圖7**）。許多患者雖然處於MRI上萎縮程度較小的階段，SPECT上卻出現同部位血流明顯偏低的情形。

❖脊髓小腦萎縮症

小腦和腦幹各自發生病變而萎縮，可在這些部位觀察到血流偏低，此外額葉血流也偏低。

❖亨廷頓氏病（Huntington disease：HD）

屬於體染色體顯性遺傳疾病。其特徵為出現看起來像舞步般的不自主運動，為進行性的運動障礙。隨著病情惡化，也會伴隨認知功能偏低、人格變化等異常。

SPECT所見：出現具特徵性之紋狀體（尤其尾狀核部分）血流偏低，額葉血流也是偏低的。

❖嗜銀顆粒性失智症（argyrophilic grains dementia：AGD）

患者腦部的顳葉腹側、迂環周迴（ambient gyrus）出現嗜銀顆粒沉積的病理表現，屬於高齡發病的失智症。其症狀以記憶障礙為主，但診斷標準尚未確立，臨床上較難和阿茲海默症互相區別。形態異常方面以內側顳葉、海馬迴前方、杏仁核，尤其迂環周迴等部分的萎縮為特徵。腦血流SPECT上可看到後扣帶迴血流偏低，內側顳葉雖然血流明顯偏低，顳葉聯合區卻很少出現血流偏低。

❖神經纖維纏結型老年失智症（senile dementia of the neurofibrillary tangle type：SD-NFT）

SD-NFT為僅出現神經纖維變化（纏結）累積性病變的失智症，發病年齡較阿茲海默症更高，許多患者雖然有嚴重的記憶障礙，其他認知功能卻只有輕度缺損。

形態上的異常以海馬迴後方明顯萎縮為特徵，海馬迴前方和杏仁核則未受到顯著影響。腦血流SPECT上的表現和嗜銀顆粒性失智症一樣，尚未整理出較完整的結論，基本上可看到後扣帶迴血流偏低，但顳葉聯合區則很少出現血流偏低。

❖庫賈氏症（Creuzfeldt-Jacob disease：CJD）

俗稱狂牛症，其病因為具感染性的變性細胞蛋白質普利昂（prion）。若病情急速發展，會出現精神症狀、肌陣攣（myoclonus）等各種症狀。

影像所見：MRI擴散加權影像上可看到灰質、殼核、視丘等部位出現特徵性的高訊號區，若此時已可確定診斷就不需進行腦血流SPECT。腦血流影像上可看到類似阿茲海默症的病理表現以及各種影像所見，但有時反而會造成診斷上的困惑。

❖血管性失智症（Vascular Dementia：VaD）

由腦血管病變引起之失智症，除了記憶障礙外，還伴隨失語、失用、失認等症狀。其特徵為症狀的發生非常快速，且呈階段性的惡化和波動。必須進行影像檢查以確認是否由腦血管病變引起。

發生多個大小腦梗塞時、引起認知障礙的部位出現點狀梗塞、小血管病變引起之梗塞（多發腔隙性腦梗塞、Binswanger型等）、腦部血液長期持續循環不良等，各種原因皆可能引起血管性失智症。

SPECT所見：可觀察到包含梗塞、出血部位在內的大範圍區域血流偏低。許多案例的額葉血流明顯偏低（**圖8**），也可能出現crossed cerebellar diaschisis (失聯) 的現象。Binswanger型的患者則出現以額葉和頂葉分界周圍為主的血流偏低，分界線的血流則相對地維持一定。注意切勿誤診為惡化之阿茲海默症。

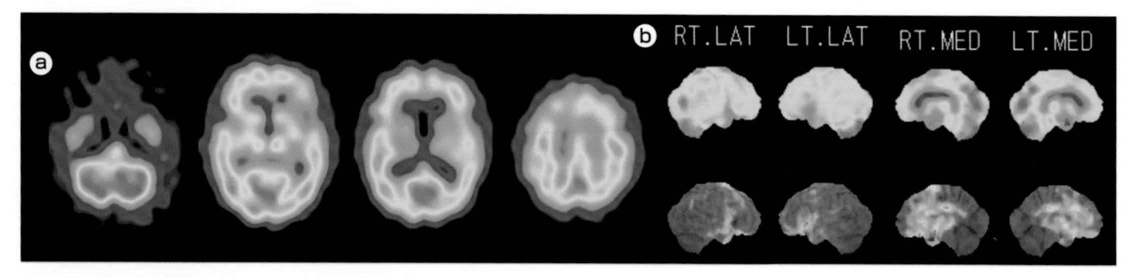

圖8　血管性失智症（Binswanger型）

77歲男性，MMSE=22。
出現高血壓、記憶障礙、步行困難等異常，MRI的FLAIR、T2加權影像顯示大腦白質、基底核處分佈著大範圍的高訊號區。腦血流SPECT上可看到額葉出現顯著的血流偏低，基底核也有血流偏低的情形。頂葉分水嶺處有輕微的血流偏低（**a**）。後扣帶迴、楔前葉的血流則維持正常（**a，b**）。

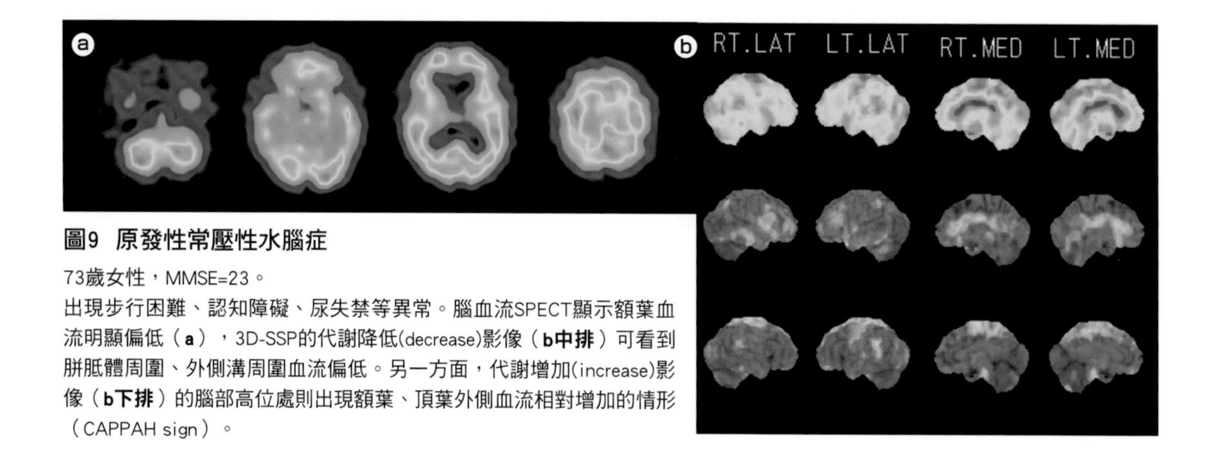

圖9　原發性常壓性水腦症

73歲女性，MMSE=23。
出現步行困難、認知障礙、尿失禁等異常。腦血流SPECT顯示額葉血流明顯偏低（**a**），3D-SSP的代謝降低(decrease)影像（**b中排**）可看到胼胝體周圍、外側溝周圍血流偏低。另一方面，代謝增加(increase)影像（**b下排**）的腦部高位處則出現額葉、頂葉外側血流相對增加的情形（CAPPAH sign）。

❖原發性常壓性水腦症（idiopathic normal pressure hydr-ocephalus：iNPH）

具步行困難、失智、尿失禁等三大特徵，在有腦室擴大表現的水腦症中，iNPH屬於非由其他疾病所導致（無原發性疾病）的水腦症。幾乎所有案例都會出現disproportionately enlarged subarachnoid-space hydrocephalus（DESH）。SPECT顯示腦部前方常出現顯著的血流偏低，也可能發生瀰漫性血流偏低、後方血流偏低等情形。隨著腦室、Sylvian fissure越趨擴大，其周圍的血流偏低也越來越明顯，相反地，頂部的穹束和額頂葉內側腦溝則變得狹窄，該部位的血流也相對增加（**圖9**）。統計影像上顯示Sylvian fissure擴大，代謝降低(decrease)影像上可看到如標記般的血流偏低部位，代謝增加(increase)影像則在頂部穹束和內側出現相對性的血流增加，形狀就像河童頭部的盤子一般，呈現convexity apparent hyperperfusion（CAPPAH）的現象。SPECT對於阿茲海默症等退化性疾病的鑑別非常有用，但其應用於引流手術效果預測的相關證據則尚未確立[7]。

（石井一成）

◆文献

1）McKhann GM, Knopman DS, Phelps CH, et al : The diagnosis of dementia due to Alzheimer's disease: recommendations from the National Institute on Aging-Alzheimer's Association workgroups on diagnostic guidelines for Alzheimer's disease. Alzheimers Dement., 7:263-269, 2011.

2）Jagust WJ, Petersen RC, Phelps CH, et al : The diagnosis of mild cognitive impairment due to Alzheimer's disease: recommendations from the National Institute on Aging-Alzheimer's Association workgroups on diagnostic guidelines for Alzheimer's disease. Alzheimers Dement, 7:270-279, 2011.

3）石井一成：失智症的影像診斷—從阿茲海默症到罕見疾病的功能性影像診斷（1. 核子醫學）。影像診斷，30: 1466-1476，2010。

4）McKeith IG, Dickson DW, Lowe J, et al : Diagnosis and management of dementia with Lewy bodies: third report of the DLB Consortium. Neurology, 65: 1863-72, 2005.

5）Ishii K, Yamaji S, Mori E, et al : Regional cerebral blood flow difference between dementia with Lewy bodies and AD. Neurology, 53: 413-416, 1999.

6）McNeill R, Sare GM, Varma AR, et al : Accuracy of single-photon emission computed tomography in differentiating frontotemporal dementia from Alzheimer's disease. J Neurol Neurosurg Psychiatry, 78:350-355, 2007.

7）Ishii K, Hashimoto M, Sakakibara R, et al : A Multicenter Brain Perfusion SPECT Study Evaluating Idiopathic Normal-Pressure Hydrocephalus on Neurological Improvement. Dement Geriatr Cogn Disord, 32: 1-10, 2011.

利用腦血流SPECT診斷精神疾病

前言

腦血流被認為可反映腦局部的神經活動，使檢查者能夠以巨觀角度觀察精神疾病患者體內(in vivo)的腦部功能。精神疾病患者的腦血流變化和腦血管病變等相比較輕微，因此較難捕捉到異常，需要利用影像統計分析技術來提升敏感度。本章節將針對需要和失智症加以區別的精神疾病，詳細解說其腦血流SPECT所見。

憂鬱症

憂鬱症屬於情感性精神疾病的一種，其特徵包括情緒低落（抑鬱）、不安、焦躁、精神活動減退、食慾減退、失眠等。憂鬱症的症狀表現和失智症有所重疊，很容易引發一種具可逆性的「假性失智症」。若思考抑制於早期發生，將出現記憶力、注意力或判斷力減退之主訴。因此，高齡者罹患之憂鬱症常會被誤診為失智症，而延誤治療的時機。

另一方面，阿茲海默症除了記憶障礙、執行功能障礙等核心症狀，也會觀察到失智症的行為心理症狀（behavioral and psychological symptoms of dementia，BPSD）。行為症狀包括身體攻擊、遊走、情緒不穩、焦躁、性行為的去抑制化、全身無力等，心理症狀則包括妄想、幻覺、誤認、抑鬱、失眠、不安等。行為心理症狀通常是在核心症狀後才出現，但也可能比核心症狀早出現；阿茲海默症初期的患者中有六成出現行為心理症狀。四到五成的阿茲海默症患者可觀察到心理症狀中的抑鬱，而其中一到兩成的患者在初發症狀中即包括抑鬱，故和憂鬱症的區別格外重要。

區別憂鬱症合併假性失智症和失智症所使用的量表包括Geriatric Depression Scale（老年憂鬱量表），影像檢查則可作為較量表更為客觀的診斷鑑別工具。視丘、腹側紋狀體到蒼白球、杏仁核、海馬迴、包含眼眶額葉皮質到前內側前額葉及扣帶迴在內的神經迴路—Yakovlev circuit對於情緒的控制非常重要。腦血流SPECT研究中，有許多報告指出憂鬱症發作期的額葉血流偏低[1]，可用來和顳頂葉血流偏低的阿茲海默症互相區別。不過有抑鬱症狀的阿茲海默症除了顳頂葉外，也有研究發現左前額葉出現血流偏低的情形，故必須將憂鬱症和阿茲海默症的臨床症狀進行對比。

▶Geriatric Depression Scale（GDS）
老年憂鬱量表是以高齡者為對象之憂鬱症狀篩檢。最初登場的GDS是由30個題目組成，最為普及的版本則濃縮至15題。分數越高表示嚴重度越高。

▶腹側紋狀體
大腦基底核的主要構成要素—紋狀體可分為新紋狀體（或由背側紋狀體、尾狀核和殼核構成之部分）及腹側紋狀體。腹側紋狀體由伏隔核（nucleus accumbens）和嗅結節組成，主要接收來自腹側被蓋區A10細胞團的多巴胺。伏隔核和酬賞、快感、上癮、害怕等有關，具有非常重要的功能。

對SPECT和PET造影進行詳細的統計分析後發現，憂鬱症發作期的患者和正常者相比，其杏仁核、眼眶額葉皮質及後扣帶迴的血流相對增加，內外背側前額葉和胼胝體膝部腹側的前扣帶迴（稱為膝下皮層、胼胝下皮層，相當於Brodmann分區的25區）則有血流偏低的情形（**圖1a、b**）。

此外，若症狀於治療後緩解，上述之功能異常將會逐漸正常化[2]。一項利用腦血流SPECT預測患者對選擇性血清素再吸收抑制劑（SSRIs）的治療反應性之研究指出[3]，出現藥效組和未出現藥效組相比，前者的額葉皮質、膝下皮層、顳葉皮質及腦島皮質的血流增加，且在治療一個月後其左下額葉皮質血流偏低，右前運動皮質的血流則增加。

目前憂鬱症的治療以藥物治療為主，近年來則開始出現應用經顱磁刺激（TMS）於治療的相關研究。TMS係藉由急劇的磁場變化，利用法拉第電磁感應定律使組織內產生微弱電流，以刺激腦內神經元，屬於非侵入性的方法。尤其重複經顱磁刺激（rTMS）可在刺激後持續維持效果，甚至使腦部產生長期性的變化，因此可說是憂鬱症治療的潛力股。加拿大在2002年已核准將TMS用於對藥物治療無反應的憂鬱症患者。一項利用腦血流SPECT預測TMS療法效果的研究發現[4]，對治療無反應組和有反應組相比，前者在治療開始前的左內側額葉、兩側額上迴、左杏仁核到海馬旁迴及右視丘等部分的血流是偏低的。

▶Brodmann分區

1909年Brodmann利用Nissl染色法將大腦皮質區分為50區左右。此皮質分區標準一直沿用到現在，在臨床醫學領域中受到廣泛的使用。Brodmann依據大腦皮質整體和每一層的細胞大小、形狀、分佈和數量、皮質層的寬度、垂直方向的細胞分佈狀態及是否存在特殊細胞等相異點來進行分區。

譫妄

譫妄是指輕度意識混亂加上精神運動性興奮，產生幻視等幻覺，無法辨識周圍的狀況且出現思考障礙的狀態。酒精、巴比妥類藥物等的戒斷症狀和各種代謝性疾病、藥物中毒等也可能引發譫妄。

根據失智症的診斷標準，必須排除譫妄才能下失智症的診斷。然而高齡者譫妄症狀的發現和消退通常較緩慢，常有慢性化的情形，因此較難和失智症加以區分。

與高齡者譫妄相關的影像報告較少[5]。Fong等人對住院時因藥物或感染、脫水等引發譫妄的6位患者，進行譫妄時和恢復時腦血流SPECT的比較，結果發現譫妄時左下額葉皮質、右顳葉皮質、右枕葉皮質的血流偏低，其中3例在恢復時血流也恢復至正常。另一方面，Jordaan等人的報告則指出酒精戒斷引起的譫妄在額葉、顳葉皮質及基底核有血流偏低的情形[7]。因此，影像檢查應可用來輔助譫妄和退化性疾病引起之失智症的鑑別診斷（**圖2a、b**）。

＋ONE

精神疾病患者的腦血流SPECT檢查常需要使患者穩定以配合檢查。注入腦血流示蹤劑而決定腦內示蹤劑的分佈後（注入^{99m}Tc標記放射製劑後1～2分鐘、注入^{123}I-IMP後約10分鐘），便可投予鎮靜劑。這是因為投予鎮靜劑後，額葉和頂葉皮質、視丘等的血流可能會受到影響而降低。

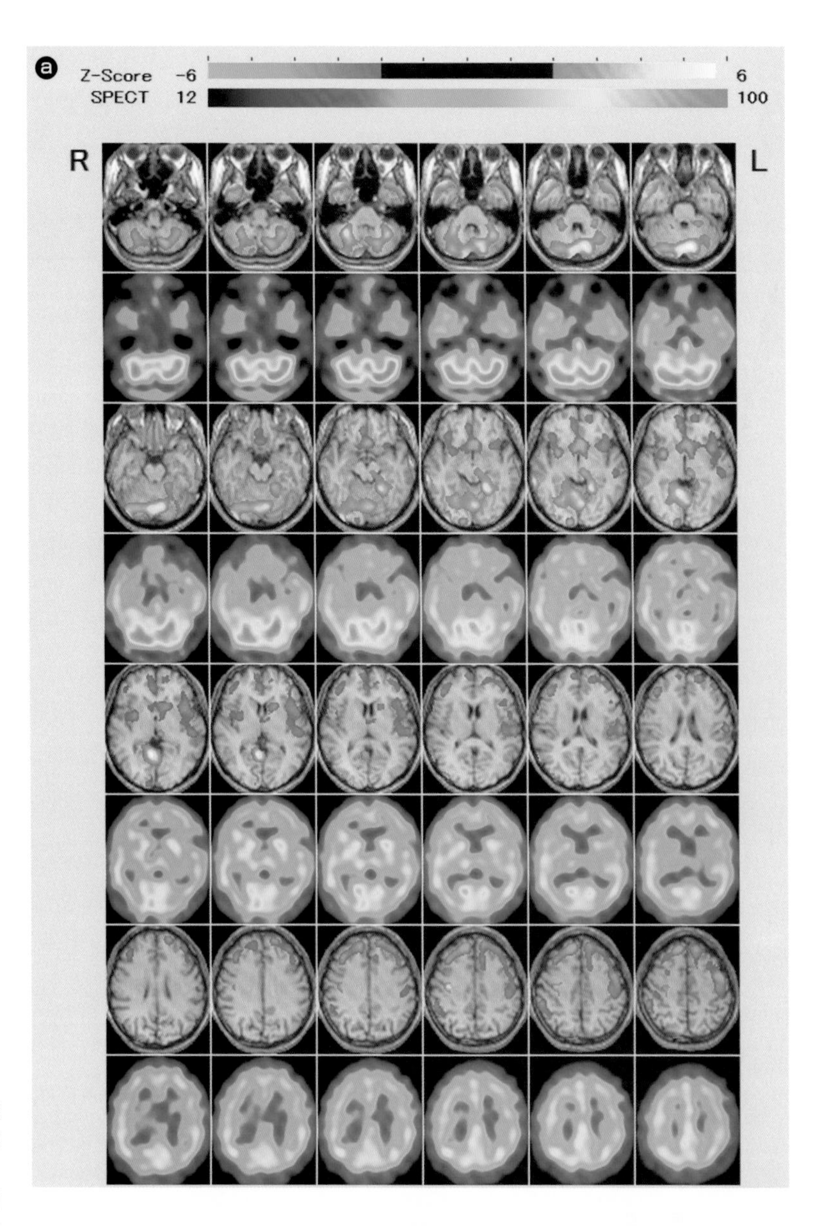

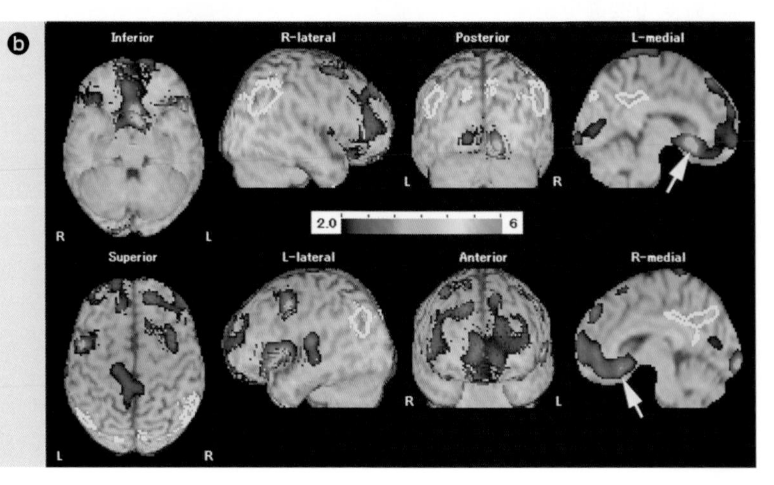

圖1 憂鬱症案例的腦血流SPECT

a：55歲男性。8個月前開始出現情緒低落、不安、食慾減退、思考和行為抑制等而持續接受藥物治療。注入^{99m}Tc-ECD的腦血流SPECT上可看到兩側額葉血流偏低。利用eZIS進行影像統計分析所得之斷層影像顯示，兩側額葉皮質、前扣帶迴、左島蓋部（pars opercularis）、左尾狀核頭部的Z分數量尺呈現寒色系，表示出現統計學上顯著的血流偏低。

b：利用eZIS進行影像統計分析所顯示的腦表血流（僅血流偏低處以彩色量尺表示）如b圖所示，可看到左半球的前背外側額葉區內側及兩側膝下皮層（箭頭處）有明顯的血流偏低。由黃色線圍起的部分為阿茲海默症型失智症初期觀察到的血流偏低區域，這些區域並未觀察到顯著的血流偏低。

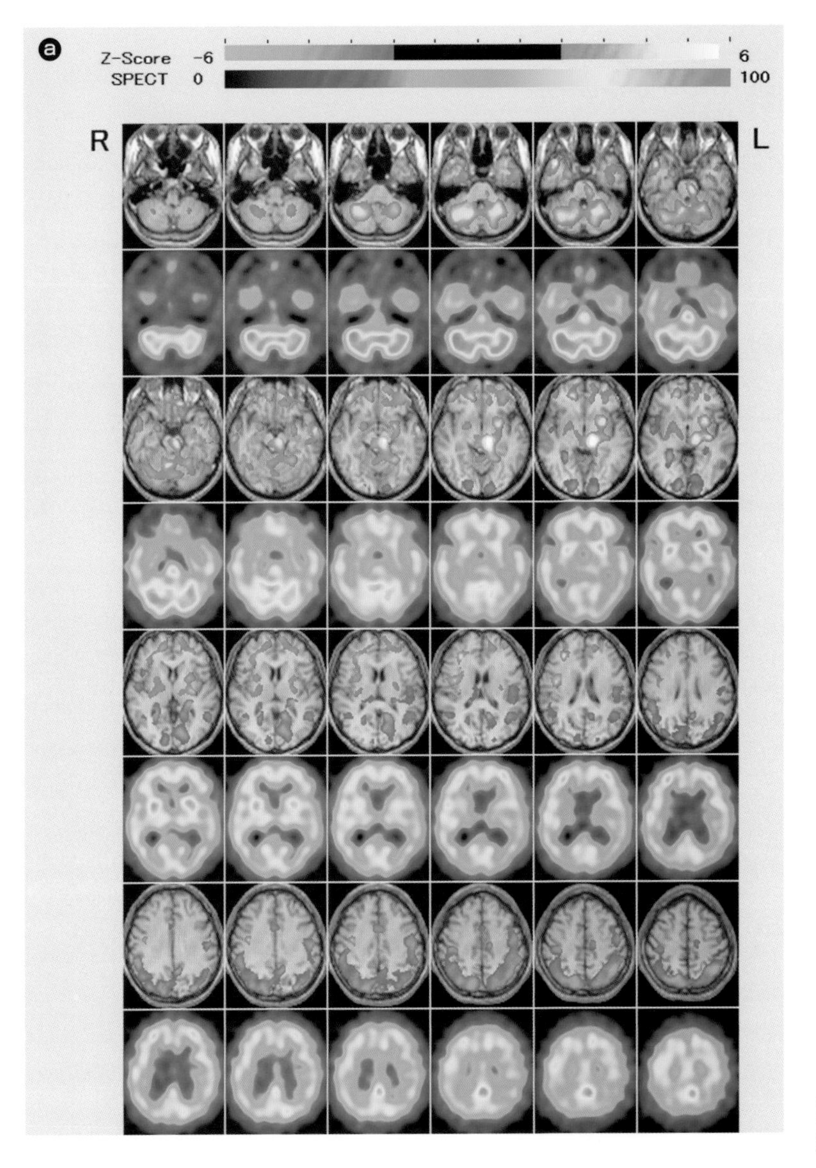

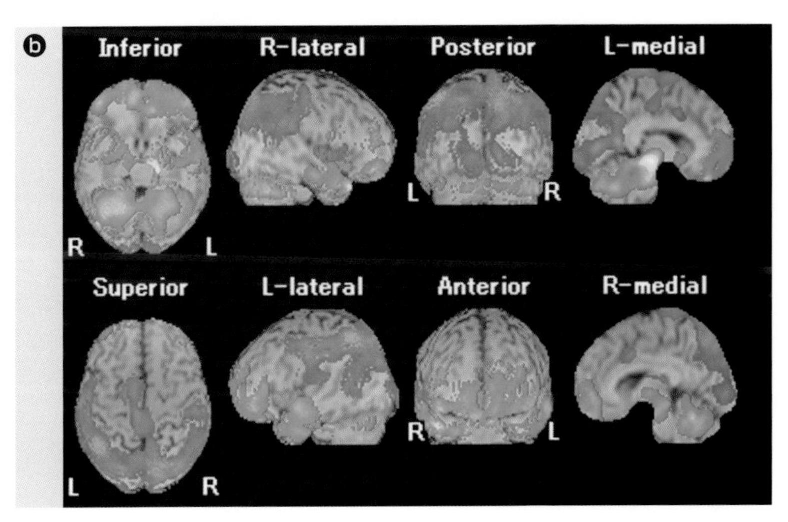

圖2　酒精戒斷性譫妄案例的腦血流SPECT

a：68歲男性。20多歲開始大量飲酒而陷入酒精依賴的狀態。兩週前接受酒精戒斷後，開始出現言行混亂、情緒不穩、易怒等情形，此時注入^{99m}Tc-ECD的腦血流SPECT如a圖所示。有定向感障礙。此外，一週前開始出現幻視。利用eZIS進行影像統計分析所得之斷層影像顯示，以前額葉皮質及基底核等為主的區域其Z分數量尺為暖色系，表示出現統計學上顯著的血流增加。顯示為寒色系的頂葉至枕葉部分則出現統計學上顯著的血流偏低。

b：利用eZIS進行影像統計分析所顯示的腦表血流如b圖所示，可容易掌握到前方血流增加和後方血流偏低的整體分佈。

結語

應用於精神疾病的腦血流SPECT就目前來說還是較偏向研究取向。若能針對個別患者確立療效預測和療效判定的基礎，便能提高腦血流SPECT在臨床上的實用性。因此，期盼未來影像統計分析技術能夠有更進一步的發展和應用。

（松田博史）

◆文獻

1）Hanada K, Hosono M, Kudo T, et al: Regional cerebral blood flow in the assessment of major depression and Alzheimer's disease in the early elderly. Nucl Med Commun, 27:535-541,2006.

2）Drevets WC, Bogers W, Raichle ME: Functional anatomical correlates of antidepressant drug treatment assessed using PET measures of regional glucose metabolism. Eur Neuropsychopharmacol, 12:527-544,2002.

3）Brockmann H, Zobel A, Joe A, et al: The value of HMPAO SPECT in predicting treatment response to citalopram in patients with major depression. Psychiatry Res., 173:107-112,2009.

4）Richieri R, Boyer L, Farisse J, et al: Predictive value of brain perfusion SPECT for rTMS response in pharmacoresistant depression. Eur J Nucl Med Mol Imaging, 38:1715-1722,2011.

5）Soiza RL, Sharma V, Ferguson K, et al: Neuroimaging studies of delirium: a systematic review. J Psychosom Res, 65:239-248,2008.

6）Fong TG, Bogardus ST Jr, Daftary A, et al: Cerebral perfusion changes in older delirious patients using ^{99m}Tc HMPAO SPECT. J Gerontol A Biol Sci Med Sci, 61:1294-1299,2006.

7）Jordaan GP, Warwick JM, Hewlett R, et al: Resting brain perfusion in alcohol-induced psychotic disorder: a comparison in patients with alcohol dependence, schizophrenia and healthy controls. Prog Neuropsychopharmacol Biol Psychiatry, 34:479-485,2010.

腦核醫學檢查的臨床應用：腦SPECT檢查

利用腦血流SPECT診斷腦瘤

利用外科手術切除腦瘤或進行放射線治療時，必須對於腫瘤的擴展範圍進行正確評估。治療開始前對腫瘤的評估多以MRI為首選，然而欲評估病灶活躍度或鑑別治療後局部復發和治療所伴隨之腦組織壞死時，必須再額外加入SPECT或PET檢查，才能有效達到目的。Single photon emission CT（SPECT）不僅能夠將病灶對特定示蹤劑的吸收直接影像化，還能作為半定量性的評估方法來了解腫瘤的活躍度，為其一大特點。雖然SPECT的空間解析度較MRI和CT差，卻具有優異的對比解析度，可有效識別正常部位和病灶，而能夠輕易定位出病灶。本章節將從目前臨床上使用的腫瘤SPECT放射製劑中，針對^{201}Tl chloride及^{99m}Tc-Methoxy-isobutylisonitrile（MIBI）對於腦瘤檢查的功用進行詳細解說。

^{201}Tl chloride

^{201}Tl chloride（^{201}Tl）是相當不錯的親瘤性藥劑，可反映腫瘤細胞的Na-K-ATPase的活性並聚積在腫瘤內[1]，故可藉由腫瘤對Tl的吸收來評估腫瘤的活躍程度。

Kaplan等人於1987年的研究指出，^{201}Tl的planar image可正確反映glioma的viable cell分佈[2]。之後隨著使用多偵測器γ射線相機的SPECT檢查的普及，SPECT可顯示出較planar image更清楚的腦瘤區域，且可對病灶的^{201}Tl聚積進行半定量性評估，因此目前能夠用來有效區分放射線治療後的局部復發和腦壞死（**圖1**）[3,4]。

Serizawa等人指出，對於轉移性腦腫瘤進行γ刀治療後，^{201}Tl SPECT可用來有效鑑別某區域為復發或放射線壞死[5]。具體來說，腫瘤和正常部位的聚積比例（T/N比）達5以上時為復發，未滿3時為放射線壞死；3以上未滿5或^{201}Tl SPECT影像的T/N比隨時間增加時，則表示復發的可能性高。此外，復發或壞死的最終判斷必須仰賴組織學上的檢驗，採取在^{201}Tl SPECT上顯示高聚積部位的組織進行檢查，才有助正確的診斷。研究已確認由早期影像和後期影像算出的^{201}Tl的停滯率（retention index，RI）和腫瘤增生能力的指標—MIB-1具有良好的相關性[6,7]，可利用^{201}Tl SPECT對腦瘤增生能力進行非侵入性的評估。

+ONE

部分體積效應（partial volume effect）

SPECT上所能看到放射物質聚積至腫瘤的程度受到解析度（FWHM）的影響，越小的病灶其顯示的聚積度會比實際情形來得低。通常腫瘤的直徑若未達到FWHM的三倍以上，便無法100%回收實際的count數。雖然放射物質於腫瘤的聚積強度也會影響count數，但基本上越小的病灶便越容易低估其count數，一般來說即使是具FWHM兩倍直徑的腫瘤，其count數仍會比實際count降低約50～60%

▶MIB-1（Mindbomb homolog 1）

MIB-1為針對細胞增生指標Ki-67的單株抗體之一，其一大特徵為在福馬林固定標本中也可反應。可在G1、S、G2、M期等細胞週期階段發現MIB-1，利用免疫組織染色法檢測出增生期細胞。

▶腫瘤和正常部位的聚積比（T/N比或T/S比）

對示蹤劑被吸收至腦瘤中的程度進行半定量性評估時的指標即為T/N比。設定腫瘤區和正常腦白質區中欲檢查的部位後，將欲檢查範圍內兩者的平均計數設為T、N，再利用腫瘤和正常部位的聚積比（T/N）求出腦瘤部分的聚積度。不過注入^{99m}Tc-MIBI後，分母的N值相當低，使T/N值比看起來要來得高，因此有時也會將正常部分設在頭皮（S），再算出T/S比[11，12]。^{201}TI、^{99m}Tc-MIBI在頭皮的聚積度皆比腦實質高，故T/S比的數值較T/N比來得低。此外，比較同一案例T/N比在不同時間的變化時發現，病灶大小[13，14]、是否投予類固醇[15]等（請參閱「小叮嚀」專欄）也會造成T/N值的變動，需特別注意。

▶Retention Index（RI，滯留系數）

RI為^{201}TI或^{99m}Tc-MIBI滯留在腫瘤內的程度指標。通常靜脈注射後15分鐘（早期影像）和靜脈注射後3小時（晚期影像）會開始進行攝影，將各自的T/N比視為early ratio和delayed ratio後，利用RI=(delayed ratio-early ratio)/early ratio的公式計算出RI。若RI的數值越正，表示滯留程度越高；相反地，RI越負則表示滯留程度較低。

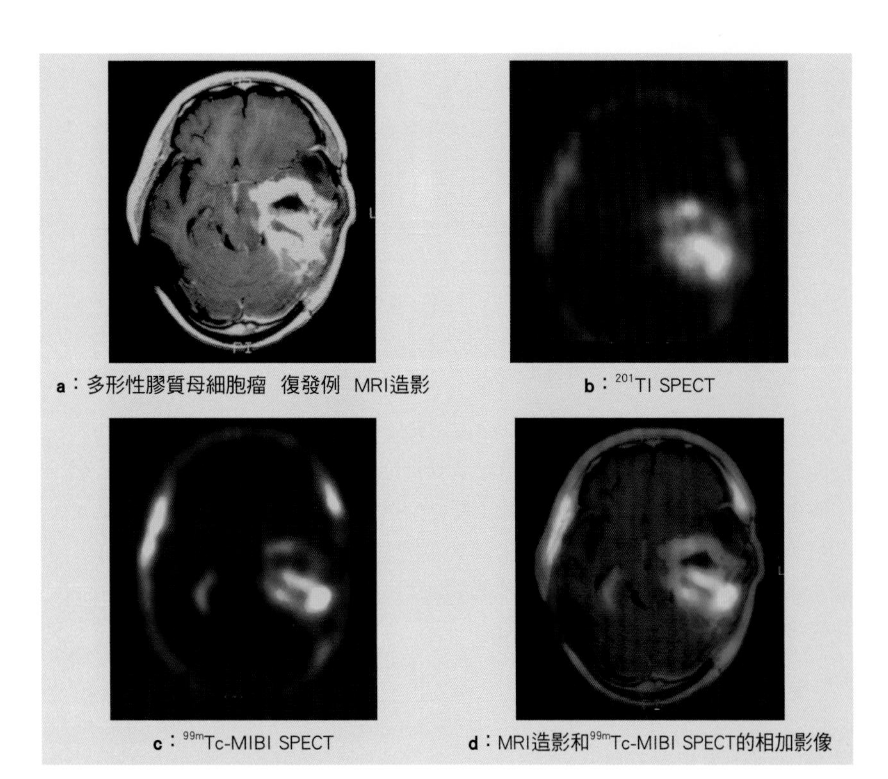

a：多形性膠質母細胞瘤　復發例　MRI造影　b：^{201}TI SPECT

c：^{99m}Tc-MIBI SPECT　d：MRI造影和^{99m}Tc-MIBI SPECT的相加影像

圖1　多形性膠質母細胞瘤

46歲，女性。

對多形性膠質母細胞瘤進行開顱摘除和減壓手術後，以化學療法和放射線治療11個月後的MRI（**a**）、^{201}TI SPECT（**b**）及^{99m}Tc-MIBI SPECT（**c**）影像如上圖所示。MRI影像上可看到顳葉到中腦部分有大範圍的病灶。^{201}TI SPECT和^{99m}Tc-MIBI SPECT上示蹤劑的聚積分佈皆不平均，而和MRI的造影區域產生不一致性。^{201}TI聚積度高的區域其病灶活躍度較高，而較可能復發。此外，^{201}TI和^{99m}Tc-MIBI兩個核種的分佈也不同。^{99m}Tc-MIBI上顯示出側腦室，在正常腦內的聚積度較^{201}TI低。注入^{201}TI後的腫瘤/正常組織比為T/N 4.12、T/S 2.14，^{99m}Tc-MIBI則為T/N 48.01、T/S 3.63，可發現^{99m}Tc-MIBI的T/N值比^{201}TI高很多。這是因為注入^{99m}Tc-MIBI後，正常腦內的聚積度會比注入^{201}TI後來得低。

MRI和^{99m}Tc-MIBI的相加影像（**d**）上可看到MRI造影區域和^{99m}Tc-MIBI聚積部位有很明顯的不一致。相對於MRI的T1加權影像上的病灶幾乎呈均質且受到enhance，^{99m}Tc-MIBI SPECT上^{99m}Tc-MIBI的聚積則是不平均的，因此可利用^{99m}Tc-MIBI來評估病灶上Pgp的存在與否或病灶活性（增生能力）的差異。

^{99m}Tc-MIBI

^{99m}Tc（Methoxy-isobutylisonitrile，MIBI）原是開發為心肌血流放射製劑的藥物，但因為能夠聚積在腫瘤處，故也可用來診斷腦瘤。^{99m}Tc-MIBI聚積時粒線體膜和細胞膜的陰性膜電位與粒線體的數量有關。此外，和多藥劑抗藥性基因有關的P-glycoprotein（Pgp）會影響^{99m}Tc-MIBI的分佈[8，9]。也就是說若發現

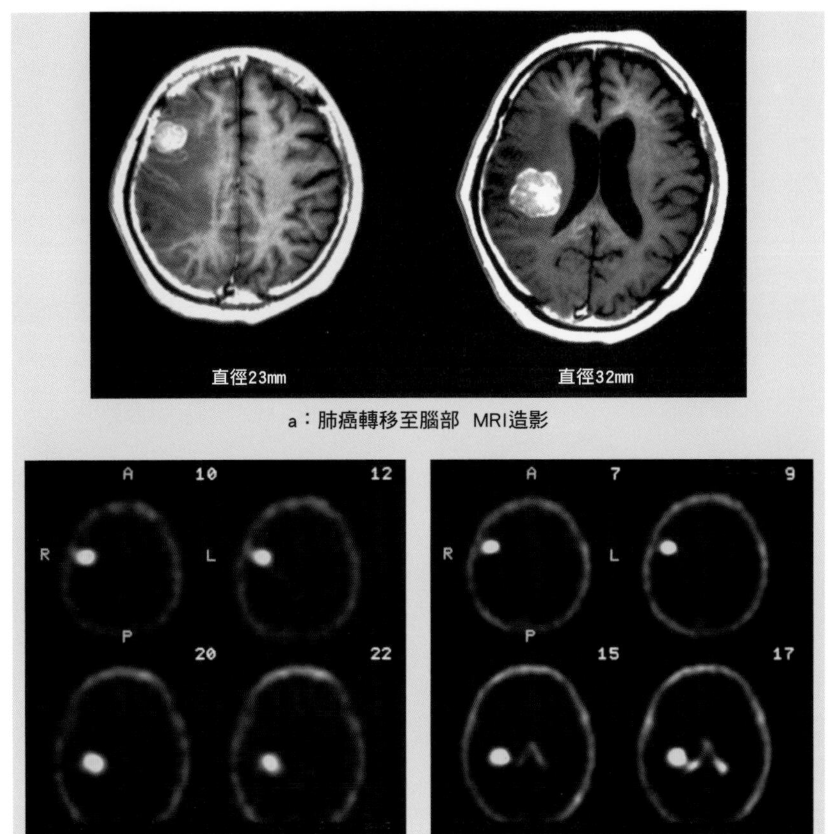

圖2 小細胞肺癌的腦轉移

小細胞肺癌的腦轉移MRI（T1加權＋造影）（**a**）和^{201}Tl SPECT（**b**）、^{99m}Tc-MIBI SPECT（**c**）影像如左圖所示。MRI上可看到右額葉和右顳葉處伴隨水腫的轉移病灶（大小分別為直徑23㎜和32㎜）（**a**）。^{201}Tl SPECT顯示兩個轉移病灶處都有一致的高度^{201}Tl聚積。23㎜的腫瘤/正常組織比為T/N 7.9和T/S 3.6，32㎜的腫瘤則為T/N 8.4和T/S 2.9（**b**）。^{99m}Tc-MIBI SPECT下的23㎜腫瘤T/N為37.7，T/S為3.4；32㎜腫瘤的T/N為19.8，T/S則為2.8（**c**）。即使是同一肺腫瘤的腦轉移，腫瘤和正常腦聚積比也可能因腫瘤直徑和正常部位興趣區域N之位置設定而有所改變。

Pgp，表示^{99m}Tc-MIBI從腫瘤排出，而使聚積度降低。此外Nagamachi等人對腦瘤處^{201}Tl和^{99m}Tc-MIBI兩個核種中細胞增生能力指標MIB-1的發現程度進行了比較，結果發現腦瘤處的^{99m}Tc-MIBI較^{201}Tl更能反映腦瘤的增生能力，而能夠利用^{99m}Tc-MIBI SPECT對glioma的活躍度進行非侵入性的評估[7)]。藉由^{99m}Tc-MIBI聚積度來反映glioma的viability的方法可應用在腦瘤放射線治療中，利用^{99m}Tc-MIBI SPECT來畫出目標容積[10)]。然而^{99m}Tc-MIBI具有生理性聚積於側腦室脈絡叢的傾向，因此，此部位附近的腫瘤較難辨別是因腫瘤而聚積還是只是生理性的聚積。此外，^{99m}Tc-MIBI在正常白質的聚積度也低於^{201}Tl，故其病灶和正常腦聚積比（T/N比）的數值和^{201}Tl SPECT相比之下有偏高的傾向[11)]（**圖2**）。

（戶田貴史）

小叮嚀Pitfall

T/N值是鑑別有無復發的重要指標，在計算T/N時，應考慮可能影響T/N比的各種因素。

進行SPECT重建時，即使設定了前處理濾波器（Butterworth filter）的截止頻率（cutoff frequency），仍需要使重建條件維持一致。所設定之腫瘤部位（T）和正常部位（N或S）的興趣區域也盡量要統一。尤其是正常部位（N）的興趣區域必須盡量將雜訊和生理性聚積產生的變動控制在最低限度，因此應避開容易產生生理性聚積的部位，且盡量使設定的範圍大一些。設定腫瘤部位（T）及頭皮（S）的興趣區域時，也應利用最大計數的80%cutoff值來自動繪出興趣區域（如下圖）等，以提升再現性。因此，有鑑於T/N值會因機構和設備而異，應將區分復發或壞死時的標準值視為某機構專有的數值。

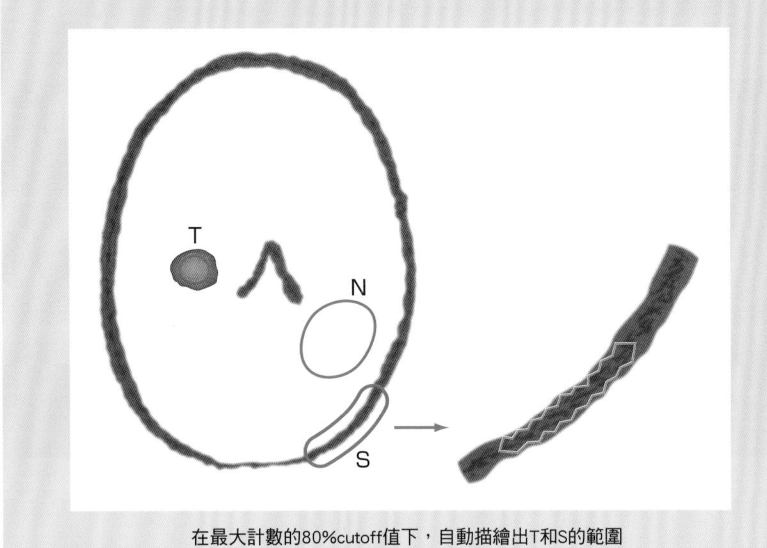

在最大計數的80%cutoff值下，自動描繪出T和S的範圍

◆文獻

1） Schweil　AM, Mckillop JH, Milroy R et al: Mechanism of ^{201}Tl uptake in tumours. Eur J Nucl Med, 15: 376-379, 1989.

2） Kaplan WD, Takvorian T, Morris JH, et al : Thallium-201 brain tumor imaging : a comparative study with pathologic correlation. J Nucl Med, 28（1）:47-52, 1987.

3） Tie J, Gunawardana DH, Rosenthal MA: Differentiation of tumor recurrence from radiation necrosis in high-grade gliomas using ^{201}Tl-SPECT. J Clin Neurosci, 15（12）:1327-1334, 2008.

4） Gomez-Rio M, Martinez Dell Valle Torres D, Rodriguez-Fernandez A, et al:（[201]）Tl-SPECT in low-grade gliomas :diagnostic accuracy in differential diagnosis between tumour recurrence and radionecrosis. Eur J Nucl Med Mol Imaging, 31（9）:1237-1243, 2004.

5） Serizawa T, Saeki N, Higuchi Y, et al : Diagnostic value of thallium-201 chloride single-photon emission computed tomography in differentiating tumor recurrence from radiation injury after gamma knife surgery for metastatic brain tumors. J Neurosurg, 102 suppl: 266-271, 2005.

6） Asano　K, Takeda T, Nakano T, et al:　Correlation of MIB-1 staining index and（[201]）Tl -SPECT retention index in preoperative evaluation of malignancy of brain tumors. Brain Tumor Pathol, 27（1）：1-6, 2010.

7） Nagamchi S, Jinnouchi S, Nabeshima K, et al: The correlation between [99m] Tc-MIBI uptake and MIB-1 as a nuclear proliferation marker in glioma – a comparative study with ^{201}Tl. Neuoradiology, 43（12）: 1023-1030, 2001.

8） Kostakoglu L, Rucan S, Erquin EL, et al: Influence of P-glycoprotein expression on the technetium-^{99m}-MIBI uptake in breast cancer. J Nucl Med, 39（6）:1021-1026, 1998.

9） Yokogami K, Kawano H, Moriyama T, et al: Application of SPET using technetium-^{99m} sestamibi in brain tumours and comparison with expression of the MDR-1 gene: is it possible to predict the response to chemotherapy in patients with gliomas by means of ^{99m} Tc-sestamibi SPET? Eur J Nucl Med, 25（4）:401-409, 1998.

10） Klengli M, Loi G, Sacchetti G, et al: Delineation of target volume for radiotherapy of high-grade gliomas by ^{99m} Tc-MIBI SPECT and MRI fusion. Strahlenther Onkol, 183（12）:689-694, 2007.

11） Togawa T, Yui N, Kinoshita F, et al: Tl-^{201} and Tc-^{99m} MIBI SPECTs in brain tumors. Ann Nucl Med, 10: S134, 1996.

12） Suzuki A, Togawa T, Kuyama J, et al: Extraosseus accumulation of bone scanning agents in malignant brain tumors: comparison to semi-quantitative evaluation with ^{99m}Tc SPECT/^{201}Tl SPECT and histological finding. Ann Nucl Med,17（5）: 387-392, 2003.

13） Kim KT, Black KL, Marciano D, et al: Thallium-^{201} SPECT imaging of brain tumors:methods and results. J Nucl Med, 31（6）: 965-969, 1990.

14） 戶川貴史、油井信春、木下富士美等：肺癌腦轉移的^{201}Tl SPECT應用一關於病灶和正常部位的計數比和病灶大小。核子醫學，32(3): 217-225，1995。

15） Namba H, Togawa T , Yui N, et al: The effect of steroid on thallium-^{201} uptake by malignant glioma. Eur J Nucl Med, 23（8）: 991-992, 1996.

利用腦血流SPECT測量神經傳達機能 1.BZD受體（iomazenil）

▶IMZ的特徵[1]

IMZ為替代FMZ C8氟素的導入氟素至C7內的誘導體，呈現和FMZ一樣的局部腦內分佈。IMZ對BZR的親和性高（約為FMZ的10倍），其特異性結合／非特異性結合的比例偏高，約為40。IMZ以高效率聚積於腦部（注入後25～30分鐘，聚積量約為注入量的12%左右），而1小時後從腦部排出約10～15%，進程較為緩慢。

^{123}I-iomazenil的基本特性

中樞性苯二氮受體（以下簡稱BZR）和GABA-A受體形成複合體，大範圍分佈於以大腦皮質為主的神經元中，因此可作為反映經由GABA作用性神經元抑制中樞神經的系統狀態指標。

目前PET是使用^{11}C-fulmazenil（以下簡稱FMZ）作為示蹤劑，SPECT則是使用^{123}I-iomazenil（以下簡稱IMZ），以利BZR分佈的影像化。IMZ的特徵包括對BRZ的親和度及特異性結合／非特異性結合比例較高，在腦內的聚積度高，且之後會從腦部緩慢排出[1]。

利用IMZ SPECT進行測量時，在靜脈注射IMZ後20～40分鐘出現大腦皮質輻射能的峰值，注入後即時的早期影像可顯示依據腦血流的分佈情形。而在注入後的2～3小時示蹤劑開始逐漸排出，此時的後期影像受到血流的影響減弱，可表示和BZR結合能力的濃度分佈[2]。以下本章節將把此後期影像稱為IMZ SPECT。

IMZ SPECT顯示健康成人的BZR結合能力分佈如**圖1**所示，可看到示蹤劑主要聚積在大腦皮質，橋腦、基底核和小腦處的聚積度較低。大腦皮質的聚積度在枕葉最高，內側顳葉則偏低。另一方面，隨著兒童受試者的增加，研究者發現BZR的結合能力會因年齡而有所變化。因較難建立兒童受試者的正常資料庫，故僅能從以癲癇發作為主訴就醫的兒童案例中，選出在IMZ SPECT上無明顯異常者，根據年齡進行影像分類（**圖2a**）。若進一步根據健康成人的資料庫進行3D-SSP分析，從和成人數據比較的觀點加以推估（**圖2b**），可發現年齡較低者的額葉、頂葉聚積度明顯較低，枕葉、小腦和內側顳葉的聚積度較成人高，

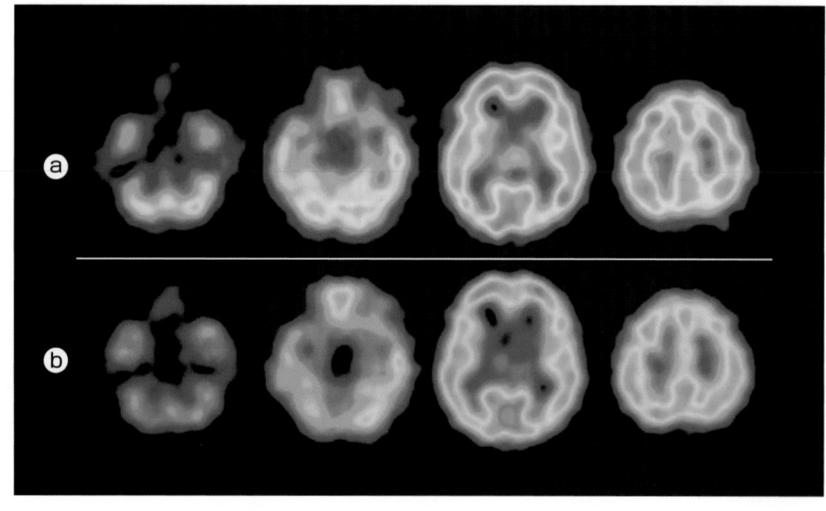

圖1　健康成人的IMZ SPECT影像
a：早期影像，**b**：後期影像

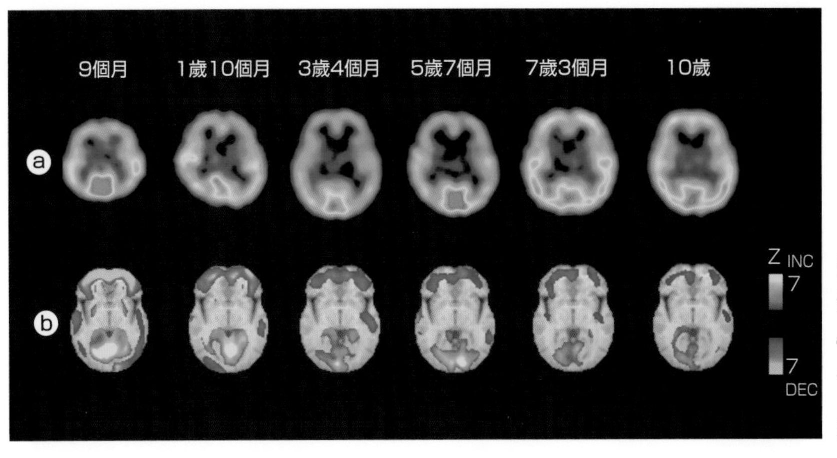

圖2　幼兒期IMZ SPECT影像所見的年齡變化

a：定性影像，**b**：根據健康成人資料庫同時顯示3D-SSP分析（斷層影像）後的增加區域和減少區域。

10歲時則幾乎接近成人的分佈模式。影響影像的因素除了年齡以外，還需考量是否服用BZD類藥物，尤其BZD常作為抗癲癇藥使用，而可能造成腦內聚積量減少，以致影像畫質變差[3]（請參閱下方小叮嚀①）。

IMZ SPECT影像所見的評估除了一般的觀察性解讀外，通常會外加統計學方法進行分析，以確保診斷的客觀性和再現性。除了利用根據左右計數比的asymmetry index外，期待未來能夠開發出可改善部分體積效應（以觀察方式解讀時的阻礙）的程式軟體，以提升診斷效能（請參閱小叮嚀②）[4,5]。此外還可利用SPM（statistical parametric mapping），根據一般健康成人的資料庫描繪出統計學上顯著之異常區域，以及從SPM衍生的eZIS或3D-SSP（three-dimensional stereotactic surface projections）和其衍生之iSSP來進行統計影像分析，這些方法目前皆受到廣泛的使用。其他章節會詳述各分析法的原理和方

小叮嚀Pitfall&不可不知①

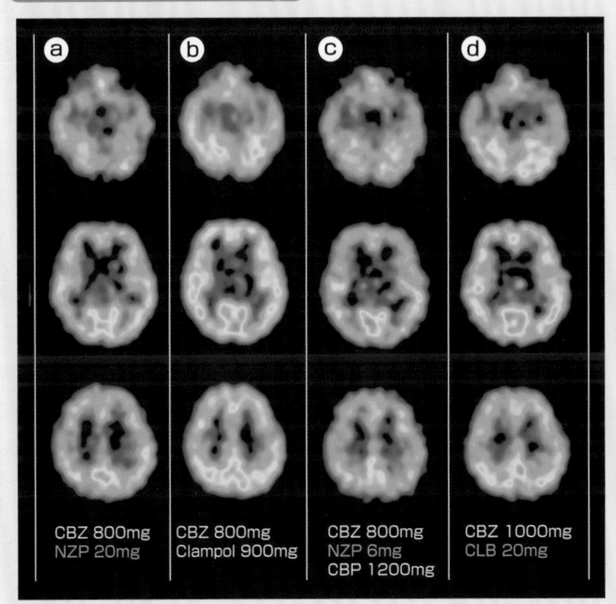

實施IMZ SPECT時若正服用BZD類藥物，將無法排除來自藥物的影響，然而為了檢查先行減藥或停藥在實際執行上是有困難的，因此必須在評估影像結果時考慮藥物的影響[3]。

癲癇患者常用的BZD類藥物有苯甲二氮平（DZP，Diazepam）、硝西泮（Nitrazepam，NZP）、氯硝西泮（Clonazepam，CZP）、氯巴占（Clobazam，CLB）等。

左圖為某症候性局部性發作患者（36歲女性）隨著服藥內容改變的IMZ SPECT所見變化，可看到和未服用BZD時（**b**）相比，服用BZD時的整體聚積率較低。而BZD的服用量也會造成影響，影響強度大小依序為CZP>NZP>CLB。[圖中其他藥物的簡稱：Carbamazepine（CBZ）、Gabapen（GBP）]。

小叮嚀Pitfall&不可不知②

大多數的BZR局部分佈於大腦皮質，因此IMZ SPECT影像容易受到腦迴形態異常和萎縮等的影響，且癲癇病灶以外不均勻的皮質厚度和萎縮易使示蹤劑的「聚積度看起來較低」[5]，而增加影像評估上的難度。解讀影像時，必須同時對照MRI的結構性造影，以進行診斷。期待未來能開發出可改善部分體積效應的程式軟體（Kato[4]），以解除此評估上的困境，並將其應用於影像分析。

右圖所示為一內側顳葉癲癇的案例，其MRI影像可觀察到右海馬迴硬化（**a**），對IMZ SPECT後期影像（**c**）和標準化後的影像（**b**，**d**）校正部分體積效應後的影像如（**e**）所示，可看到右內側顳葉的聚積度明顯偏低（**e**圖箭頭處）。

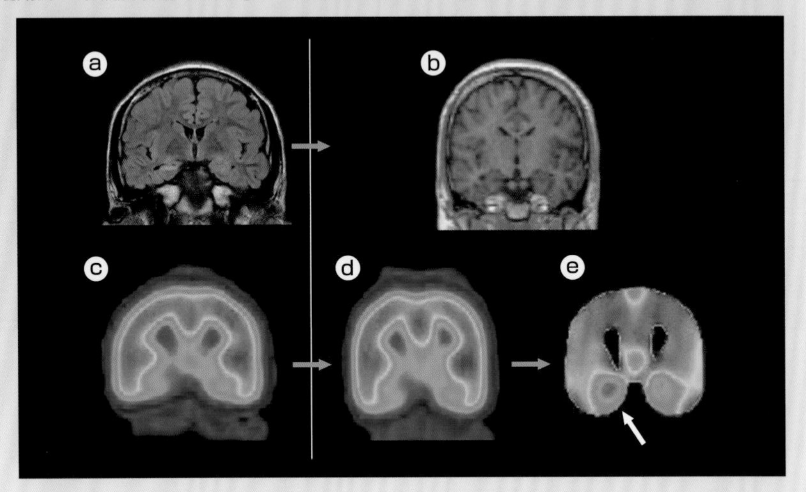

法，故此處便不再贅述。

對於以上定性影像的分析，研究者提出使用2-compartment model的分布體積（distribution volume）和3-compartment model的簡略法等定量方法，以應用於IMZ SPECT的定量分析[6]，但因為步驟繁雜且牽涉精密度的問題，故目前尚未實際運用於臨床。

IMZ SPECT可用來掌握各種伴隨BZR相關抑制系統障礙的疾病病況並應用於診斷，其發展可說是備受期待。目前在日本，雖然只有癲癇病灶定位檢查適用於保險，但IMZ SPECT已初步應用於腦血管病變、外傷、退化性疾病、失智症等各種領域的臨床實務。本章節將以累積至目前的許多癲癇案例為主，針對本檢查法的臨床應用進行解說。

▶eZIS，iSSP
請參閱「腦SPECT/PET的影像統計處理」p.38。

^{123}I-iomazenil SPECT的臨床應用

❖癲癇

癲癇患者的腦部抑制系統受損，尤其癲癇原發病灶的GABA-A受體、BZR有減少的情形，而IMZ SPECT常作為病灶定位的工具，以非侵入性的方式檢測出BZR的減少區域[7,8]。某一使用手術摘除標本的BZR以進行autoradiography的研究發現，海馬迴硬化的程度和神經元脫落的程度有關[9]，且皮質發育不良時BZPR的濃度會隨著發育不良的程度而減少[7]，因此IMZ SPECT上侷限範圍內的低聚積強烈反映了神經元障礙、脫落引起的細胞密度降低。

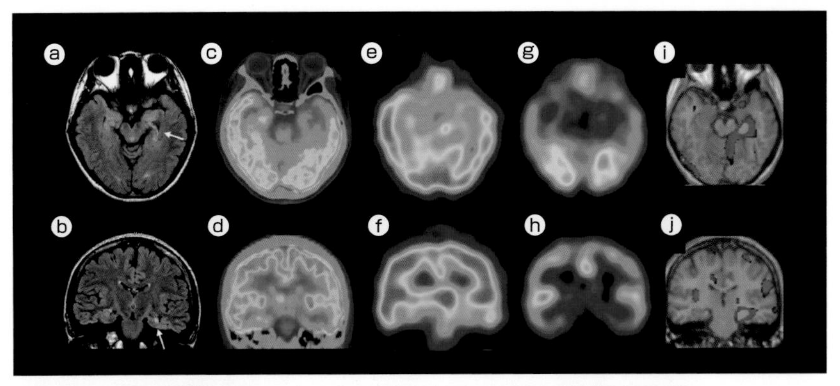

圖3　左內側顳葉癲癇案例（23歲，女性）接受手術前的神經影像

MRI上可看到左海馬迴萎縮和顯示高訊號的海馬迴硬化（白色箭頭處）（**a，b**）。FDG PET上可看到左內側顳葉擴及至底部／外側皮質的低代謝區（**c，d**）；間歇發作時的腦血流SPECT則顯示同部位有血流偏低的情形（**e，f**）。IMZ SPECT（後期影像）可觀察到左內側顳葉有較為侷限的低聚積區域（**g，h**），經asymmetry index的分析後，顯示血流偏低幾乎僅侷限於左海馬迴處，且有顯著的左右差異（**i，j**）。

圖3之案例為海馬迴硬化之內側顳葉癲癇患者，具熱性重積癲癇之病史，9歲開始發生的複雜性部分發作逐漸對藥物產生阻抗，故於23歲時接受選擇性杏仁核海馬迴切除手術，發作因而消失。其術前的MRI、FDG PET、腦血流SPECT和IMZ SPECT影像如上圖所示。此案例的腦血流SPECT和FDG PET上不僅可看到癲癇病灶，包含其附近區域在內的大範圍腦區也出現聚積度偏低的情形，而IMZ SPECT較能顯示出以病灶為主、範圍較侷限的聚積度偏低。

另一方面，也有案例在MRI上並未顯示出異常，而在IMZ SPECT上檢測出局部性的低度聚積，或在術後病理診斷發現有皮質發育不良和腦炎初期的病變，卻缺乏下述明顯異常。某案例於16歲發生顳葉癲癇，所引發之複雜性部分發作在治療上較為困難，其MRI和腦血流SPECT影像未顯示出異常，IMZ SPECT則顯示右顳葉外側和底部有聚積度偏低的區域（**圖4**）。根據顱內腦波記錄，可發現起始於該部位的發作波，而在切除右顳葉外側和底部的皮質後發作即消失。此案例的聚積度偏低較難以單純的神經元脫落來解釋。此外，在對未顯示MRI異常的顳葉癲癇進行病灶搜索時，內外側病灶定位為搜尋時的重點，而利用IMZ SPECT檢測出的局部性低聚積度局部分佈模式，則有利於將癲癇進一步區分為內側型或外側型[8]。

腦血流和腦代謝會隨癲癇發作頻率和時期出現流動性的變化，相對地，IMZ SPECT上聚積度偏低區域所表示的BZR結合分佈則較為穩定。**圖5**為一全身僵直陣攣發作發作的邊緣葉腦炎案例，其MRI影像顯示左海馬迴腫大，於腦血流增加的時期腫大消失，最後則大幅轉變為萎縮和腦血流偏低的狀態；IMZ SPECT則是從初期階段開始到左內側顳葉出現聚積度偏低時，至始至終皆維持相同的表現。此穩定的影像表現較不易受到發作頻率的影響，對於癲癇病灶的搜索來說是一大優點。另一方面，此檢查法的重點在於顯示BZR分佈情況的後期影像，若病態變化如上述般在預期之內，那麼便可加入早期影像中的腦血流分佈數據，以檢驗同時期兩者的相關性，而有利於病情的掌握和診斷，因此最好能夠獲取早期和後期的影像（請參閱+ONE）。

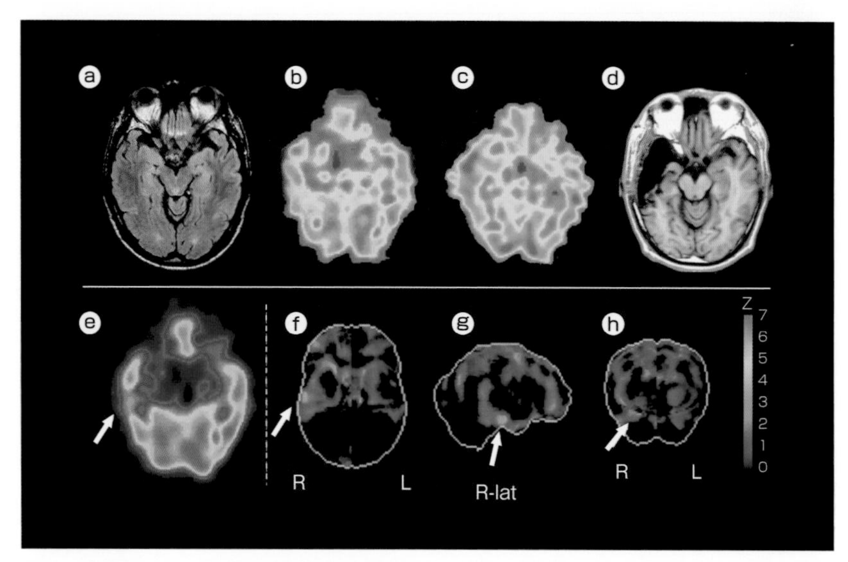

圖4　未顯示MRI異常的顳葉癲癇患者（35歲，男性）在手術前的神經影像與切除部位

在MRI上未觀察到局部性器質病變或海馬迴硬化等異常（**a**）。腦血流SPECT上也未於發作間歇期間顯示出異常（**b**），但在發作時可看到以右顳葉外側為主的部分有血流增加的情形（**c**）。IMZ SPECT（後期影像）顯示右顳葉外側和底部出現低聚積度區域（**e**，箭頭處），3D-SSP分析也發現侷限於顳葉外側到底部有顯著的聚積度偏低（**f**，**g**，**h**，箭頭處）。此外可觀察到右顳葉的內側構造並未受損，且外側及底部皮質切除後發作即消失（**d**）。根據病理檢查結果，除了發現輕度的膠細胞增生外，並無其他異常。

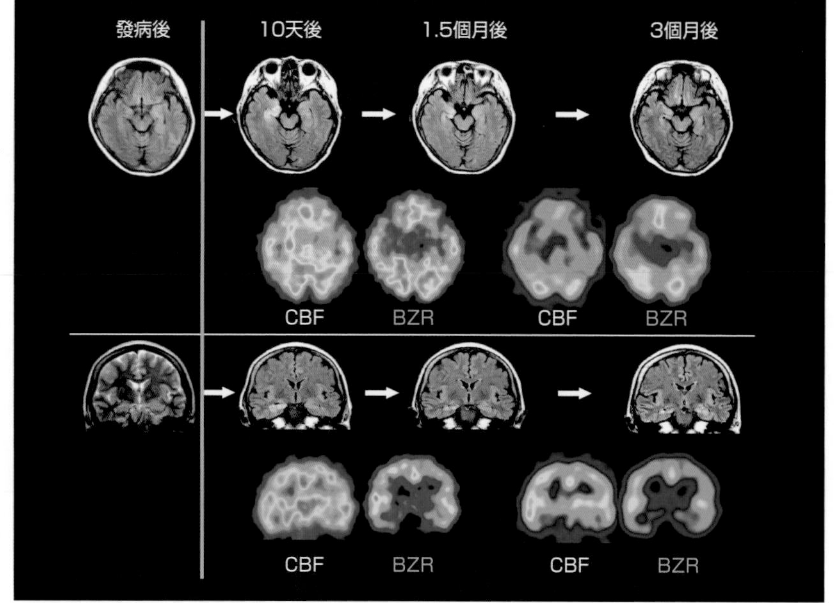

圖5　全身僵直陣攣發作發作之邊緣葉腦炎案例（46歲，女性）其神經影像的時間變化

僵直陣攣發作出現後在MRI上並未立即出現明顯的變化，隨著持續的發作，開始出現左海馬迴、杏仁核腫大和高訊號，並於腦血流SPECT上發現這些部位有聚積度增加的情形，然而IMZ SPECT上卻發現低聚積區域。之後MRI上可看到腫大逐漸消失而轉為萎縮和腦血流減少的狀態，IMZ SPECT所見則和之前幾乎一樣。

+ONE ① IMZ SPECT早期影像的活用

和原來使用腦血流SPECT放射製劑時相比，IMZ SPECT尚存精密度上的問題，但在注入IMZ後可立即取得反映腦血流分佈的早期影像，因此能獲得臨床上有用的情報。尤其對於兒童等無法接受多次SPECT檢查的對象來說，IMZ SPECT只需注入核種一次，便能測得腦血流和BZR結合能力，是其一大優點。

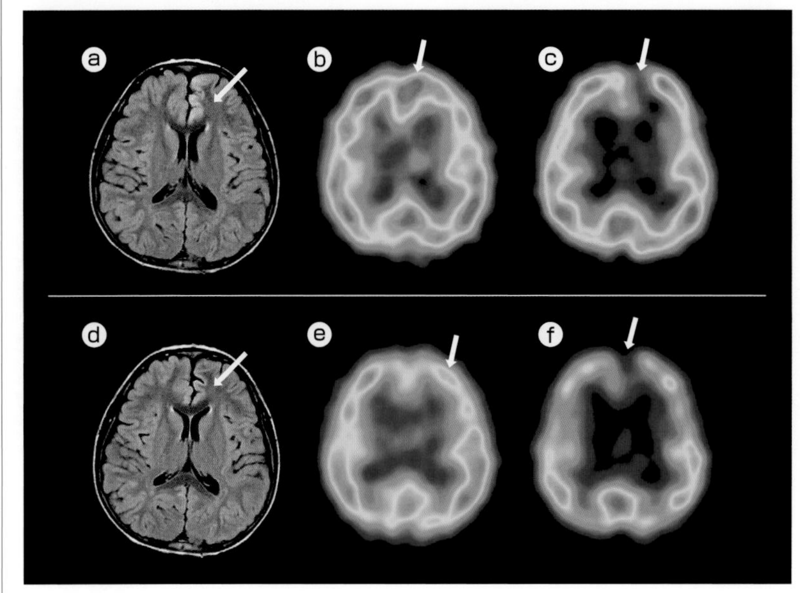

左圖所示為Rasmussen腦炎的兒童患者在左額葉處有異常的高訊號區（**a**），發作頻繁期間的IMZ SPECT早期影像顯示左額葉有高度聚積（**b**），後期影像的聚積度則偏低（**c**），推測該部位為癲癇病灶。患者在接受脈衝治療後，發作得到抑制，此時期MRI上的高訊號區縮小（**d**），轉為與IMZ SPECT早期影像一致的輕微聚積度偏低（**e**），相對於此，IMZ SPECT在早期即反映了潛在的病理機轉，而未於後期影像中出現聚積度偏低的變化（**f**）。圖中箭頭處表示病變部位。

❖其他疾病的臨床應用

目前研究者也針對癲癇以外的疾病，探討運用IMZ SPECT於臨床實務的可能性[10)]。

①對於腦缺血性疾病的misery perfusion和不完全性腦梗塞的診斷：若患者處於休息時腦血流偏低和腦循環儲備能力喪失的misery perfusion階段，而在IMZ SPECT上發現有聚積度偏低的情形，可能會影響之後接受血栓溶解療法或腦血流重建術的適用性。此外，若於血流開通後的慢性期間，在IMZ SPECT上發現CT或MRI上未顯現異常的皮質區域出現低聚積度，表示IMZ SPECT可用來診斷皮質神經元脫落導致的不完全腦梗塞，並有效判定血栓溶解療法的療效。

②毛毛樣腦血管病、頭部外傷後高階腦功能障礙的診斷：在MRI上未發現異常的成人毛毛樣腦血管病患者若其IMZ SPECT影像顯示前額葉聚積度偏低（由血流動力學上的腦缺血引發皮質神經元脫落所導致），便有可能是引起高階腦功能障礙的元凶。此外在頭部外傷患者中，未於MRI上觀察到明顯腦損傷的輕度腦外傷（mild traumatic brain injury，MTBI）患者其兩側內側前額葉（前扣帶迴）皮質在IMZ SPECT上的聚積度也是偏低的，故IMZ SPECT被認為具有診斷高階腦功能障礙的潛力[11)]。今後或許可嘗試將IMZ SPECT應用於精神疾病、失智症、退化性疾病、廣泛性發展障礙等其他類型患者的臨床評估上，其發展備受期待。

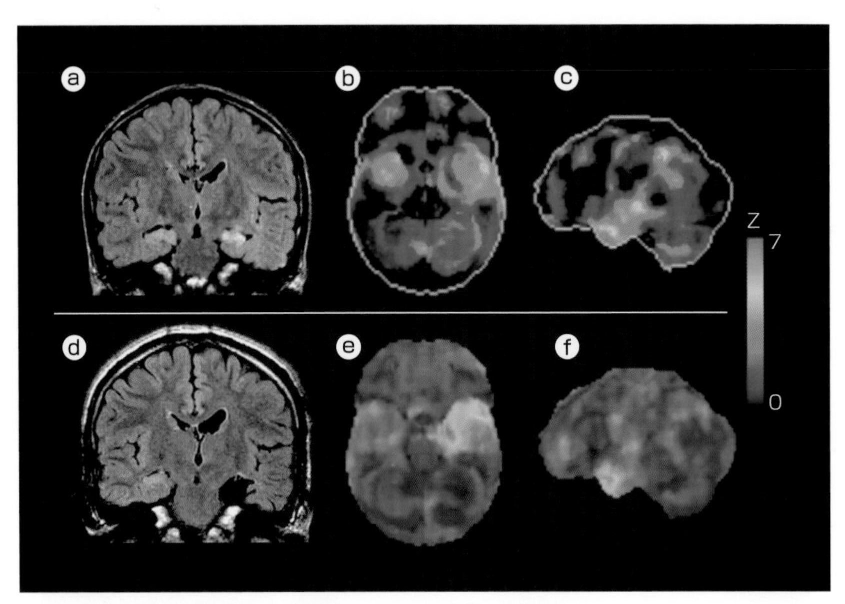

圖6　顳葉癲癇患者術前和術後IMZ SPECT所見的變化

上圖為一具左海馬迴硬化的內側顳葉癲癇案例（**a**）在術前接受IMZ SPECT並經3D-SSP分析的結果，可看到包含左顳葉內外側在內的低聚積區，以及部分額葉和對側顳葉底部出現聚積度偏低的區域（**b**，**c**）。從顱內腦波記錄可見到始於左海馬迴杏仁核的發作波在早期也曾出現於左額葉部位。對左海馬迴進行選擇性切除後（**d**），發作獲得抑制，術後第4年的IMZ SPECT則可看到左顳葉外側皮質的低聚積區縮小，左額葉及對側顳葉底部的聚積度偏低的部分也幾乎都消失了（**e**，**f**）。術後第5年開始停止服藥。

❖於IMZ SPECT影像中可觀察到BZR分布的可逆性變化

IMZ SPECT上的低聚積區表示神經元病變而引起不可逆的變化，反映了病變程度造成細胞密度改變的現象。相對於此，Kuroda等人則報告某癲癇重積後BZR減少的案例，在經過一段時間後獲得了改善[12]；此外也有研究指出和癲癇發作有關的BZR系統發生了可塑性的變化[13]，顯示BZR分佈的可逆性變化已逐漸獲得注目。另一方面，也有報告指出藉由藥物治療抑制發作的癲癇患者在治療開始前的IMZ SPECT呈現聚積度偏低的狀態，而在治療後聚積度有所改善，表示發作可能來自於BZR功能的改變，而和內因性配體（ligand）、down regulation等GABA作用性神經元的脫落無關[14]。還有一手術後發作獲得抑制的案例術前在病灶部位以外發現的低聚積區在進行病灶切除後消失，推測這些部位也和引起癲癇發作的神經網絡有關（**圖6**）。此外，相對於所有的頭部外傷案例在急性期間皆於損傷部位出現IMZ低聚積的情形，進入慢性期後有75%的案例顯示上述的低聚積區顯著減少，甚至恢復正常，而在CT或MRI上未顯現異常[15]。對於這些可逆性變化的解釋目前仍處於假設的階段，期盼未來能夠有所突破。

＋ONE ② IMZ SPECT上同時顯示低聚積和高聚積的影像分析

利用IMZ SPECT定位癲癇病灶時，關鍵是要找出IMZ聚積度偏低的區域，但有些案例在詳細的影像解讀下，會發現離病灶較遠的部位出現聚積增加的情形。進行統計影像分析時使用可同時描繪高聚積和低聚積的two tail法，有助於檢測出病灶附近或離病灶較遠處的高聚積區域。

下圖某額葉癲癇患者的MRI中可看到右額葉有皮質發育不良的情形（**a**），IMZ SPECT後期影像顯示該部位的聚積度偏低，後方不遠處則出現高聚積區（**b**，箭頭處）。使用two-tail法對同一斷層影像進行3D-SSP分析後發現兩者呈現局部區域的相關性（**c**）。目前對此聚積增加的機制尚不清楚，但從所接觸過的案例來看，與癲癇發生有關的病變中，局部性腫瘤性病變多為靠近病灶的高聚積區，皮質發育不良則離病灶較遠，此外海馬迴硬化案例則有對側顳葉等區域變化豐富的傾向。未來可著眼於癲癇腦部抑制系統分佈的掌握，並探討對治療評估有血流增加反應的區域。

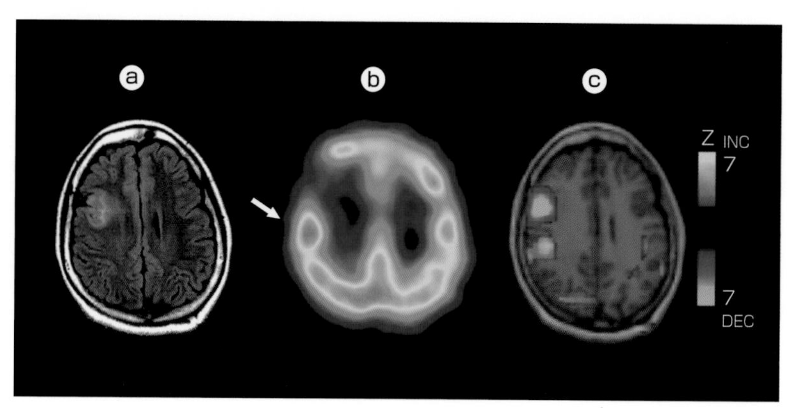

最後，對於除了聚積度偏低外，也出現局部聚積增加的現象，目前尚無明確的解釋和探討，也尚未獲得較多的關注。然而如「＋ONE②」所述，對癲癇患者腦部的BZR分佈進行統計分析，使用可同時表示低聚積區和高聚積區的two-tail法，並檢討兩者的相關性，或許可作為了解癲癇患者腦部抑制、興奮狀態的線索。如此一來，在進行IMZ SPECT影像的評估時，應加入對低聚積和高聚積區兩者的分析，以全面性地掌握隨時間出現的可逆和不可逆變化。

（松田一己）

◆文獻

1）米倉義春、西澤貞彥、田中富美子等：中樞性苯二氮平受體（BZR）顯影劑 123I-iomazenil的第一階段臨床試驗。核子醫學，32: 87-97，1995。

2）Onishi Y，et al：Delayed image of iodine-123 iomazenil as a relative map of benzodiazepine receptor binding: the optimal scan time. Eur J Nucl Med,23：1491-1497，1996.

3）九鬼一郎、岡崎 伸、池田浩子等：BZD類藥物對小兒癲癇患者123I-iomazenil SPECT的影響。腦與發展，38: 300-301，2006。

4）Kato H, Shimosegawa E, Oku N, et al: MRI-based correction of partial volume effect improves detectability of intractable epileptogenic foci on 123I-Iomazenil SPECT images. J Nucl Med, 49:383-389, 2008.

5）畑澤 順、加藤弘樹：123I-iomazenil SPECT對癲癇病灶定位的應用與效能。腦外科期刊，20(9): 665-670，2011。

6）Tanaka F, Yonekura Y, Ikeda A, et al: Presurgical identification of epileptic foci with iodine-123 iomazenil SPET : comparison with brain perfusion SPET and FDG PET. Eur J Nucl Med, 24-1:27-34, 1997.

7）Morimoto K, Tamagami H, Matsuda K: Central-type benzodiazepine receptors and epileptogenesis: basic mechanisms and clinical validity. Epilepsia 46:184-188, 2005.

8）Umeoka S, Matsuda K, Baba K, et al: Usefulness of 123I-iomazenil single-photon emission computed tomography in discriminating between mesial and lateral temporal lobe epilepsy in patients in whom magnetic resonance imaging demonstrates normal findings. J Neurosurg, 107:352-363, 2007.

9) Sata Y, Matsuda K, Mihara T, et al: Quantitative analysis of benzodiazepine receptor in temporal lobe epilepsy: [^{125}I] iomazenil autoradiographic study of surgically resected specimens. Epilepsia, 43:1039-1048, 2002.

10) 中川原譲二：SPECT的腦功能影像分析。腦循環代謝，20: 44-51，2009。

11) 中川原譲二、上山憲司、高橋正昭、中村博彥：頭部外傷後高階腦功能障礙的 ^{123}I-iomazenil（IMZ） SPECT神經影像。神經外傷，33: 165-172，2010。

12) Kuroda H, Ogasawara K, Aso K, et al: Spontaneous recovery of reduced cortical central benzodiazepine receptor binding potential on I-^{123} Iomazenil SPECT in a patient with status epilepticus. Clin Nucl Med, 35: 126-127, 2010.

13) Bouvard S, Costes N, bonnefoi F, et al: Seizure-related short-term plasticity of benzodiazepine receptors in partial epilepsy: a [^{11}C] flumazenil-PET study. Brain, 128:1330-1343, 2005.

14) Staedt J, Stoppe G, Kogler A, Steinhoff BJ : Changes of central benzodiazepine receptor density in the course of anticonvulsant treatment in temporal lobe epilepsy. Seizure, 4: 49-52, 1995.

15) Koizumi H, Fujisawa H, Kurokawa T, et al : Recovered neuronal viability revealed by Iodine-^{123}-iomazenil SPECT following traumatic brain injury. J Cerebral Blood Flow & Metabolism, 30: 1673-1681, 2010.

利用腦血流SPECT測量神經傳達機能 2.多巴胺轉運體（FP-CIT）

多巴胺轉運體

多巴胺轉運體（DAT）可在多巴胺神經末梢的細胞膜被發現，可對釋放至突觸間隙的多巴胺進行再吸收，以調節多巴胺訊號的振幅和刺激時間（**圖1**）[1)]。被再吸收的多巴胺會被再利用而成為聚集於突觸小泡中的神經傳導物質。，黑質紋狀體多巴胺神經元的末梢可發現許多的DAT分佈於此，尤其紋狀體中最豐富。一項以老鼠為對象進行DAT造影的研究發現，測得之紋狀體的DAT結合率與紋狀體的多巴胺濃度有關，而和黑質的多巴胺神經元數量無關[2)]。

DAT造影主要可用來鑑別黑質紋狀體多巴胺神經元病變的疾病與非此類病變的疾病（**圖2**）。

多巴胺轉運體的放射性配體

古柯鹼（cocaine）屬於精神興奮性藥物，可和DAT結合發揮其作用[1)]。大部分的DAT顯影劑皆為古柯鹼誘導體。

[^{123}I] 2β-carbomethoxy-3β-(4-iodophenyl) tropane（[^{123}I] β-CIT，DOPASCAN® [MAP Medical Technologies]）為1990年代初期開始，歐美國家用於DAT造影的顯影劑，促成了許多重要的發現。因為是在靜脈注射[^{123}I] β-CIT後的隔天進行SPECT攝影，故大腦皮質處的非特異性結合減少，而可得到較高的紋狀體和大腦皮質訊號比。[^{123}I] β-CIT並非只結合於DAT，同樣對於血清素轉運體也具高親和性，但因為紋狀體中大部分的轉運體都是DAT，所以

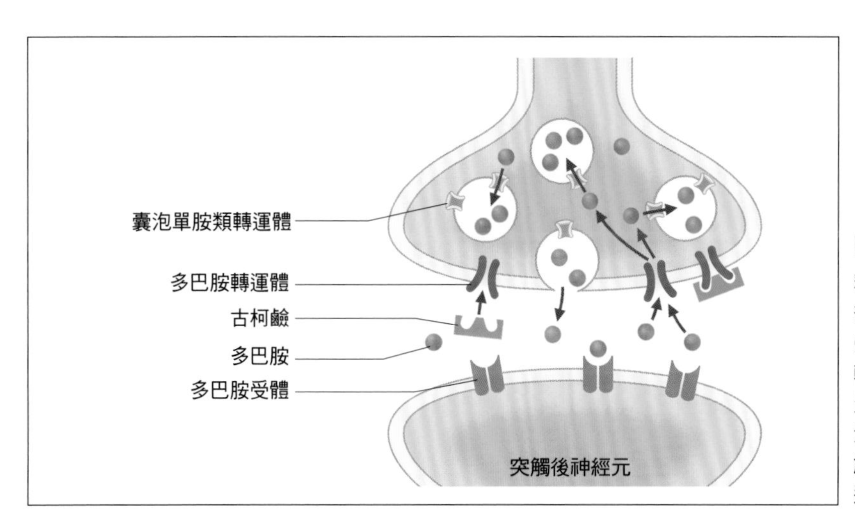

圖1 多巴胺轉運體的模式圖
釋放至突觸間隙的多巴胺有一部分和突觸後神經元的多巴胺受體結合，另一部分從多巴胺轉運體被再吸收至突觸前神經元，細胞質內的多巴胺則從囊泡單胺類轉運體被再吸收至突觸小泡。古柯鹼會和多巴胺轉運體結合。

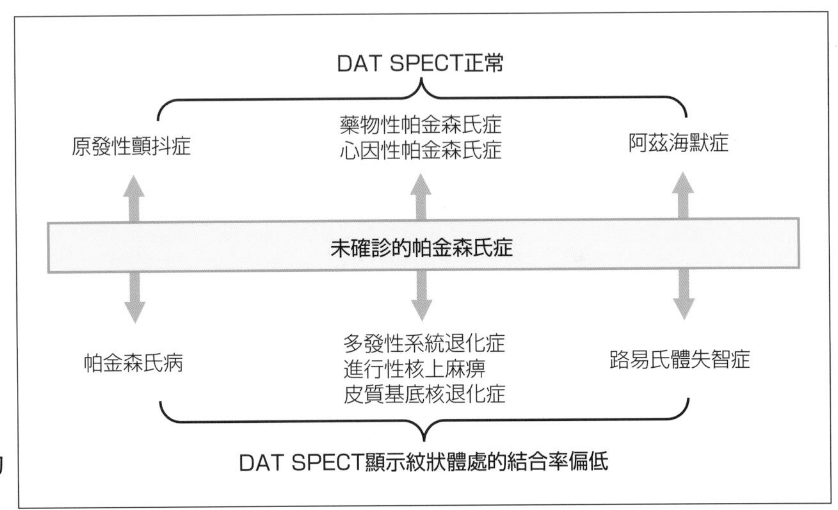

圖2　多巴胺轉運體造影的功能

仍將[^{123}I] β-CIT作為DAT的顯影劑[3)]。[^{123}I] β-CIT和血清素轉運體的結合多發生於下視丘／中腦部位[3)]。日本從1996年開始進行[^{123}I] β-CIT的第一階段試驗，到2002年為止進入第三階段試驗，雖展現了效果卻尚未獲得日本衛生署的核准，而因此中止開發。

[^{123}I] N-fluoropropyl-2β-carbomethoxy-3β-(4-iodophenyl) nortropane（[^{123}I] FP-CIT，DaTSCAN™ [GE Healthcare]）和[^{123}I] β-CIT相比，前者從靜脈注射到攝影所花的時間較短，只有幾個小時，而且還有一天內可完成檢查的優點[4)]。[^{123}I] FP-CIT和[^{123}I] β-CIT一樣，對於DAT及血清素轉運體具有高度親和性，故結合度高。歐洲從2000年開始將[^{123}I] FP-CIT應用於臨床，到目前為止全世界已有30萬以上人次曾接受投藥。其功能為鑑別帕金森氏病和原發性顫抖症。另外一項功能則為鑑別帕金森氏病和阿茲海默症。2011年1月美國食品藥物管理局（FDA）核准了[^{123}I] FP-CIT在臨床上的使用。日本則在2002年實施了以帕金森氏病及其類似疾病（多發性系統退化症和進行性核上麻痺）和原發性顫抖症患者為對象的第二階段臨床試驗；然而之後研究者判斷[^{123}I] β-CIT在日本較難取得認可，因此中止了已進行相當一段時間的開發。在美國取得核准後，[^{123}I] FP-CIT於2011年開始第三階段的臨床試驗，很有可能在幾年之內進入市場。

▶原發性顫抖症

多發生於中年以後，40歲以後約有0.5%的人會出現此異常。若出現家族性發病，稱為家族性顫抖症；發生於高齡者則稱為老年性顫抖症。其特徵為維持某一姿勢時手部發生顫抖（4～8Hz），也可能伴隨頭部和聲音的顫抖。基本上不會出現帕金森氏病的靜止震顫（3～4 Hz）、肌肉強直(rigidity)、僵住不動(akinesia)等症狀。然而也有些原發性顫抖症患者出現部分的帕金森氏症，而造成鑑別診斷上的困難。

其他利用^{123}I標記的DAT顯影劑還包括[^{123}I] N-(3-iodoprop-(2E)-enyl)-2β-carboxymethoxy-3β-(4-methylphenyl) tropane（[^{123}I] PE2I）等。[^{123}I] PE2I的腦內傳遞度雖然比[^{123}I] FP-CIT差，但對DAT的特異性較高，而不會和血清素轉運體結合[5)]。以^{99m}Tc（放射線半衰期為6小時）標示的放射性配體有[^{99m}Tc]-[2-[[[3-(4-chlorophenyl)-8-methyl-8-azabicyclo [3.2 0.1] oct-2-yl] methyl] (2-mercaptoethyl) amino] ethanethiolato (3-)-N2，N2'，S2，S2] oxo-[1R-(exo-exo)]] ([^{99m}Tc] TRODAT-1)[6)]。各機構在利用^{99}Mo/^{99m}Tc孳生器時，可利用milking擠取出^{99m}Tc標記的放射性配體，在臨床使用上具有相當大的便利性。然而[^{99m}Tc] TRODAT-1的缺點是，紋狀體和大腦皮質的訊號比較以^{123}I標示之DAT用放射性配體來得低。

檢查方法

^{123}I的物理性半衰期為13.2小時。[^{123}I] β-CIT含有作為安定劑的抗壞血酸及苯甲醇。[^{123}I] β-CIT的代謝很緩慢，必須等到靜脈注射後的隔天（18～30小時後）才能進行攝影[7]。

[^{123}I] FP-CIT溶液含有5%的乙醇。為了保護甲狀腺不受影響，在進行[^{123}I] FP-CIT靜脈注射的2小時前需口服一顆碘化鉀（120mg），然後24小時後再服用一顆。注入[^{123}I] FP-CIT後的3～6小時後，紋狀體和大腦皮質訊號比可以達到平衡狀態而進行SPECT攝影[4]。靜脈注射[^{123}I] FP-CIT時，輻射有效劑量（effective dose）為0.024±0.002mSv/MBq（表示投予185MBq時的有效劑量為4.4mSv），和腦血流SPECT的有效劑量（4.5～5mSv）幾乎相同。注意對碘過敏者或懷孕婦女應禁止服用。

▶ 路易氏體失智症（Dementia with Lewy Body; DLB）

主要症狀為失智、栩栩如生的幻覺、帕金森的症狀，以及不斷變化的認知功能障礙，屬於路易氏體疾病之一[25]。若罹患帕金森氏病一年以上，期間伴隨失智症時，便可稱之為合併失智症的帕金森氏病（一年準則）。

路易氏體失智症的診斷標準中，若於PET或SPECT造影發生紋狀體DAT減少，就表示可能罹患路易氏體失智症[25]。因此，只要有一個或一個以上的核心症狀，並觀察到紋狀體DAT減少，便可下probable DLB的診斷。

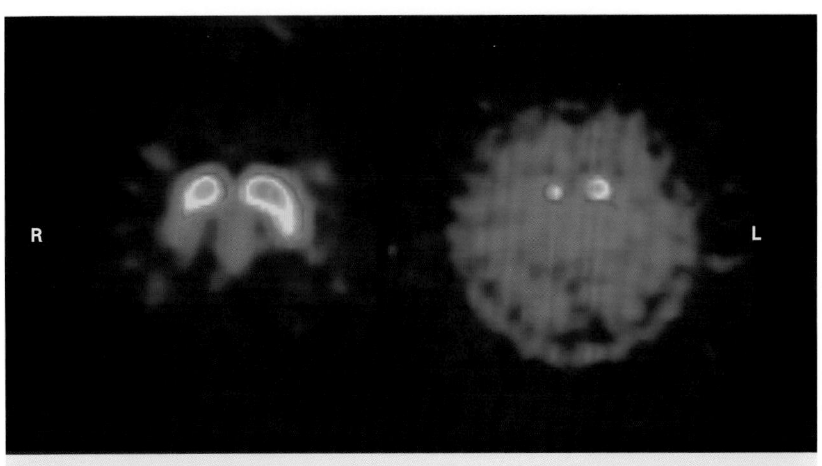

a：右半側帕金森氏症(Parkinsonism)　　b：帕金森氏病 (Parkinson's disease)

圖3　帕金森氏病的[^{123}I] β-CIT SPECT影像

a所示為帕金森氏症（68歲女性，Hoehn-Yahr第I級）案例的[^{123}I] β-CIT影像。左紋狀體呈現正常的八字形，然而右紋狀體的後半部分（putamen;殼核）卻有[^{123}I] β-CIT結合度偏低的情形。

b為帕金森氏病（64歲男性，Hoehn-Yahr第III級）案例的[^{123}I] β-CIT影像。尾狀核(caudate nucleus)處可看到與[^{123}I] β-CIT的結合，但和殼核幾乎沒有結合。因為影像中[^{123}I] β-CIT和大腦皮質的非特異性結合度相對來說較高，表示與尾狀核的結合度較低。

（影像拍攝於日本千葉大學）

圖4 [123I] β-CIT SPECT影像的興趣區域

右圖所示為一帕金森氏病案例的[123I] β-CIT SPECT影像上的興趣區域。圖中正方形的興趣區域分別為左右尾狀核、殼核的前半部和後半部。此外也設定了涵蓋整個紋狀體的興趣區域；較大的長方形興趣區域則位於枕葉。下視丘／中腦部分也可看到稍高的[123I] β-CIT結合，此為和血清素轉運體結合所致。
（影像拍攝於日本千葉大學）

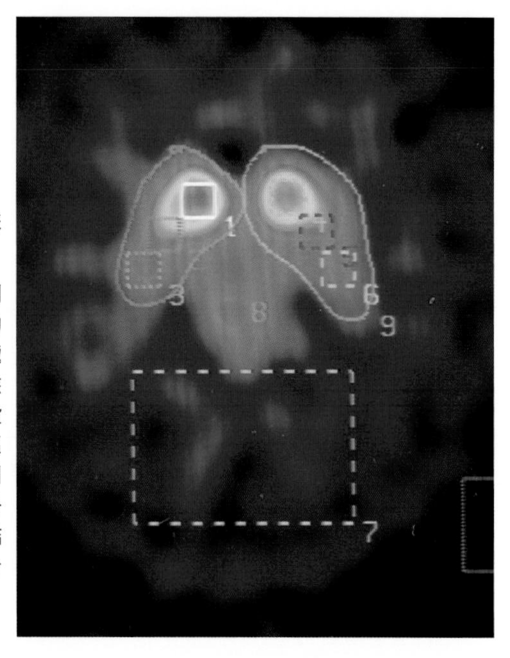

從紋狀體的吸收程度和形狀來看，較容易區分出帕金森氏病患者和健康人。健康人的腦部造影上可看到左右紋狀體呈現八字形。相較之下，帕金森氏病患者尾狀核處相對維持了一定的吸收程度，殼核後半部看起來則像被削掉一般細，如同老鷹翅膀（eagle wing），具有明顯的左右差異（**圖3a**）。病情較嚴重的案例則可觀察到殘存的尾狀核部分呈橢圓形（egg shape），殼核部分則幾乎看不到（**圖3b**）。

為了計算出半定量性指標，必須選出並重疊幾張能見度最高的斷層影像，將興趣區域設定於紋狀體（尾狀核和殼核）和枕葉，以求出興趣領域中的吸收程度（counts per minute/voxel）（**圖4**）。接著由下方公式求得V3”[7]，並在平衡狀態下直接求出與DAT密度的比例。

紋狀體V3” ＝ 特異性結合／非置換性結合
＝ [紋狀體吸收量－枕葉吸收量]／枕葉吸收量

設定於尾狀核、殼核等2～3處的興趣區域，同樣可用V3”的公式來計算。於同一受試者重複進行SPECT掃描時，V3”的再測信度（test-retest variability）約為10%左右[8]。

老化之影響

一般人紋狀體中的DAT會隨著年齡增長而減少。一項研究以18歲到83歲的45位健康受試者（男性23位、女性22名）為對象，實施[123I] FP-CIT SPECT的結果發現，紋狀體V3”的平均值為2.55±0.47（平均±標準差），而紋狀體V3”值隨著年齡增長的下降率為每10年減低約4.1%（**圖5**，$p<0.001$）[8]。整

體來說女性的紋狀體V3”值較男性高（$p<0.012$）。因此在進行帕金森氏病的診斷時，應參考對應患者年齡的正常對照數據，且最好也考慮性別因素的影響。

藥物的影響

對帕金森氏病患者中長期投予L-DOPA、甲磺酸培高利特（Pergolide，一種多巴胺作用劑）、巴可癒錠(Selegiline)等抗帕金森病藥後，觀察紋狀體DAT結合度變化的研究中，有些報告發現並無變化，有些則指出結合度有增加或減少的情形，並無定論[10，11]；而且即使是指出有變化的研究，也只顯示了輕微的變化。由此可知在大致判斷黑質紋狀體多巴胺神經元是否發生病變時，抗帕金森病藥的服用並不太會帶來影響，因此在進行DAT SPECT檢查時，不需要停止服用抗帕金森病藥。

另一方面，選擇性血清素再吸收抑制劑則可能會顯著影響視丘和中腦對[^{123}I] β-CIT及[^{123}I] FP-CIT的吸收[3，5]。

帕金森氏病

對於單側出現帕金森氏症患者進行DAT SPECT的研究指出，其兩側紋狀體V3”已呈現偏低的情形（**圖6**）[12，13]。上述針對單側帕金森氏症的研究也發現，從帕金森氏病病患的DAT SPECT來看，紋狀體V3”和正常者相比約降低60%時，便會出現帕金森氏病狀。

小叮嚀Pitfall

若罹患帕金森氏病，紋狀體（尤其是殼核部分）的DAT一定會減少。然而在進行治療帕金森氏病的多巴胺作用劑臨床試驗時，被專科醫師診斷為帕金森氏病初期的患者中，發現約有10～15%的案例其[^{123}I] β-CIT SPECT或[^{18}F] fluoro-L-DOPA PET的影像是正常的[26]。像這樣被專科醫師診斷為帕金森氏病，但影像檢查中未發現黑質紋狀體多巴胺神經元有異常的現象，稱為Scans Without Evidence of Dopamine Deficiency（SWEDDs）。至少有一部分SWEDDs的案例並不屬於帕金森氏病患者，而是罹患肌張力異常性顫抖等其他疾病。

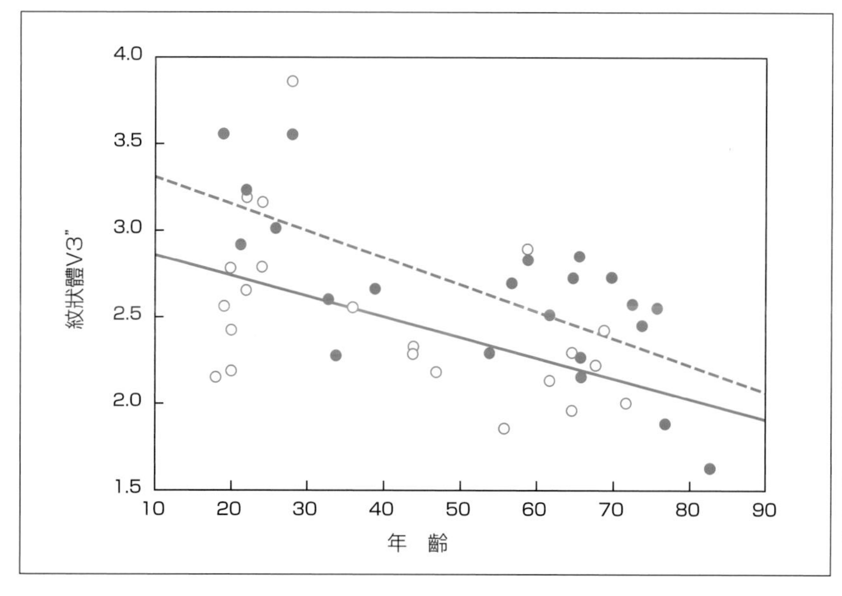

圖5 年齡和性別對多巴胺轉運體的影響

Lavalaye等人[8]以18歲到83歲的45名健康人（男性23名、女性22名）為對象進行[^{123}I] FP-CIT SPECT，以探討年齡及性別對紋狀體V3”的影響。圖中實心圓點表示女性，虛線為女性數據的迴歸線；空心原點則表示男性，直線為男性數據的迴歸線。

（改編自文獻8的圖1）

圖6　單側帕金森氏症患者紋狀體DAT的結合度偏低

Filippi等人[13]以18位健康人（男性9名、女性9名，平均61.6±8.4歲）和29位單側帕金森氏症患者（男性16名、女性13名，平均61.6±8.4歲）為對象，實施[123I] FP-CIT SPECT，以求得左右尾狀核及殼核的V3"值。

a：單側帕金森氏症患者出現症狀的對側尾狀核及殼核V3"值和健康對照組相比，各降低了34%和43%。

b：和帕金森氏病狀同側，也就是無病變側的尾狀核及殼核V3"值和健康對照組相比，也各降低了28%和33%。

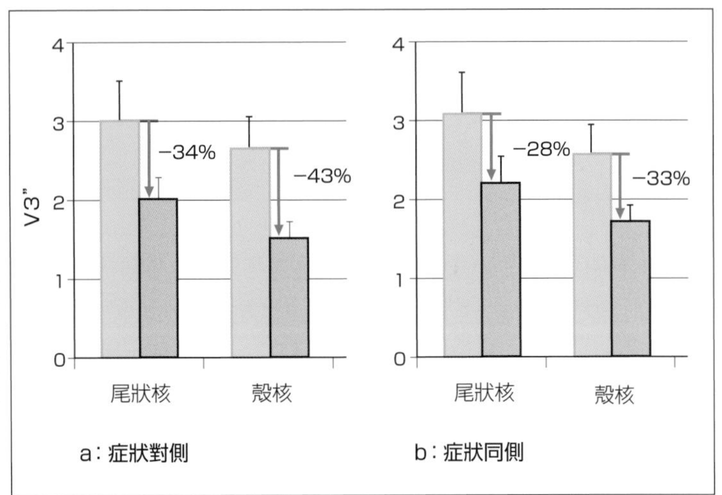

帕金森氏病的嚴重度越高，紋狀體（尤其是殼核）的V3"降低的程度越多。若將帕金森氏病狀分為僵住不動、肌肉強直、身體中軸／步行困難、顫抖等四類，那麼殼核的V3"偏低和前三種症狀具相關性，和顫抖的嚴重度則無關[14]。

此外，某研究利用DAT SPECT對帕金森氏病患者進行以年為單位的時間變化測量，結果發現紋狀體V3"降低的速率約為每年5～7%[15]。帕金森氏病初期的紋狀體V3"降低幅度較大，隨著病程進行而減少，呈現指數函數性的降低[15]。帕金森氏病患者紋狀體V3"降低的速度約為健康成人的數倍～10倍。

＋ONE

以帕金森氏病患者為對象的Pramipexole（一種多巴胺作用劑）臨床試驗（CALM-PD study）中，將[123I] β-CIT SPECT作為黑質紋狀體的生物標記物，結果發現在接受Pramipexole 治療46個月後，帕金森氏病患者組（n=33）其[123I] β-CIT的紋狀體V3"隨時間下降的程度為16.0±13.3%，以L-DOPA治療46個月後的帕金森氏病患者組（n=32）為25.5±14.1%，兩者和基線相比皆有顯著差異（p<0.01）。這可能是因為Pramipexole對黑質緻密部的多巴胺神經元具神經保護作用，或L-DOPA產生了神經毒性作用。然而，上述兩個實驗組中，接受L-DOPA治療者的運動症狀改善程度較接受Pramipexole治療者來得佳。

另一項臨床試驗（REAL-PET study）則是以帕金森氏病患者為對象，將[18F] fluro-L-DOPA PET作為生物標記物，比較其接受Ropinirole（一種多巴胺作用劑）和L-DOPA的效果。治療開始24個月後，L-DOPA治療組（-20.3%，n=59）對[18F] fluro-L-DOPA的吸收程度和Ropinirole治療組（-13.4%，n=68）相比顯著較低（p<0.022），然而L-DOPA治療組在運動症狀的改善方面較為顯著。

上述兩項臨床試驗的共同問題是臨床症狀和影像資料並不一致。長期投予多巴胺作用劑和L-DOPA利用什麼樣的機制調節DAT的出現，目前尚不清楚，多巴胺作用劑治療組和L-DOPA治療組之間的影像數據差異並沒有反映多巴胺神經元數量上的差異，或許只純粹反映了這些藥物的藥效差異。目前大多認為DAT造影和[18F] fluro-L-DOPA PET不適合用來檢測抗帕金森症藥的神經保護作用[10]。

原發性顫抖

除了一些例外，原發性顫抖症患者的紋狀體V3”通常是正常的。在歐洲進行的一項臨床試驗以158位帕金森氏病或類似疾病（多發性系統症、進行性核上麻痺）、27位原發性顫抖症、35位健康成人為對象，執行[^{123}I] FP-CIT SPECT檢查[16]。結果發現帕金森氏病或類似疾病的158位患者中，有154位（97%）患者被判定為紋狀體與多巴胺結合異常。全部27位（100%）本質性顫抖症患者及35位健康成人受試者中的34位（97%）被判定為正常。

多發性系統退化症、進行性核上麻痺、大腦皮質基底核退化症

多發性系統退化症、進行性核上麻痺、大腦皮質基底核退化症皆屬於黑質紋狀體多巴胺神經元變性的疾患，多呈現帕金森氏症狀，臨床上較難與帕金森氏病區別。這些疾患在DAT SPECT上和帕金森氏病一樣，都會觀察到紋狀體DAT減少的現象，因此使用DAT SPECT較不容易鑑別帕金森氏病和這些疾病。

另一方面，多發性系統退化症患者腦幹的血清素轉運體有減少的傾向，相對來說帕金森氏病患者腦幹的血清素轉運體則維持一定數量。腦幹對[^{123}I] β-CIT的吸收度可用來鑑別這兩種疾病[17]。所有帕金森氏病患者的[^{123}I] FP-CIT SPECT上皆可看到腦幹對放射物質的吸收，而約有半數的進行性核上麻痺患者其血清素轉運體已減少至看不見中腦的程度[18]。

路易氏體失智症

路易氏體失智症患者的DAT SPECT上可觀察到和帕金森氏病相同的紋狀體聚積度偏低。一項研究將路易氏體失智症和帕金森氏病的[^{123}I] FP-CIT分佈情形加以比較，發現路易氏體失智症患者的尾狀核出現顯著的DAT結合度偏低，帕金森氏病患者的殼核後半部則有較大的左右差異[19]。

另一方面，阿茲海默症患者的DAT SPECT通常是正常的，路易氏體失智症和阿茲海默症可利用DAT SPECT來加以區別。在使用[^{123}I] FP-CIT的跨機構第三階段試驗中，以94名probable DLB、57名possible DLB和147名非DLB失智症者為對象實施[^{123}I] FP-CIT，結果發現檢測為probable DLB的敏感度為77.7%，檢測為非DLB失智症（排除為DLB）的特異度為90.4%，診斷精確度則為85.7%[20]。

▶血管性帕金森氏症
血管性帕金森氏症的帕金森氏症狀在下半身較為明顯，有拖足而行、抗帕金森症藥對其缺乏效果等情形，可觀察到以大腦基底核為主的多發性腦梗塞、大腦白質上大範圍的病灶，並出現認知功能障礙等。

▶藥物性帕金森氏症
由抗精神病藥物、止吐劑等具有多巴胺D_2受體阻斷作用的藥物副作用引發帕金森氏症狀，稱為藥物性帕金森氏症。

▶心因性帕金森氏症
會出現和帕金森氏病相當類似的顫抖、步行困難等症狀。

血管性帕金森氏症

血管性帕金森氏症患者紋狀體上的DAT結合度仍保持正常，即使有偏低也相當輕微[21]，或呈現左右對稱性偏低等特徵[22]。

藥物性帕金森氏症

大多數藥物性帕金森氏症患者紋狀體的DAT結合度皆判定為正常[23]，可利用DAT SPECT來和帕金森氏病加以區別。臨床上被診斷為藥物性帕金森氏症、紋狀體V3”偏低的案例則可能潛藏帕金森氏病或類似疾患的風險。

心因性帕金森氏症

心因性帕金森氏症患者的DAT SPECT上呈現正常的紋狀體聚積[24]。

結語

日本在幾年內將[^{123}I] FP-CIT引進市場的可能性已越來越高。期盼DAT造影能夠提升帕金森氏病及類似疾患的診斷精確度，利於醫師制定適當的治療方針。

（篠原 仁）

◆文獻

1）Uhl GR : Dopamine transporter: basic science and human variation of a key molecule for dopaminergic function, locomotion, and parkinsonism. Mov Disord, 18, Suppl 2: S71-S80, 2003.
2）Alvarez-Fischer D, Blessmann G, Trosowski C, et al : Quantitative [^{123}I] FP-CIT pinhole SPECT imaging predicts striatal dopamine levels, but not number of nigral neurons in different mouse models of Parkinson’s disease. Neuroimage, 38: 5-12, 2007.
3）Laruelle M, Baldwin RM, Malison RT, et al : SPECT imaging of dopamine and serotonin transporters with [^{123}I] β-CIT: pharmacological characterization of brain uptake in nonhuman primates. Synapse, 13: 295-309, 1993.
4）Booij J, Habraken JBA, Bergmans P, et al : Imaging of dopamine transporters with iodine-^{123}-FP-CIT SPECT in healthy controls and patients with Parkinson’s disease. J Nucl Med, 39: 1879-1884, 1998.
5）Ziebell M, Holm-Hansen S, Thomsen G, et al : Serotonin transporter in dopamine transporter imaging: A head-to-head comparison of dopamine transporter SPECT radioligands ^{123}I-FP-CIT and ^{123}I-PE2I. J Nucl Med, 51: 1885-1891, 2010.
6）Kung MP, Stevenson DA, Plossl K, et al : [^{99m}Tc] TODAT-1: a novel technetium-^{99m} complex as dopamine transporter imaging agent. Eur J Nucl Med, 24: 372-380, 1997.
7）Laurelle M, Wallace E, Seibyl JP, et al : Graphical, kinetic, and equilibrium analyses of in vivo [^{123}I] β-CIT binding to dopamine transporters in healthy human subjects. J Cereb Blood Flow Metab, 14: 982-994, 1994.
8）Lavalaye J, Booij J, Reneman L, et al : Effect of age and gender on dopamine transporter

imaging with [^{123}I] FP-CIT SPECT in healthy volunteers. Eur J Nucl Med, 27: 867-869, 2000.

9) Colloby SJ, Williams ED, Burn DJ, et al : Progression of dopaminergic degeneration in dementia with Lewy bodies and Parkinson’ s disease with and without dementia assessed using ^{123}I-FP-CIT SPECT. Eur J Nucl Med Mol Imaging, 32: 1176-1185, 2005.

10) Ravina B, Eidelberg D, Ahlskog JE, et al : The role of radiotracer imaging in Parkinson disease. Neurology, 64: 208-215, 2005.

11) Schillaci O, Perantozzi M, Filippi L, et al : The effect of levodopa therapy on dopamine transporter SPECT imaging with ^{123}I-FP-CIT in patients with Parkinson’ s disease. Eur J Nucl Med Mol Imaging, 32:1452-1456, 2005.

12) Marek KL, Seibyl JP, Zoghbi SS, et al : [^{123}I] β-CIT/SPECT imaging demonstrates bilateral loss of dopamine transporters in hemi-Parkinson’ s disease. Neurology, 46: 231-237, 1996.

13) Filippi L, Manni C, Pierantozzi M, et al : ^{123}I-FP-CIT semi-quantitative SPECT detects preclinical bilateral dopaminergic deficit in early Parkinson’ s disease with unilateral symptoms. Nucl Med Commun, 26: 421-426, 2005.

14) Shinotoh H, Uchida Y, Hattori T, et al : Relationship between striatal [^{123}I] β-CIT binding and four major clinical signs in Parkinson’ s disease. Ann Nucl Med, 14: 199-203, 2000.

15) Schwarz J, Storch A, Koch W, et al : Loss of dopamine transporter binding in Parkinson’ s disease follows a single exponential rather than linear decline. J Nucl Med, 45: 1694-1697, 2004.

16) Benamer TS, Peeterson J, Grosset DG, et al : Accurate differentiation of parkinsonism and essential tremor using visual assessment of [^{123}I] FP-CIT SPECT imaging: the [^{123}I] -FP-CIT study group. Mov Disord, 15: 503-510, 2000.

17) Scherfler C, Seppi K, Donnemiller E, et al : Voxel-wise analysis of [^{123}I] β-CIT SPECT differentiates the Parkinson variant of multiple system atrophy from idiopathic Parkinson’ s disease. Brain, 128: 1605-1612, 2005.

18) Roselli F, Pisciotta NM, Pennelli M, et al : Midbrain SERT in degenerative Parkinsonisms: A ^{123}I-FP-CIT SPECT study. Mov Diosrd, 25: 1853-1859, 2010.

19) Walker X, Costa DC, Walker RWH, et al : Striatal dopamine transporter in dementia with Lewy bodies and Parkinson disease: a comparison. Neurology, 62: 1568-1572, 2004.

20) McKeith I, O’Brien J, Walker Z, et al : Sensitivity and specificity of dopamine transporter imaging with ^{123}I-FP-CIT SPECT in dementia with Lewy bodies: a phase Ⅲ, multicentre study. Lancet Neurol, 6: 305-313, 2007.

21) Gerschlager W, Bencsits G, Pirker W, et al : [^{123}I] beta-CIT SPECT distinguished vascular parkinsonism from Parkinson’ s disease. Mov Disord, 17:518-523, 2002.

22) Zijlmans JC, Evans A, Fontes F, et al : [^{123}I] FP-CIT SPECT study in vascular parkinsonism and Parkinson’ s disease. Mov Disord, 22: 1278-1285, 2007.

23) Diaz-Corrales FJ, Sanz-Viedma S, Garcia-Solis D, et al : Clinical features and ^{123}I-FP-CIT SPECT imaging in drug-induced parkinsonism and Parkinson’ s disease. Eur J Nucl Med Mol Imaging, 37:556-564, 2010.

24) Gaig C, Mart MJ, Tolosa E, et al : ^{123}I-Ioflupane SPECT in the diagnosis of suspected psychogenic Parkinsonism. Mov Disord, 21:1994-8, 2006.

25) McKeith IG, Dickson DW, Emre M, et al : Diagnosis and management of dementia with Lewy bodies: Third report of the DLB consortium. Neurology, 65: 1863-1872, 2005.

26) Schwingenschuh P, Ruge D, Edwards MJ, et al : Distinguishing SWEDDs patients with asymmetric resting tremor from Parkinson’ s disease: a clinical and electrophysiological study. Mov Disord, 25: 560-569, 2010.

利用腦血流SPECT測量神經傳達機能 3.正腎上腺素轉運體（MIBG）

前言

[^{123}I] meta-iodobenzylguanidine（MIBG）具有類似胍乙啶（guanethidine）的結構式，為正腎上腺素（NA）的衍生物，可和NA一樣在交感神經末端進行吸收、貯存、釋放等作用[1)]。[^{123}I] MIBG心肌顯像可判定屬於交感神經節後纖維的的心臟交感神經是否發生病變，因此可用來判定一開始伴隨各種心臟疾病發生的局部交感神經病變、褐色細胞瘤（庫欣氏症）等。

近年來有報告指出，帕金森氏病（PD）和路易氏體失智症（DLB）等路易氏體疾病患者的MIBG聚集低下，可用來和其他帕金森氏症、本質性顫抖症（ET）、阿茲海默症（AD）加以區分[2-10)]。此外，筆者的研究團隊也發現路易氏體疾病患者的心臟交感神經出現變性、去神經化等病變，是造成前述MIBG聚集低下的病理依據[11，12)]。有鑒於造成MIBG聚集低下的病理形態上的原因已獲得證實，應可將MIBG聚集低下作為診斷路易氏體疾病時信賴度較高的一項生物標記物。

本章節將針對PD和其他帕金森氏症、失智症的MIBG心肌顯像檢查作一介紹，並詳細解說造成路易氏體疾病患者MIBG聚集低下的病理形態上的因素，最後也會說明MIBG心肌顯像在臨床上的意義。

▶路易氏體疾病
神經元或神經軸突上出現路易氏體的疾病稱為路易氏體疾病，包括帕金森氏病（PD）、伴隨失智症狀的PD（PDD）和路易氏體失智症（DLB）。

小叮嚀Pitfall

MIBG影像的處理和解讀

在設定ROI時，可手動或沿心臟長軸圍出一橢圓區域（紅○），上縱隔上部儘量不要和甲狀腺重疊，而設定為縱向較長的長方形（藍□）（**右圖**）。另外，H/M比的正常值會依γ射線掃描儀的機種、準直儀的種類而有所差異，因此各機構應事先設定好正常值。一般來說，使用中能量準直儀時，正常值為2.6～3.4，低能量準直儀則為2.0～2.6左右。以SPECT（single photon emission computed tomography）影像觀察時，正常的心臟下壁也可能有聚積度偏低的情形，需特別注意。

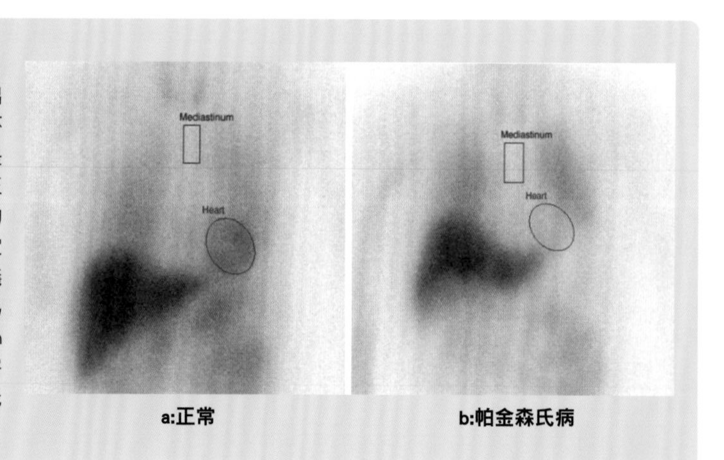

a:正常　b:帕金森氏病

帕金森氏症的MIBG心肌顯像[13)]

❖帕金森氏病（PD）

●帕金森氏病的MIBG心肌顯像

80～90%左右的PD患者其早期影像和延遲影像皆會出現MIBG聚集低下的情形，大多數的Planar正面影像、SPECT影像幾乎無聚集，這在發病早期是正常的。MIBG聚集在延遲影像中是偏低的，且會隨著時間逐漸下降，而示蹤劑排出率也大多會升高。一項研究指出，利用MIBG將400名帕金森氏症患者與PD鑑別時，其早期影像的敏感度／特異度為81.3%／85%，延遲影像為84.3%／89.5%。此外，整合分析（meta-analysis）的結果顯示，鑑別PD患者（1076名）和其他出現帕金森氏症者（779名）時，MIBG的敏感度／特異度為88%／85%[14)]。

●和臨床症狀、檢查結果等的相關性

運動症狀的相關性：根據多數病例的報告顯示，Hoehn-Yahr（H-Y）的分期和H/M比多呈負相關，且和顫抖症狀明顯者相比，此相關性在姿勢反射異常明顯者較低。我們發現，93% H-Y分期III以上的患者有MIBG聚集低下的情形。因此，若具姿勢反射異常的帕金森氏症患者的MIBG聚積度未降低，便需考慮可能罹患PD以外的疾病。相反地，H-Y I、II期的輕度患者其MIBG分佈也可能是正常的，因此即使發病早期、輕度案例的MIBG聚積度正常，也不能否定有罹患PD的風險。此時若觀察病程經過，可發現平均每2年聚集度便顯著降低，且多從心臟下壁或側壁開始。

罹病時間長短、年齡的相關性：有報告指出，MIBG所見和罹病時間長短無關，H/M比和年齡則呈負相關（高齡發病案例的H/M比較低）。在對許多案例進行深入探討後發現，以MIBG診斷發病3年內的PD患者時，其早期影像的敏感度／特異度為76.0%／83.9%，延遲影像為73.3%／87.5%；發病3年以上的早期影像為83.5%／89.8%，延遲影像為90.1%／89.8%。

和自律神經功能檢查的相關性：大多數有姿勢性低血壓的案例其H/M比值較無此症狀的案例來得低[3, 4)]。一般來說，MIBG的異常檢出率較各種自律神經功能檢查高[3)]。

心機能：H/M比偏低的案例在休息時和非負荷時的心臟超音波圖上並未明顯的心臟功能偏低，且並未發現心律不整等臨床問題[3)]。最近發現，心臟選擇性高的β1阻斷劑Dobutamine在負荷試驗下證明了去神經敏感的現象，血壓上升度和H/M比則呈顯著的負相關[15)]。

▶Hoehn-Yahr的嚴重度分類

根據此分類，可將PD運動症狀的嚴重度分為等級I的「障礙僅出現於單側」到等級V的「若無他人協助則躺床不起，或生活中全依賴輪椅」等五個分期。

▶H/M比

量性判定MIBG聚集度的方法是在Planar正面影像中的心臟（H）和上縱隔（M）處設定感興趣區域（region of interest，ROI），求出相當於背景的上縱隔ROI平均計數比例（H/M）（請參閱左頁「小叮嚀」圖）。

❖應和PD加以鑑別的疾病

研究指出，出現MIBG聚集低下的案例約佔多發性系統退化症患者的0～50%，和PD相比MSA的H/M比顯著偏高。PD和MSA在MIBG聚集度上的差異如下：MSA自律神經病變的主要病灶位於腦部和脊髓，相對地PD腦部還外加交感神經節後纖維病變，因此在評估交感神經節後纖維病變的MIBG心肌顯像上，

▶家族型帕金森氏病

因基因突變而發病的PD約佔所有PD案例的5～10%。到目前為止已定位出PARK1到16的16個基因座（PARK1和PARK4是一樣的）和11個基因。

只有PD才會觀察到MIBG聚集低下的情形。而其他類似疾病如進行性核上麻痺（PSP）、皮質基底核退化症（CBD）、ET、血管性帕金森氏症等的MIBG幾乎都是正常的。另一方面，屬於家族性PD的PARK2（因*parkin*基因異常而發病的家族性PD）[16]（**圖2j**）和在日本出現的PARK8（因*LRRK2*基因異常而發病的家族性PD）[17]，在MIBG上通常無異常，因此對L-DOPA有反應的帕金森氏症患者若在臨床上病程較長，但MIBG聚積度為正常時，即使不清楚其遺傳史，也應考慮罹患PARK2、PARK8等的可能性。

失智症的MIBG心肌顯像[13]

❖路易氏體失智症（DLB）和其他失智症的比較探討

●和AD的鑑別

DLB和PD一樣有MIBG聚集度偏低的情形，故可用來和AD加以區分[9,10]。Watanabe等人以11名DLB患者、10名AD患者和10名控制組（C）為對象探討MIBG的聚集度，結果早期影像／延遲影像的H/M比各為DLB 1.4±0.2 / 1.2±0.2、AD 2.3±0.2 / 2.4±0.2、控制組2.4±0.1 / 2.4±0.2，可知DLB和控制組與AD組相比，MIBG聚集度明顯偏低[9]。

●額顳葉型失智症（frontotemporal dementia: FTD）

DLB患者除了失智症狀外，也可觀察到帕金森氏症。另一方面，報告指出FTD和DLB一樣可觀察到失智症和帕金森氏症，故兩者在臨床上不易鑑別。最近則發現FTD仍維持一定的MIBG聚集度，可用來和DLB加以區分[18]。

●和其他失智症的鑑別

最近一項整合分析研究顯示，鑑別152名DLB患者和194名其他失智症患者時的敏感度／特異度為98%／94%[19]。

❖和臨床症狀的相關性

有帕金森氏症和無帕金森氏症的DLB患者皆有MIBG聚集低下的情形，相較於AD和控制組則呈顯著偏低。而相較於PD，DLB的H/M比顯著偏低，從H-Y第I期開始就有MIBG偏低的情形，故和DLB患者的運動障礙程度無關。此外，對於幻視、認知功能改變、帕金森氏症、對抗精神病藥物的過敏反應、姿勢性低血壓等的有無是否和MIBG聚集度有關進行進一步探究後發現，有姿勢性低血壓的患者其MIBG聚集度呈偏低狀態。

❖和其他檢查結果的相關性

鑑別AD和DLB時，MIBG聚集低下的指標和腦血流閃爍造影上顯示枕葉血流降低相比，具有較高的敏感度和特異度，而組合使用兩者可提升診斷的精確度。此外，MIBG也具有較脊髓液Aβ42和磷酸化tau蛋白更高的診斷價值。

❖本研究團隊的研究結果

圖1為以226名PD患者為對象，根據H-Y stage分期分為第I期48名、第II期31名、第III期98名、第IV期35名、第V期14名、H-Y第I、II期早期PD 79名、DLB 34名、PAF 4名、MSA 24名、PSP 20名、CBD 20名、AD 33名、疾病控制組（C）14名，並對各組的H/M比（早期影像）進行比較探討[20]。早期影像／延遲影像的H/M比各為PD 1.72±0.33 / 1.54±0.35、H-Y第I、II期PD 1.90±0.36 / 1.73±0.34、DLB 1.56±0.21 / 1.40±0.23、PAF（1.29/1.17、1.38/1.13、1.31/.13、1.57/1.47）、MSA 2.25±0.26 / 2.19±0.29、PSP 2.29±0.30 / 2.11±0.30、CBD 2.35±0.40/ 2.28±0.40、AD 2.41±0.35 / 2.23±0.39、控制組2.20±0.16 / 2.16±0.22。PD、H-Y第I、II期的PD、DLB的H/M比和控制組相比呈顯著偏低，PAF也偏低，但和其他疾病相比並無顯著差異。

❖路易氏體疾病、其他帕金森氏症及AD的MIBG心肌顯像影像[20]

圖2所示為控制組C（**a**）、PD（**b**）、DLB（**c**）、PAF（**d**）、MSA（**e**）、PSP（**f**）、CBD（**g**）、ET（**h**）、AD（**i**）、PARK2（**j**）的SPECT影像（長軸像）。PD（**b**）、DLB（**c**）、PAF（**d**）的MIBG聚集度顯著降低，但MSA（**e**）、PSP（**f**）、CBD（**g**）、ET（**h**）、AD（**i**）、PARK2（**j**）和控制組一樣MIBG分佈是正常的。

> **不可不知**
>
> **早期影像和延遲影像的用法**
>
> 早期影像主要用來反映心臟交感神經末梢的密度和心臟交感神經的去神經化，會受到其他三環類抗憂鬱劑等藥物引起的正腎上腺素轉運體病變、顆粒胺轉運體病變等的影響。延遲影像可在早期影像的基礎之上，反映交感神經功能，如交感神經活動亢進使開口分泌增加、正腎上腺素轉運體障礙引起再吸收減少等。延遲影像上可看到路易氏體疾病的MIBG聚集低下，因此應使用延遲影像以提升診斷的敏感度。另一方面，早期影像如前所述，可用來反映心臟交感神經末梢的密度，因此能夠推測出接近病理學真實變化的數據。

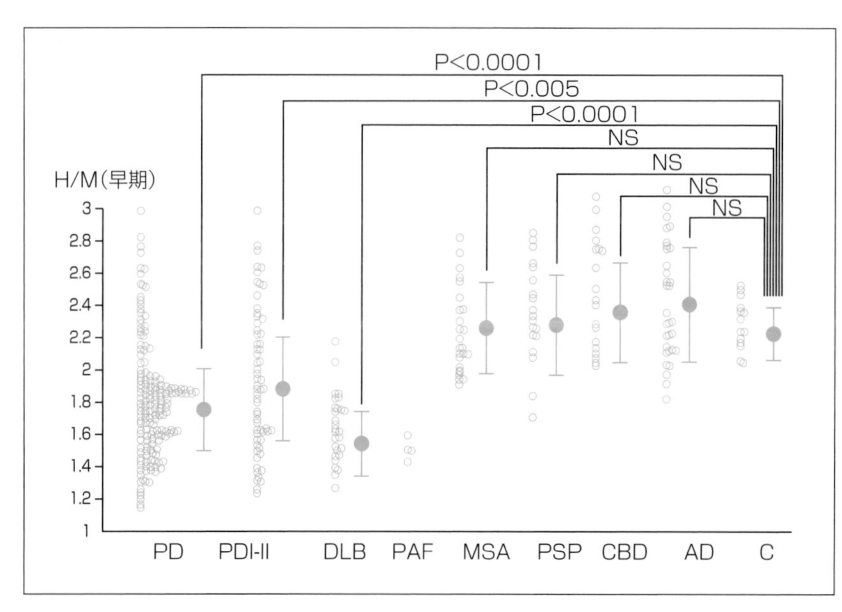

圖1　對路易氏體疾病及類似疾病H/M比的比較（早期影像）

PD、Hoehn-Yahr 第I、II期的PD、DLB的H/M比值較控制組顯著偏低，PAF也偏低，其他疾病和控制組相比則無顯著差異。PD：帕金森氏病、DLB：路易氏體失智症、PAF：單純自律神經衰竭、MSA：多發性系統退化症、PSP：進行性核上麻痺、CBD：皮質基底核退化症、AD：阿茲海默症、C：控制組

（改編引用自文獻20）

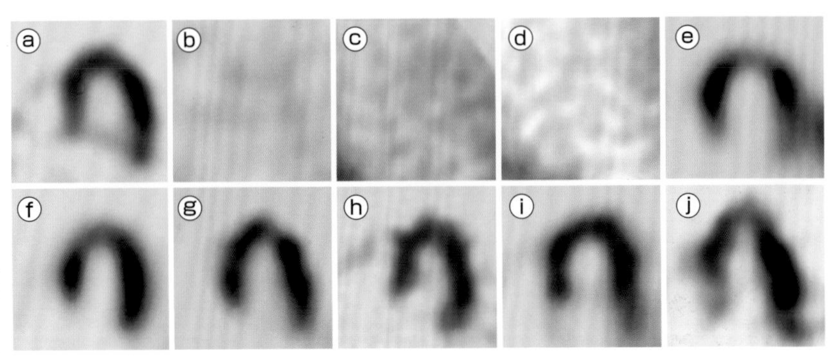

圖2 路易氏體疾病及類似疾病的心肌MIBG心肌顯像影像（SPECT早期影像的長軸面垂直剖面）

可看到PD（**b**）、DLB（**c**）、PAF（**d**）的心臟MIBG聚集度顯著偏低。另一方面，MSA（**e**）、PSP（**f**）、CBD（**g**）、ET（**h**）、AD（**i**）、PARK2（**j**）和控制組（**a**）一樣MIBG呈正常狀態。

（改編引用自文獻20）

路易氏體疾病MIBG聚集低下的病理形態學證據[12，13]

我們的研究團隊為了釐清造成路易氏體MIBG聚集低下的病理形態學根據，而對路易氏體疾病、其他帕金森氏症、AD的患者進行了死後的心臟解剖。對象包括11名PD、7名DLB、4名DLB+AD、1名PAF、8名MSA、5名PSP、1名CBD、10名AD患者和5名控制組。將左心室前壁的連續切片以抗酪氨酸羥基酶抗體（anti-tyrosine hydroxylase Ab)進行免疫染色，再以光學顯微鏡觀察，並以半定量性的方式測量心外膜神經束的TH陽性纖維數。結果顯示全部的控制組、PSP、CBD、AD和8名MSA患者中的5名有大量的TH陽性纖維。另一方面，11名PD中的10名、1名PAF、全部的DLB+AD、7名DLB中的5名其TH陽性纖維數顯著減少，另外1名PD和2名DLB則只發現少量的TH陽性纖維（**圖3**）。此外也對3名家族性PD中的PARK2患者以相同方法檢測其心外膜神經束的TH陽性纖維數，這3位患者中有1位具大量TH陽性纖維，另2位則為中量～多量，而根據神經病理學方面的檢查結果，3名皆未發現路易氏體[16]。PARK4（因α-synuclein基因重複而發病的家族性PD）患者則發現和路易氏體同時存在的嚴重心臟交感神經去神經化[21]。此外，存在路易氏體的PARK8患者可看到心臟交感神經出現變性、去神經化等病變，無路易氏體的患者其心臟交感神經則維持原狀[17]。

▶Tyrosine hydroxylase（酪胺酸羥化酶）

為合成兒茶酚胺(catecholamine)的限速酶（rate-limiting enzyme），可作為交感神經纖維的標記之一。另一方面，neurofilament（SMI-31）則作為神經纖維軸突的標記。

MIBG心肌閃爍造影的臨床意義

如前所述，於神經系統中發現路易氏體的路易氏體疾病會因心臟交感神經的變性、去神經化而有MIBG聚集低下的情形，其他帕金森氏症和AD則未發現路易氏體，且心臟交感神經也保持完好。另一方面，MSA和PSP若合併ILBD或PD則可觀察到心臟交感神經變性的異常[22]。家族性PD的PARK2並未發現路易氏體，其MIBG的聚集度正常，病理學上心臟交感神經也保持完好[16]，但有路易氏體的PARK8案例卻出現心臟交感神經變性、去神經化的現象，相對地無路易氏體的患者其心臟交感神經則維持原狀[17]。此外，PARK4的患者出現了路易氏體同時存在的嚴重心臟交感神經去神經化[21]。由此可知，可反映心臟交感神經變性的MIBG聚集低下和路易氏體的存在有著密切的相關性。目前我們認為MIBG聚集度的顯著偏低可作為路易氏體存在與否的生物標記物。然而如前所述，PD

▶ILBD

為incidental Lewy body disease的簡稱，係指生前未呈現明顯的帕金森氏症，死後解剖時卻偶然發現黑質和藍斑核處有路易氏體的病態，表示生前處於發病前PD的狀態。

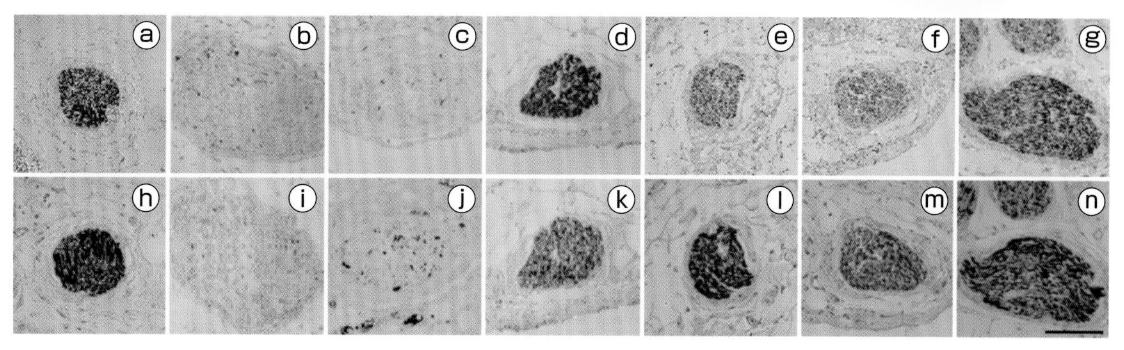

圖3　對路易氏體疾病及類似疾病患者的心外膜內神經束進行免疫染色

在控制組、MSA、PSP、CBD、AD患者發現大量的TH陽性纖維（**a，d，e，f，g**）、NF陽性纖維（**h，k，l，m，n**），PD（**b，i**）、DLB（**c，j**）患者則幾乎觀察不到上述纖維。

TH：**a, b, c, d, e, f，g**, NF: **h, i, j, k, l, m, n**

PD：**b, i, p**, DLB: **c, j, q**, MSA: **d, k, r**, PSP: **e, l, s**, CBD: **f, m, t**, AD: **g, n, u**

TH：tyrosine hydroxylase，NF：neurofilament，bar=100mm

（引用自文獻13）

早期案例和家族性PD（包括散發性案例）患者中也存在著MIBG正常者，相反地路易氏體疾病以外的疾病若合併PD，也可能呈現MIBG聚集度降低的情形，因此整體來說目前應將MIBG心肌顯像視為臨床診斷的輔助工具，在結果的解釋上必須特別謹慎。

（織茂智之）

◆文獻

1）Wieland DM, Wu J, Brown LE, et al: Radiolabeled adrenergic neuron-blocking agents: adrenomedullary imaging with [^{131}I] iodobenzylguanidine. J Nucl Med, 21:349-353,1980.

2）Yoshita M: Differentiation of idiopathic Parkinson's disease from striatonigral degeneration and progressive supranuclear palsy using iodine-123 metaiodobenzylguanidine myocardial scintigraphy. J Neurol Sci, 155:60-67,1998.

3）Orimo S, Ozawa E, Nakade S, et al: ^{123}I-metaiodobenzylguanidine myocardial scintigraphy in Parkinson's disease. J Neurol Neurosurg Psychiatry, 67:189-194,1999.

4）Satoh A, Serita T, Seto M, et al: Loss of ^{123}I-MIBG uptake by the heart in Parkinson' s disease: assessment of cardiac sympathetic denervation and diagnostic value. J Nucl Med, 40:371-375,1999.

5）Braune S, Reinhardt M, Schnitzer R, et al: Cardiac uptake of [^{123}I] MIBG separates Parkinson's disease from multiple system atrophy. Neurology, 53:1020-1025,1999.

6）Taki J, Nakajima K, Hwang EH, et al: Peripheral sympathetic dysfunction in patients with Parkinson's disease without autonomic failure is heart selective and disease specific. Eur J Nucl Med, 27:566-573,2000.

7）Druschky A, Hilz MJ, Platsch G, et al: Differentiation of Parkinson's disease and multiple system atrophy in early disease by means of I-123-MIBG-SPECT. J Neurol Sci, 175:3-12,2000.

8）Orimo S, Ozawa E, Nakade S, et al: [^{123}I] MIBG myocardial scintigraphy differentiates corticobasal degeneration from Parkinson's disease. Intern Med, 42:127-128,2003.

9）Watanabe H, Ieda T, Katayama T, et al: Cardiac ^{123}I-meta-iodobenzylguanidine（MIBG）uptake in dementia with Lewy bodies: comparison with Alzheimer's disease. J Neurol Neurosurg Psychiatry, 70:781-783,2001.

10) Yoshita M, Taki J, Yamada M: A clinical role for[^{123}I] MIBG myocardial scintigraphy in the distinction between dementia of the Alzheimer's-type and dementia with Lewy bodies. J Neurol Neurosurg Psychiatry, 71:583-588,2001.
11) Amino T, Orimo S, Itoh Y, et al: Profound cardiac sympathetic denervation occurs in Parkinson disease. Brain Pathol, 15:29-34,2005.
12) Orimo S, Amino T, Itoh Y, et al: Cardiac sympathetic denervation precedes neuronal loss in the sympathetic ganglia in Lewy body disease. Acta Neuropatol, 109:583-588,2005.
13) 織茂智之：3. 影像診斷總論3) MIBG。臨床放射線，6: 543-557，2010。
14) Treglia G, Cason E, Stefanelli A, et al: MIBG scintigraphy in differential diagnosis of Parkinsonism: a meta-analysis. Clin Auton Res, 2011; DOI:10.1007/s10286-011-0135-5.
15) Nakamura T, Hirayama M, Ito H, et al: Dobutamine stress test unmasks cardiac sympathetic denervation in Parkinson's disease. J Neurol Sci, 263:133-138,2007.
16) Orimo S, Amino T, Yokochi M, et al: Preserved cardiac sympathetic nerve accounts for normal cardiac uptake of MIBG in PARK2. Mov Disord, 20:1350-1355,2005
17) 氏家幸子、荻野裕、織茂智之等：患有遺傳性帕金森氏病的相模原家譜（PARK8）—中樞神經病理檢查所見和心臟交感神經的關係。第49屆日本神經學會總會論文抄錄集，323，2008。
18) Novellino F, Bagnato A, Salsone M, et al: Myocardial （123）I-MIBG scintigraphy for differentiation of Lewy Bodies Disease from FTD. Neurobiol Aging Jan, 8,2009.
19) Treglia G, Cason E: Diagnostic Performance of Myocardial Innervation Imaging Using MIBG Scintigraphy in Differential Diagnosis between Dementia with Lewy Bodies and Other Dementias: A Systematic Review and a Meta-Analysis.J Neuroimaging, 2010; DOI: 10.1111/j.1552-6569.2010.00532.x.
20) 織茂智之：MIBG心肌顯像。內科，99: 836-839，2007。
21) Orimo S, Uchihara T, Nakamura A, et al: Cardiac sympathetic denervation in Parkinson's disease linked to SNCA duplication. Acta Neuropathol, 116:575-577, 2008.
22) Nagayama H, Yamazaki M, Ueda M, et al: Low myocardial MIBG uptake in multiple system atrophy with incidental Lewy body pathology: an autopsy case report. Mov Disord, 23:1055-1057,2008.

腦核醫學檢查的臨床應用
：腦PET檢查

利用PET測量腦循環代謝

腦能量代謝的重要性

腦部的基礎代謝需消耗大量的氧氣和葡萄糖，藉由氧化磷酸化的過程產生adenosine triphosphate（ATP）。ATP可作為神經細胞膜上離子主動運輸所需的動能，和靜止膜電位的維持有關，並誘發動作電位而使神經得以傳遞訊息。血流降低造成使葡萄糖和氧氣供應不足時，會使神經細胞活動陷入危機。由腦部循環供應的氧氣和葡萄糖總量與組織內消耗費量可經由正子核種與正子斷層掃描儀（positron emission computed tomography，PET）來進行定量的測量。尤其在發生腦灌注壓改變的病態時，PET更可用來評估與循環調節和組織代謝有關的各種生理性指標。

測量腦部循環氧代謝的PET用核種與聚積原理

使用^{15}O的PET可測量的主要指標包括腦血流量（cerebral blood flow，CBF）、大腦氧代謝率（cerebral metabolic rate of oxygen，$CMRO_2$）、氧萃取分率（oxygen extraction fraction，OEF）、腦血容量（cerebral blood volume，CBV）等。而CBF/CBV比則可進一步地作為腦灌注壓的指標，能夠計算出反映腦循環儲備能力的腦血流儲備量。測量時使用的正子核種為^{15}O，其輻射能的物理半衰期很短，只有2分鐘，因此必須在特殊設施內經由迴旋加速器的核反應生成^{15}O。^{15}O是由^{14}N（d，n）^{15}O反應所生成，會轉化為$C^{15}O_2$、$^{15}O_2$、$C^{15}O$等形態，並以氣體的形式被吸收。此外，$^{15}O_2$氣體或$C^{15}O_2$氣體藉由觸媒和柱內的氫氣反應會形成$H_2{}^{15}O$，靜脈注射後則在體內呈現與天然水分子相同的動態。

使用之^{15}O氣體和$H_2{}^{15}O$在肺泡及腦部的體內動態及測量指標的組合如**圖1**所示。用來測量CBF的$C^{15}O_2$氣體在碳酸酐酶的作用下於肺泡和水產生^{15}O交換反應，而轉換為$H_2{}^{15}O$。$H_2{}^{15}O$會隨著血流到達腦部，從微血管擴散分佈於組織，再從小動脈排出以維持微血管內的濃度平衡。而省略在肺部進行^{15}O交換反應，從一開始就以$H_2{}^{15}O$的形式進行靜脈注射的方法也同樣可以用來測量CBF。計算OEF和$CMRO_2$時使用的$^{15}O_2$氣體在肺泡和血液中的血紅素（Hb）結合，形成$Hb^{15}O_2$，另外一部分則物理性地溶解於血漿中並運送至腦部。$Hb^{15}O_2$受到動脈血氧分壓變化的影響，從Hb解離出來後會擴散至腦組織。$^{15}O_2$會和由葡萄糖的氧化磷酸化過程生成的氫離子反應，形成代謝水$H_2{}^{15}O$，再隨小動脈排出。$C^{15}O$在肺泡中則和Hb穩定結合成$HbC^{15}O$，不會擴散至腦部，而留在血管內並循環至全身，可用來計算作為腦血管床容積指標的CBV。

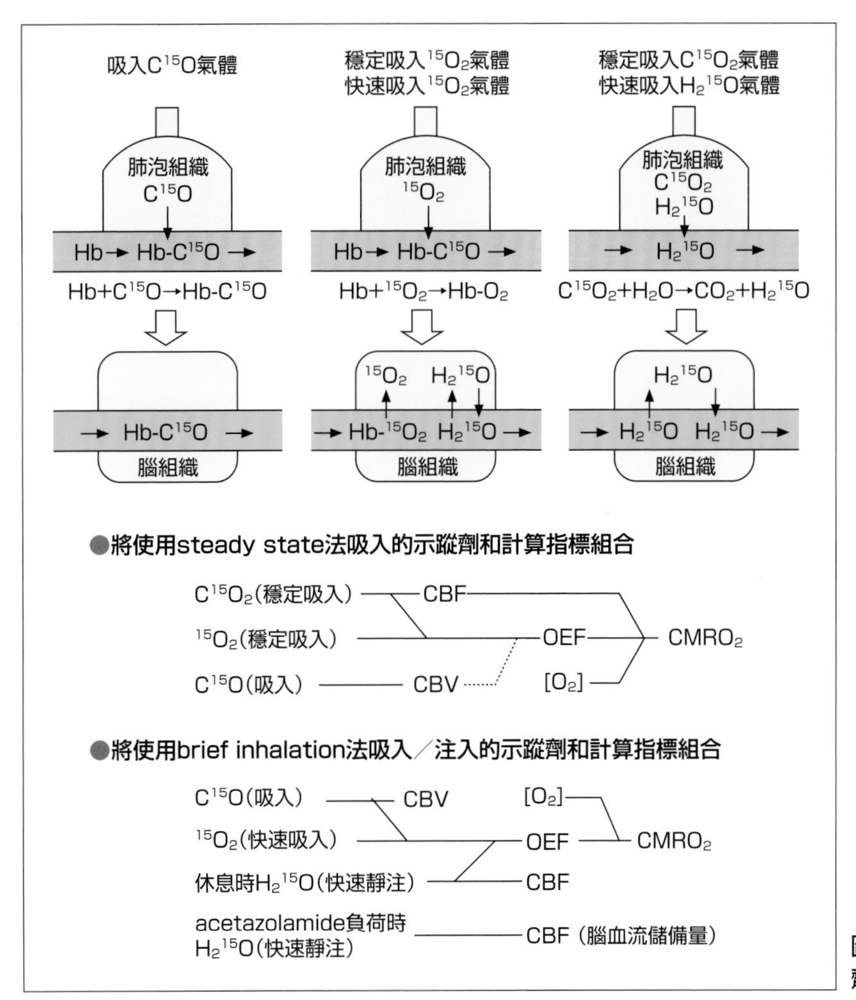

圖1 ^{15}O氣體及$H_2{}^{15}O$等示蹤劑的體內動態和測量指標

腦部循環代謝的主要定量測量法

欲定量測量腦部循環代謝時，可將投入體內的示蹤劑的輻射能濃度作為注入函數，參考區劃模式（compartment model）追蹤放射性物質的動態，以計算出每單位時間和單位重量的分佈量、代謝率和變化率。為了決定注入函數，可在攝影時進行動脈採血，以測量血中的輻射能濃度。其中較具代表性的測量方法有穩定吸入平衡法（steady state法）[1]和$^{15}O_2$氣體的急速吸入法（brief inhalation）[2]。

❖steady state法

進行steady state法時，使受檢者穩定地吸入由面罩所供應的定量$^{15}O_2$氣體和$C^{15}O_2$氣體，並持續10～12分鐘，在達到腦內輻射能濃度平衡狀態時，於5～10分鐘內進行攝影。吸入$C^{15}O$氣體1～2分鐘後停止供應氣體，並在4分鐘內測量以一定比例衰減的腦內輻射能濃度。執行多次的動脈採血以用於注入函數。吸入$C^{15}O_2$氣體後局部腦血流量（regional CBF: rCBF（mL/100g/min））的計算

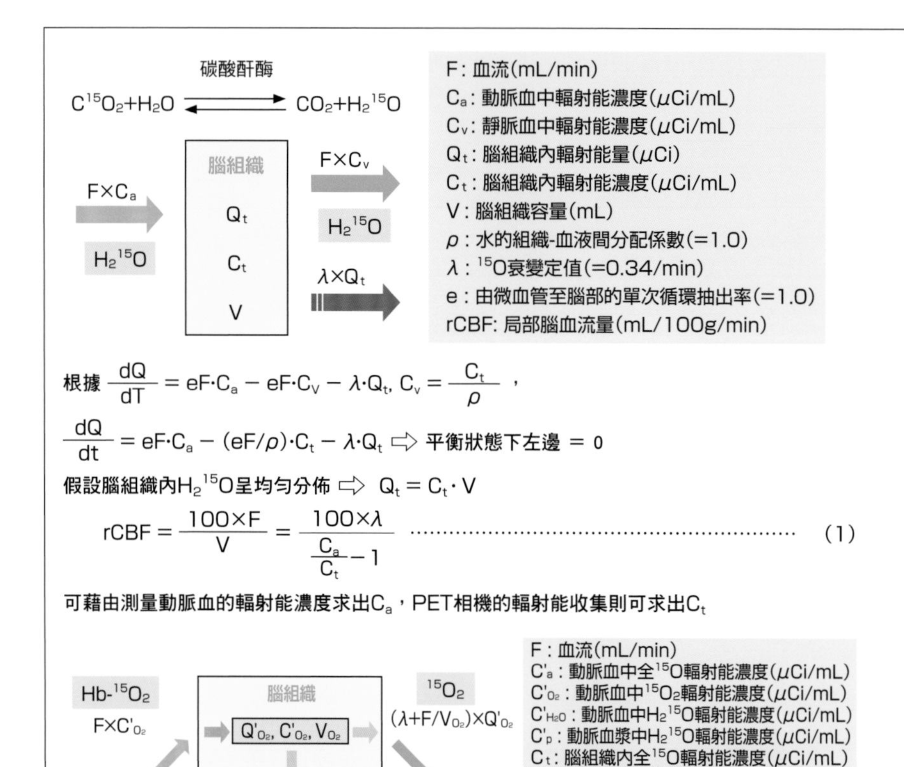

圖2 使用steady state法定量測量局部腦循環氧氣代謝

係根據腦和動脈血的雙區劃模式，其條件為到達微血管的$H_2{}^{15}O$需瞬間擴散至腦部，且相對於供應給腦部的$H_2{}^{15}O$來說，移動至靜脈血的$H_2{}^{15}O$和^{15}O的物理性衰變需達到平衡狀態（**圖2**）。吸入$H_2{}^{15}O$氣體時，攝影中輻射能值的計算需考慮腦組織內$^{15}O_2$被代謝而生成的$H_2{}^{15}O$（代謝水），以及在腦組織外被代謝的$H_2{}^{15}O$和從腦部排出的代謝水經過體內循環後再分佈於腦內的$H_2{}^{15}O$（再循環水）（**圖2**）。若有測量時的腦影像數據、利用井型計數器測量之全血和血漿的動脈血輻射能值，便可算出rOEF（%）。此外，血液氣體分析儀測量動脈血氧濃度（$[O_2]$），則可算出$rCMRO_2$（mL/100g/min）。

$$\frac{dQ'_{O_2}}{dT}=F\cdot C'_{O_2}-F\cdot C'_{O_2}\cdot OEF-F\cdot\frac{Q'_{O_2}}{VO_2}-\lambda Q'_{O_2}=0 \quad (2)$$

$$\frac{dQ'_{H_2O}}{dt}=F\cdot C'_{H_2O}+F\cdot C'_{O_2}\cdot OEF-F\cdot\frac{Q'_{H_2O}}{\rho V}-\lambda Q'_{H_2O}=0 \quad (3)$$

吸入$^{15}O_2$氣體時在平衡狀態下，上式（2）、（3）是成立的。

且血管內存在少量的$^{15}O_2$，

$$Q'=Q'_{O_2}+Q'_{H_2O}\fallingdotseq Q'_{H_2O}\ (\because Q'_{O_2}\ll Q'_{H_2O}) \quad (4)$$

吸入$C^{15}O_2$氣體時在平衡狀態下 $Q_{H_2O}=\dfrac{C_{H_2O}\cdot F}{\lambda+\dfrac{F}{\rho V}}$ (5)

以$\rho=1.0$, $V=1.0$ 從（2），（3），（4），（5）求得 OEF

$$OEF=\frac{C_{H_2O}}{Q_{H_2O}}\cdot\frac{Q'}{C'_{O_2}}-\frac{C'_{H_2O}}{C'_{O_2}} \quad (6)$$

將吸入$C^{15}O_2$氣體時動脈血漿中$H_2{}^{15}O$輻射能濃度設為C_p，

並假設吸入$C^{15}O_2$、$^{15}O_2$氣體時，全血中和血漿中的$H_2{}^{15}O$比維持不變，

$$\frac{C'_{H_2O}}{C'_p}=\frac{C_a}{C_p} \quad (7)$$

動脈血中^{15}O的輻射能濃度為$^{15}O_2$濃度和$H_2{}^{15}O$濃度（再循環水）的總和，故

$$C'_a=C'_{O_2}+C'_{H_2O} \quad (8)$$

又根據$C_{H_2O}=C_a$，將（7）、（8）代入（6），

$$OEF=\left(\frac{Q'}{Q_{H_2O}}\cdot\frac{C_a}{C'_p}-\frac{C_a}{C_p}\right)\Big/\left(\frac{C'_a}{C'_p}-\frac{C_a}{C_p}\right) \quad (9)$$

Q_{H_2O}, Q'_t相當於吸入$C^{15}O_2$氣體、$^{15}O_2$氣體時測量的腦內輻射能濃度，故

$$rOEF=\left(\frac{C'_t}{C_t}\cdot\frac{C_a}{C'_p}-\frac{C_a}{C_p}\right)\Big/\left(\frac{C'_a}{C'_p}-\frac{C_a}{C_p}\right) \quad (10)$$

將動脈血氧濃度設為［O_2］，

$$rCMRO_2=rCBF\times rOEF\times [O_2] \quad (11)$$

吸入$C^{15}O$氣體時，$HbC^{15}O$留在腦血管內，2～5分鐘後循環血液內的$HbC^{15}O$濃度會達平衡狀態。若將吸入$C^{15}O$氣體時$C^{15}O$的腦組織內輻射能濃度（μCi/mL）設為Cic，吸入$C^{15}O$氣體時動脈血中的全血$HbC^{15}O$濃度（μCi/mL）設為Cac，大血管（H）-腦組織內微小血管（h）間的血球容積比（h/H=0.85）設為R，腦組織密度（=1.04/mL）設為d，則rCBV（mL/100g）和Cic及Cac的關係，以及rCBV可由以下公式算出：

$$C_{ic}=rCBV\cdot C_{ac}\cdot R\cdot d\times(1/100)$$

$$rCBV=\frac{C_{ic}(t)}{C_{ac}(t)}\cdot\frac{1}{R}\cdot\frac{1}{d}\times 100$$

❖brief inhalation法

進行brief inhalation法時，使受檢者在短時間內吸入面罩內的$^{15}O2$氧氣，收集90～180秒的數據後測量腦內輻射能濃度的積分值，以算出rOEF和$rCMRO_2$（**圖3**）。此方法可在短時間內收集數據，因此應將血管床的輻射能成分進行更細的分類，除了代謝水和再循環水外，還加入動脈床、微血管床、靜脈床等分類。需考慮**圖3**中（15）式的右邊第2項來自微血管床的示蹤劑注入，以及

第3項中經由再循環水的示蹤劑注入，rCBV和rCBF值也是計算所不可少的數值。用於注入函數的動脈中輻射能濃度需要在持續採血後以β偵測器測量。使用此方法時，通常採用$H_2{}^{15}O$快速靜脈注射的方式來測量rCBF：靜脈注射$H_2{}^{15}O$後收集90～180秒的數據，同時以β偵測器測量動脈血中輻射能濃度。rCBV的測量方式則和前述的$C^{15}O$吸入法一樣。

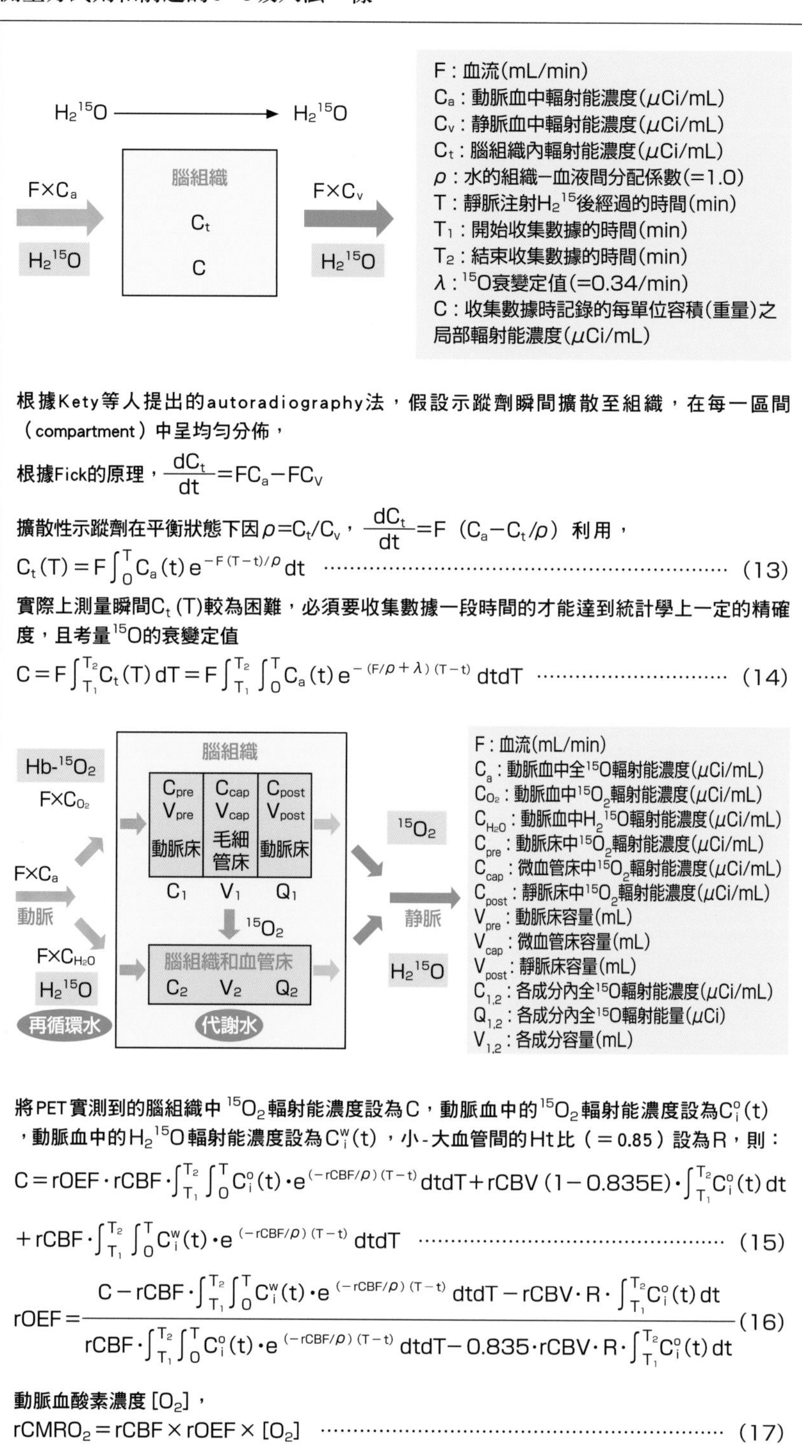

圖3 使用$H_2{}^{15}O$ autoradiography法和brief inhalation法定量測量局部腦循環氧代謝狀況

Brief inhalation法和$H_2{}^{15}O$快速靜脈注射法的組合可縮短收集時間，且能夠重複測量。腦循環儲備能力的測量可用來了解反映腦血管的擴張能力，測量休息時的rCBF靜脈注射具血管擴張效果的acetazolamide（Diamox®）或吸入7%二氧化碳氣體，同時再次測量rCBF，並利用下述公式求出腦血流儲備量（cerebrovascular reserve，CVR）。

$$\text{CVR（\%）} = \frac{\text{負荷時rCBF}-\text{休息時rCBF}}{\text{休息時rCBF}} \times 100$$

可於服用降血壓／升血壓藥物時，或各種刺激負荷試驗、頸動脈氣球壓迫試驗（balloon Matas test）下進行$H_2{}^{15}O$快速靜脈注射法。

測量腦部循環氧代謝的臨床意義

進行腦循環代謝的定量測量時，可分為正常部位和病變部位、健康人和臨床案例、同一受試者治療前後等，將各種條件下的量化值加以比較和評估。若以steady state法測量健康成人的rCBF，大腦皮質平均為35～50mL/100g/min，$rCMRO_2$為2.9～3.8mL/100g/min，rOEF為38～50%，rCBV則為3.8～4.8 mL/100g。不過其測定數值會依測量方法和使用裝置而有所差異，在判定異常時最好能夠建立一般健康人的數據庫，並將正常範圍設定在95%信賴區間等。正常白質的腦血流量和耗氧量約為灰質的50%左右。

腦部對於灌注壓的變動具有使CBF維持一定的自動調節功能。隨著腦灌注壓下降，PET測量到的各量化指標呈現階段性的變化（**圖4**）。Powers等人以慢性期阻塞性腦血管病變的患者為對象，從血流動力學的角度考量危險度，將病期分為兩個階段[3]。腦灌注壓下降初期呈現腦血管床擴張、CBV上升、CBF維持的狀態（Stage I）；以CBV/CBF比值表示的平均通過時間（mean transit time，MTT）會拉長。隨著灌注壓下降，腦循環儲備能力受損的情形愈加嚴重，CVR會逐漸下降。腦灌注壓更進一步降低時，CBF下降、OEF上升，以維持$CMRO_2$（Stage II），此時利用腦代謝儲備能力維持組織代謝的狀態因CBF和$CMRO_2$失衡，而陷入貧困灌注（misery perfusion）[4]（**圖5**）。若灌注壓降低

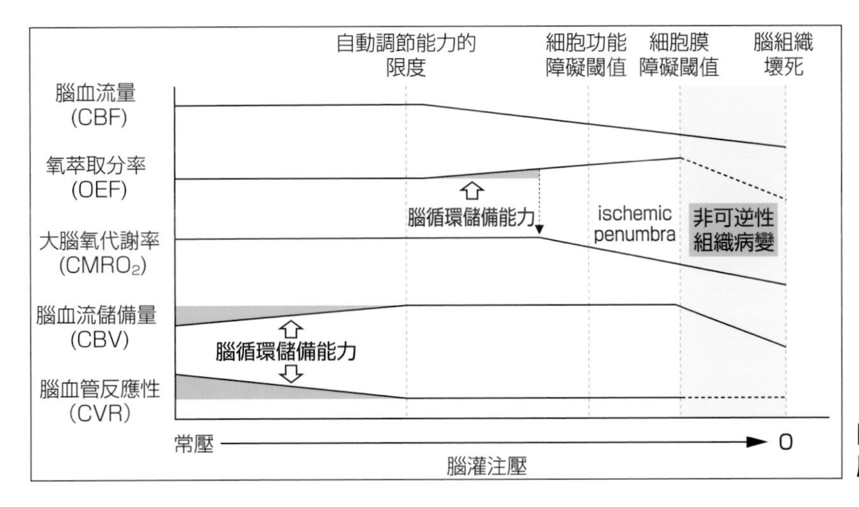

圖4　腦血管病變的腦灌注壓和PET指標之間的關係

的程度超越了腦代謝儲備能力所能應付的限度，CBF和$CMRO_2$也會隨之下降，而引發細胞電生理學的功能障礙，甚至導致細胞死亡。若處於電生理學功能障礙和細胞膜功能障礙之間的階段，使缺血再灌流後功能勉強恢復的狀態稱為ischemic penumbra（缺血半影區）[5]，相當於實驗條件下CBF降低至10～20 mL/100g/min的程度。而阻塞性腦血管病變患者若處於休息時CBF和CVR皆偏低、CBV和OEF皆上升的狀態，表示已進入Stage II，腦梗塞的發病率增加6～8倍（**圖5**），故可考慮進行顱內/外動脈吻合的繞道手術等再灌流治療（**圖6**）。

具頸動脈和顱內腦底動脈環主幹動脈狹窄／阻塞性病變的患者，其腦循環儲備能力顯著偏低時，以外科手術再灌流後，可能出現腦溢血或痙攣等過度灌流症候群。約有0.2～1.2%接受內頸動脈內膜剝離術的案例，會發生過度灌流症候群，預後並不好[9]。術前CVR 12%以下者和12%以上者相比，前者出現過度灌流症候群的機率為後者的5.5倍[10]。評估內頸動脈內膜切除手術和血管支架

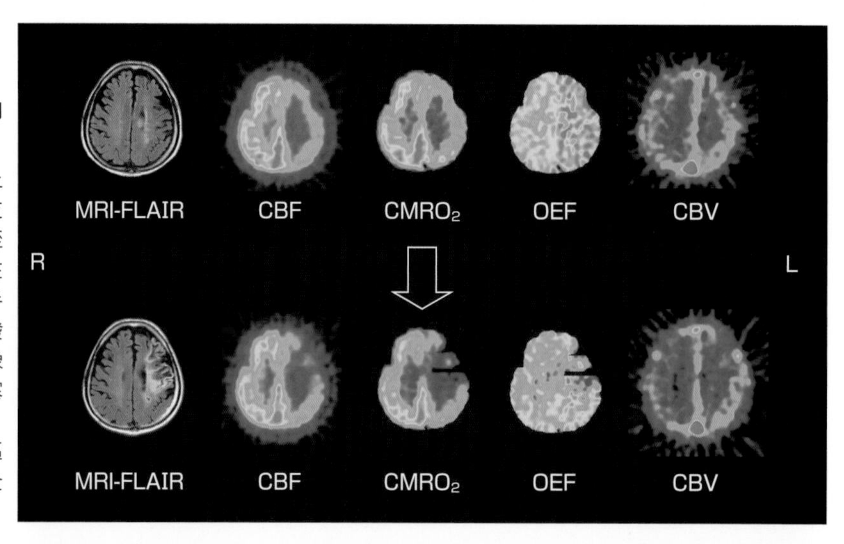

圖5　右半側癱瘓合併左內頸動脈高度狹窄之案例

65歲，男性。PET（上排）上可觀察到休息時左內頸動脈支配區的CBF偏低、OEF上升至73%的狀態（貧困灌注）。在等待接受內頸動脈內膜切除手術期間，腦梗塞復發。初次發作3個半月後，MRI-FLAIR影像上可看到左額葉處形成了梗塞病灶（下排）。PET（下排）則可觀察到左內頸動脈支配區的CBF、$CMRO_2$偏低，呈完全壞死的狀態。

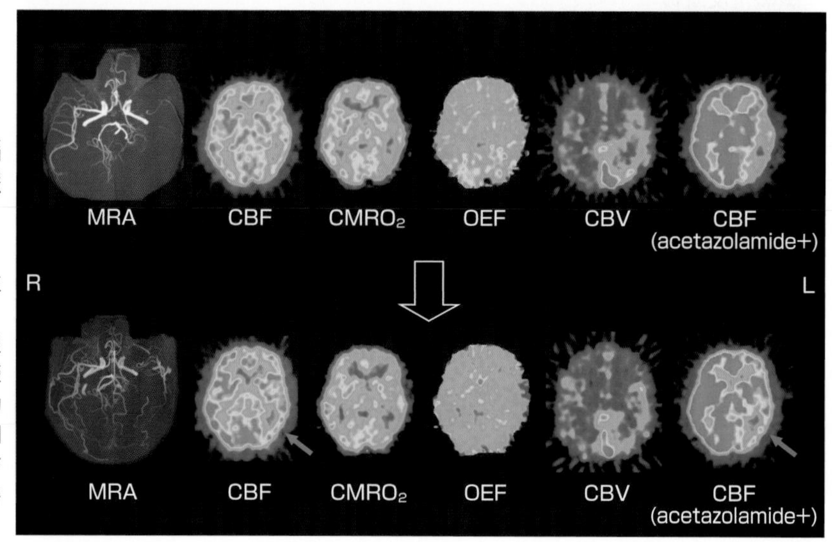

圖6　失語症合併左中大腦動脈阻塞、左後大腦動脈狹窄之案例

59歲，女性。

PET（上排）上可看到休息時左中大腦動脈支配區的CBF偏低、CBV上升，投予acetazolamide後中大腦動脈支配區的CVR僅有－5～－17%。實施左淺顳動脈／中大腦動脈繞道手術的6個月後，從PET可看到休息時CBF及CVR偏低的情況已獲得改善（紅色箭頭處）。

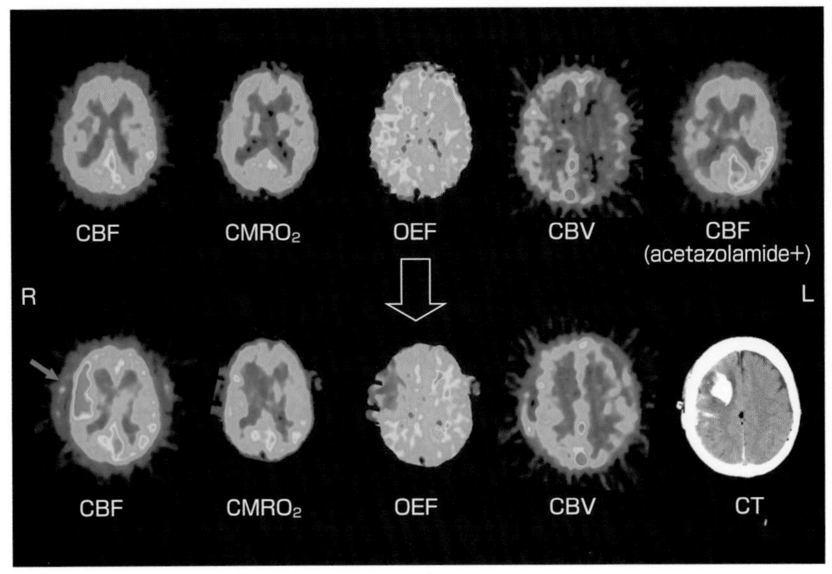

圖7　合併構音障礙和左臉顏面失調的毛毛樣血管病案例

65歲，女性。
發病後1個月的PET影像（上排）可看到休息時右內頸動脈及右後大腦動脈、左內頸動脈支配區的CBF是偏低的，右內頸動脈支配區的OEF則上升至63%（貧困灌注）。此外也可觀察到右大腦半球的CBV上升，投予acetazolamide後右內頸動脈支配區的CVR為－24～－19%，左內頸動脈支配區則為－11～＋10%，都是偏低的。實施右淺顳動脈／中大腦動脈繞道手術後立即拍攝的CT（下排）顯示，血管吻合處的皮質下區域出現腦溢血（過度灌流症候群）。手術1週後的PET（下排）可看到，和$CMRO_2$相比，右額葉島蓋部分的皮質在休息時的CBF顯著上升（紅色箭頭處）。

擴張術的適用性時，需考量血管狹窄度和臨床症狀；基本上術前並不一定需要測量腦循環代謝，但進行外科性再灌流療法後應測量CVR，以預測過度灌流的發生率，並加強術後管理（**圖7**）。

測量腦部葡萄糖代謝的PET用核種和聚積原理

測量腦部葡萄糖代謝時，可使用^{18}F作為正子核種，其輻射能的物理半衰期為110分鐘。藉由迴旋加速器中的^{18}O（p，n）^{18}F反應生成^{18}F，使作為反應基質的三氟甲磺酸酯（triflate）乙腈（acetonitrile）溶液氟化，以合成2-deoxy-2-[^{18}F] fluoro-D-glucose（^{18}F-FDG）。因^{18}F-FDG為類似葡萄糖結構的化合物，會經由相同的轉運體運送至細胞內，在六碳糖激酶（hexokinase）的作用下進行六碳氧化反應後堆積於腦內（metabolic trapping），然而受到葡萄糖-6-磷酸脫氫酶（glucose-6-phosphatase）的作用還原，而再次回到血液中（**圖8**）。因此，測量^{18}F-FDG時，需評估至葡萄糖代謝磷酸化反應的所有過程，聚積度會與葡萄糖代謝成比例，故可作為評估腦部整體葡萄糖代謝的替代方法。

腦葡萄糖代謝測定

^{18}F-FDG會和葡萄糖互相競爭而被吸收至細胞內，因此檢查前的血糖值最好控制在150mg/dL以下。以PET測量時的量化指標為大腦葡萄糖代謝率（cerebral metabolic rate of glucose，CMRGlc），基本上是在注入示蹤劑後至60～80分鐘之間進行連續動態攝影和連續動脈採血。

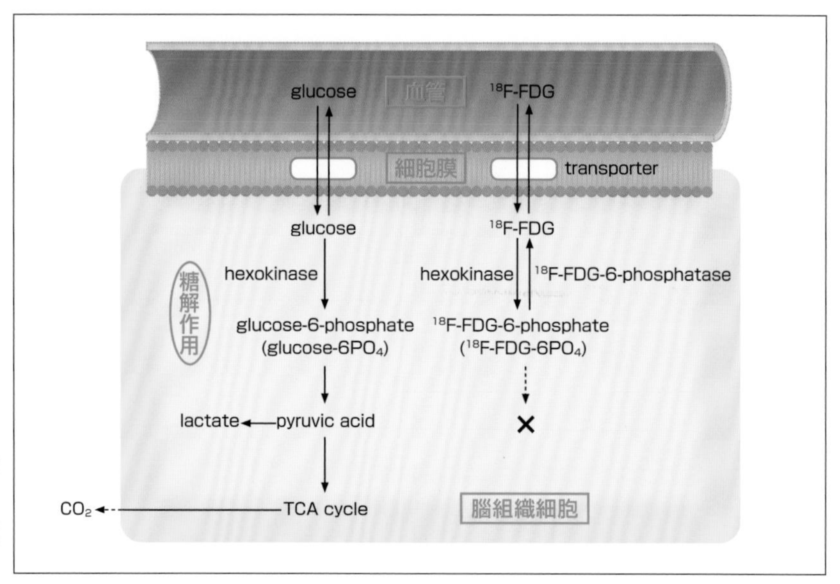

圖8　^{18}F-FDG在細胞內的聚積機制

^{18}F-FDG和葡萄糖（glucose）互相競爭而被吸收至細胞內。

測量CMRGlc時，可將^{18}F-FDG動態模型分為三個區間（compartment）：血漿內池、組織內前驅池和磷酸化後的代謝池（**圖9**）。從和^{18}F-FDG有關的各區間速度定值可推算出^{18}F-FDG的磷酸化率。^{18}F-FDG和葡萄糖的磷酸化率不一樣，故在校正兩者的磷酸化率比值（為集總常數：lumped constant，LC）、乘上血糖值後，便可算出葡萄糖的磷酸化率，即為CMRGlc。上述為Sokoloff等人所提出的autoradiography法原型[11)]，並無法將此定量值影像化。進行人體量測時，可藉由graphic plot法和更為簡化後的autoradiography法將速度定值和CMRGlc值影像化。

測量時間內的腦內葡萄糖濃度若呈一定的平衡狀態，便可假設葡萄糖代謝量相當於淨磷酸化量，而能夠從^{18}F-FDG的速度定值求出CMRGlc（**圖9**）。採用graphic plot法[12)]時，從連續動態攝影和連續動脈採血所得之數據可求出腦組織內^{18}F輻射能濃度$C_i^*(t)$，以及血漿中的^{18}F-FDG輻射能濃度$C_p^*(t)$，利用非線性最小二乘法將速度定值以圖表示，再根據Patlak等提出的公式將以下所得之關係圖表化將。

$$C_i^*(t)/C_p^*(t) = \frac{k_1^*\cdot k_3^*}{k_2^*+k_3^*}\cdot\frac{\int_0^t C_p^*(\tau)\cdot d\tau}{C_p^*(t)} + \frac{k_1^*\cdot k_3^*}{(k_2^*+k_3^*)^2}$$

將$C_i^*(t)/C_p^*(t)$作為y軸，$\frac{\int_0^t C_p^*(\tau)\cdot d\tau}{C_p^*(t)}$作為x軸製成圖表，

斜率為，$\frac{k_1^*\cdot k_3^*}{k_2^*+k_3^*}$，可算出CMRGlc。

此方法可算出各像素的速度定值，但必須進行長時間的連續動態攝影，影像受到的雜訊干擾較多，從影像計算時間和數據量的角度來看並不實用。因此在

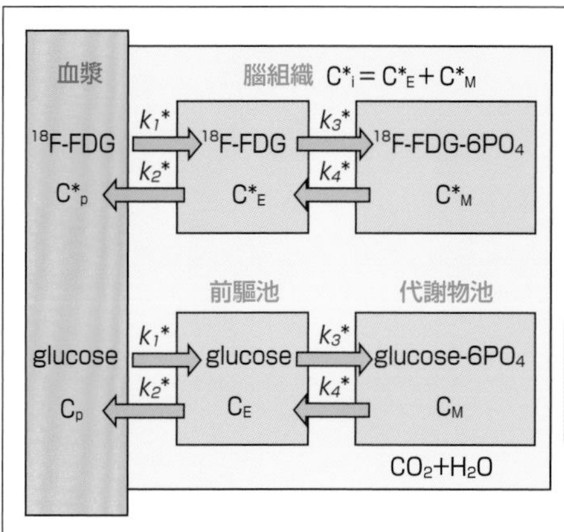

C^*_i：腦組織的 ^{18}F輻射能濃度(μCi/mL)
C^*_p：動脈血漿中的 ^{18}F-FDG濃度(μCi/mL)
C^*_E：前驅池中的 ^{18}F-FDG濃度(μCi/mL)
C^*_M：磷酸化後的 ^{18}F-FDG-6PO$_4$濃度(μCi/mL)
k_1^*～k_4^*：各區間的速度定值

C_p：動脈血漿中的葡萄糖濃度(血糖值：mg/dL)
C_E：前驅池中的葡萄糖濃度(mg/dL)
C_M：磷酸化後的葡萄糖濃度(mg/dL)

前驅池中的 ^{18}F-FDG濃度及代謝物池中的 ^{18}F-FDG-6PO$_4$濃度變化率如下：

$$\frac{d}{dt}C_E^* = k_1^*C_p^*(t)-(k_2^*+k_3^*)\cdot C_E^*(t)+k_4^*C_M^*(t) \quad (18)$$

$$\frac{d}{dt}C_M^* = k_3^*C_E^*(t)-k_4^*C_M^*(t) \quad (19)$$

接著將 α_1 和 α_2 設定如下，作為個速度定值和與平方根所構成的成分：

$$\alpha_1 = \left[k_2^*+k_3^*+k_4^*-\sqrt{(k_2^*+k_3^*+k_4^*)^2-4k_2^*\cdot k_4^*}\right]/2 \quad (20)$$

$$\alpha_2 = \left[k_2^*+k_3^*+k_4^*+\sqrt{(k_2^*+k_3^*+k_4^*)^2-4k_2^*\cdot k_4^*}\right]/2 \quad (21)$$

⊗將作為重疊積分的操作變數，根據(18)～(21)式如下計算出PET測得的 ^{18}F輻射能濃度：

$$C_i^*(t) = C_E^* + C_M^*(t)$$

$$=\frac{k_1}{\alpha_2-\alpha_1}[(k_3^*+k_4^*-\alpha_1)\cdot e^{-\alpha_1 t}+(\alpha_2-k_3^*-k_4^*)\cdot e^{-\alpha_2 t}]\otimes C_p^*(t) \cdots \quad (22)$$

以非線性最小二乘法求出各速度定值。

接著假設 $\psi = \frac{k_3C_E-k_4C_M}{k_3C_E}$，則進入代謝池的磷酸化量（葡萄糖消耗量）如下：

$$CMRGlc = k_3C_E - k_4C_M = \psi k_3C_E \quad (23)$$

測量時間內的葡萄糖濃度若維持一定的平衡狀態，葡萄糖代謝量便相當於淨磷酸化量，故依照下式：

$$k_1C_p + k_4C_M = k_2C_E + k_3C_E \quad (24)$$

根據(23)和(24)式，CMRGlc如下：

$$CMRGlc = \frac{k_1\cdot\psi k_3}{k_2+\psi k_3}\cdot C_p \quad (25)$$

假設 $\lambda = [k_1^*/(k_2^*+k_3^*)]/[k_1/(k_2+k_3\psi)]$, $f=k_3^*/k_3$ 將(25)式左邊的分子／分母乘上 $(k_1^*\cdot k_3^*)/(k_2^*+k_3^*)$，則：

$$CMRGlc = \left(\frac{k_1^*\cdot k_3^*}{k_2^*+k_3^*}\right)\cdot\left(\frac{\psi}{\lambda f}\right)C_p \quad (26)$$

^{18}F-FDG和glucose會在磷酸化的過程中互相競爭，故將最大速度設為Vm, Vm*，Michaelis-Menten定值設為Km, Km*，並將Sokoloff等人提出模型中的Lumped Constant設為LC（LC=0.42或0.52），則：

由 $k_3^* = \frac{V_m^*/K_m^*}{1+C_E/K_m+C_E^*/K_m^*}$ 及 $k_3 = \frac{V_m/K_m}{1+C_E/K_m+C_E^*/K_m^*}$，可得

$$CMRGlc = \frac{\psi\cdot V_m\cdot K_m^*}{\lambda\cdot V_m^*\cdot K_m}\left(\frac{k_1^*\cdot k_3^*}{k_2^*+k_3^*}\right)\cdot C_p = \frac{C_p}{LC}\left(\frac{k_1^*\cdot k_3^*}{k_2^*+k_3^*}\right) \quad (27)$$

利用血糖值Cp及graphic plot法求得 $\frac{k_1^*\cdot k_3^*}{k_2^*+k_3^*}$，即可算出CMRGlc。

圖9 ^{18}F-FDG局部腦葡萄糖的定量測量法（引用自文獻11、13）

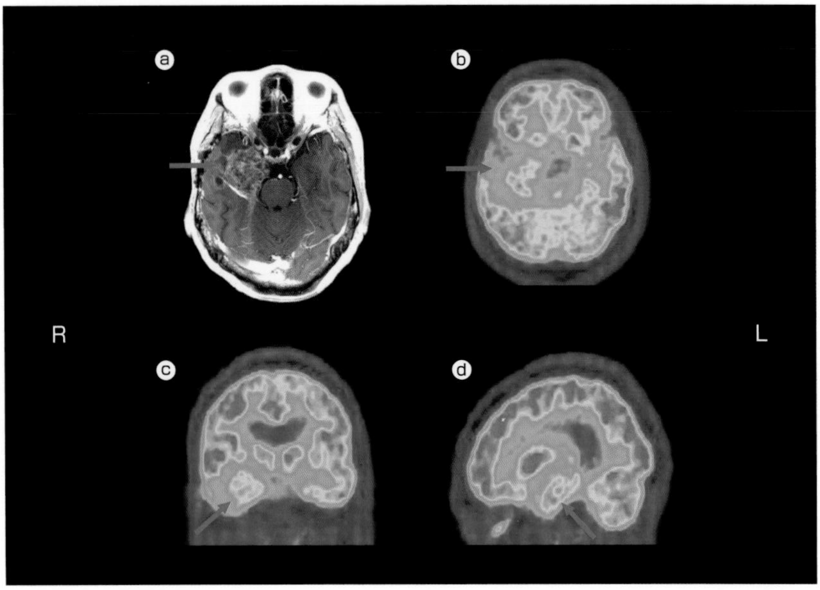

圖10　右顳葉神經膠細胞瘤的術後復發案例

42歲，男性。

初次發病術後實施放射線化學治療。三年後的MRI影像（**a**）顯示腫瘤摘除腔內側出現陰影區（箭頭處）。^{18}F-FDG PET的SUV影像（**b**：軸向斷層，**c**：冠狀斷層，**d**：矢狀斷層）則顯示與陰影區一致的聚積度偏高（箭頭處），代表已非放射線壞死的部分，而是代謝活性較高的復發性腫瘤。

實際的臨床檢查中，多採用簡便的autoradiography法，僅從連續動脈採血和投予45～50分鐘後進行的單次PET攝影即可求得CMRGlc[13)]。**圖9**中的（20）和（21）式係根據Phelps-Huang提出的公式：

$$CMRGlc = \frac{C_p}{LC} \cdot \frac{C_i^*(t) - \dfrac{k_1^*}{\alpha_2 - \alpha_1} \cdot [(k_4^* - \alpha_1) \cdot e^{-\alpha_1 \cdot t} + (\alpha_2 - k_4^*) \cdot e^{-\alpha_2 \cdot t}] \otimes C_p^*(t)}{\dfrac{k_2^* + k_3^*}{\alpha_2 - \alpha_1} \cdot (e^{-\alpha_1 \cdot t} - e^{-\alpha_2 \cdot t}) \otimes C_p^*(t)}$$

而形成上述的關係。灰質和白質的速度定值可套用已知的固定值，從收集的PET數據中得到$C_i^*(t)$，藉由連續動脈採血得到$Cp^*(t)$，而算出CMRGlc。此方法所需的計算時間較短，且可得到雜訊干擾較少的影像，但有可能因不同病態出現局部差異的速度定值，而產生誤差。改善此誤差的方法則包括Brook等人和Hutchins等人所提出的替代方案[14,15)]。

上述的CMRGlc測量法伴隨著繁雜的動脈採血程序，束縛時間也較長。此外，無法得知不同病態下的LC也是一大問題。因此，近年來除了特殊病態下的測量外，進行定量檢查的機會已越來越少，比較主流的方式為僅依據靜脈注射45～60分鐘後取得的定性影像，來評估Standard Uptake Value（SUV）。各像素的SUV可藉由以下的式子表示：

SUV = 組織內^{18}F輻射能濃度（Bq/g）／[^{18}F投予量（MBq）÷體重（kg）]

測量腦部葡萄糖代謝的臨床意義

正常情況下，大腦皮質和基底核的葡萄糖消耗量與腦血流量和腦耗氧量一樣較高，白質部分則較低。報告指出，成人局部腦葡萄糖代謝率（rCMRGlc）的大腦皮質平均值為6～10mL/100g/min。

腦缺血時從急性期到亞急性期間的厭氧性代謝過高，此時完全梗塞病灶的腦葡萄糖代謝顯著降低，週邊區域則呈代謝亢進的狀態。臨床上最常將^{18}F-FDG用來診斷腦瘤的惡性度，尤其神經膠細胞瘤的惡性度與^{18}F-FDG聚積度最為相關（**圖10**）；也可用於鑑別放射線壞死部分與復發腫瘤。對於歸因於皮質發育不良等先天性器質異常的癲癇，可利用此方法決定是否適合以外科手術切除在CT或MRI上未顯示出異常的焦點部位。對於神經退化性疾病，^{18}F-FDG影像的檢出敏感度高，阿茲海默症患者從早期開始其造影即顯示兩側顳葉-頂葉聯合區和後扣帶迴的聚積度偏低。

（下瀨川　惠久）

◆文獻

1) Fracowiak RSJ, et al：Quantitative measurement of regional cerebral blood flow and oxygen metabolism in man using ^{15}O and positron emission tomography: theory, procedure, and normal values. J Comput Assist Tomogr, 4: 727-736, 1980.

2) Mintun MA, et al：Brain oxygen utilization measured with O-15 radiotracers and positron emission tomography. J Nucl Med, 25: 177-187,1984.

3) Powers WJ, et al: The effect of hemodynamically significant carotid artery disease on the hemodynamic status of the cerebral circulation. Ann Intern Med, 106: 27-35, 1987.

4) Baron JC, et al : Reversal of focal 'misery perfusion syndrome' by extra-intracranial artery bypass in hemodynamic cerebral ischemia. A case study with O-15 positron emission tomography. Stroke, 12: 454-459, 1981.

5) Astrup J, et al : Cortical evoked potential and extracellular K+ and H+ at critical levels of brain ischemia. Stroke, 8: 51-57, 1977.

6) Kuroda S, et al : Long-term prognosis of medically treated patients with internal carotid or middle cerebral artery occlusion. Can acetazolamide test predict it? Stroke, 32: 2110-2116, 2001.

7) Yamauchi H, et al : Significance of increased oxygen extraction fraction in five-year prognosis of major cerebral arterial occlusive diseases. J Nucl Med, 40: 1992-1998, 1999.

8) Derdeyn CP, et al : Variability of cerebral blood volume and oxygen extraction: stages of cerebral hemodynamic impairment revisited. Brain, 125: 595-607, 2002.

9) Solomon RA, et al : Incidence and etiology of intracerebral hemorrhage following carotid endarterectomy. J neurosurg, 64:29-34, 1986.

10) Hosoda K, et al : Cerebral vasoreactivity and internal carotid artery flow help to identify patients at risk for hyperperfusion after carotid endarterectomy. Stroke, 32:1567-1573, 2001.

11) Sokoloff L, et al : The [^{14}C] deoxy glucose method for the measurement of local cerebral glucose utilization: theory, procedure, and normal values in the conscious and anesthetized albino rat. J Neurochem, 28: 897-916, 1977.

12) Patlak ME, et al : Graphical evaluation of blood-to-brain transfer constants from multiple-time uptake data. J Cereb Blood Flow Metab, 3: 1-7,1983.

13) Phelps ME, et al : Tomographic measurement of local cerebral glucose metabolic rate in humans with （F-18）2-fluoro-2-deoxy-D-glucose: validation of method. Ann Neurol, 6: 371-388, 1979.

14) Brooks RA : Alternative formula for glucose utilization using labeled deoxyglucose. J Nucl Med, 23: 538-539, 1982.

15) Hutchins GD, et al : Alternative approach to single-scan estimation of cerebral glucose metabolic rate using glucose analogs, with particular application to ischemia. J Cereb Blood Flow Metab, 4: 35-40, 1984.

利用FDG-PET診斷失智症

前言

利用FDG-PET所拍攝休息時的腦葡萄糖代謝影像可用來輔助退化性失智症的診斷，已有許多數據證明其用於診斷的效能。本章節將針對失智症中最具代表性的退化性失智症，就其FDG-PET影像診斷作一介紹。

腦FDG-PET的拍攝方法

診斷退化性失智症時所使用的休息時FDG-PET造影其程序如下：

受試者維持5分鐘以上的臥姿，保持休息狀態，接著進行FDG的靜脈注射。可利用眼罩或調降房間暗度達到視覺遮蔽的效果。靜脈注射後的等待時間為30～60分鐘，然後再進行emission scan和用來校正減弱的scan。

阿茲海默症

❖疾病概念

阿茲海默症（Alzheimer's disease）的主要病理表現為老人斑（β類澱粉蛋白）和神經纖維變化（tau蛋白）沉積，屬於退化性失智症的一種。症狀包括短期記憶退化、定向感障礙等。

❖葡萄糖代謝和結構變化

AD的FDG-PET上可看到顳頂葉聯合區、後扣帶迴至楔前葉部分的葡萄糖代謝減少，為較具特徵的影像所見（**圖1**）。相對地，小腦、紋狀體、視丘、初級運動感覺區則維持一定的葡萄糖代謝。額葉聯合區的葡萄糖代謝隨著疾病發展而下降，有不少案例從初期開始就有代謝減少的情形。

老年期以前（未滿65歲）發病的AD患者群和老年期（65歲以上）發病的AD患者群相比，前者除了顳頂葉聯合區外，後扣帶迴、楔前葉部分的葡萄糖代謝降低程度也十分明顯[1]。

AD患者從初期開始便出現海馬迴和海馬旁迴萎縮，但並不一定會檢測出因萎縮而引起的葡萄糖代謝降低。

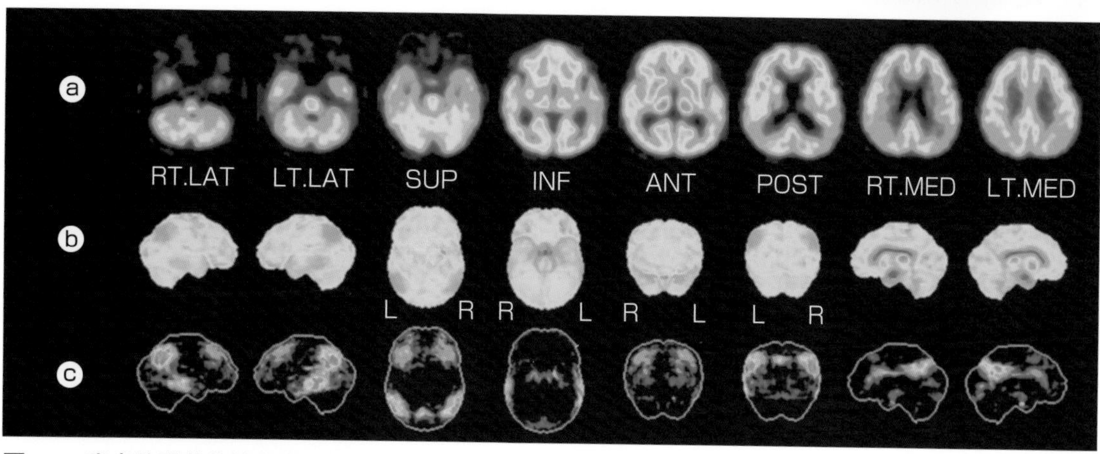

圖1 AD患者的腦葡萄糖代謝影像

a：斷層影像，**b**：3D-SSP影像，**c**：3D-SSP Z分數影像。
顳頂葉聯合區、後扣帶迴、楔前葉的葡萄糖代謝下降。

+ONE 診斷AD時FDG-PET影像的重要性

2011年，National Institute on Aging（NIA）和Alzheimer's Association（AA）的工作團隊訂定並發佈了最新的AD臨床診斷標準[27]。其中最重要的是設定了相當於過去NINCDS-ADRDA等臨床診斷標準的probable AD dementia core clinical criteria。此外也提出了AD dementia with evidence of AD pathophysiological process，結合了反映AD病因的生物標記物結果（**表1**）。

反映AD病因的生物標記物可設定為兩個階段，分別為顯示AD病理生理上游測β類澱粉蛋白沉積的指標（類澱粉蛋白PET、CSF-Aβ），以及顯示下游測神經變性甚至損傷的指標（CSF-tau、FDG-PET、MRI）。

過去在每一項阿茲海默症的診斷標準中，皆未列入FDG-PET影像之依據。然而2011年的NIA-AA診斷標準則首度結合了FDG-PET影像結果至診斷標準中。

表1 結合生物標記物的AD診斷標準（NIA-AA 2011）

診斷分類	反映AD病因的生物標記物準確率	Aβ（PET or CSF）	神經損傷（tau, FDG, sMRI）
Probable AD dementia			
根據Core clinical criteria	Uninformative	結果相反/保留判定/未檢查	結果相反/保留判定/未檢查
With three levels of evidence of AD pathophysiological process	Intermediate	保留判定/未檢查	陽性
	Intermediate	陽性	保留判定/未檢查
	High	陽性	陽性
Possible AD dementia (atypical clinical presentation)			
根據Core clinical criteria	Uninformative	結果相反/保留判定/未檢查	結果相反/保留判定/未檢查
With evidence of AD Pathophysiological process	High but does not rule out second etiology	陽性	陽性
Dementia-unlikely due to AD	Lowest	陰性	陰性

改編引用自AD, Alzheimer's disease;Aβ, amyloid beta peptide; PET, positron emission tomography; CSF, cerebrospinal fluid; FDG, fluorodeoxyglucose; sMRI, structural magnetic resonance imaging. (McKhann GM, Alzheimers Dement. 7:263-9, 2011)

不可不知

MCI的病理背景

MCI引入了診斷AD前驅期的概念，涵蓋了各種複雜（heterogeneous）病因，故AD以外的病態（抑鬱、血管性認知障礙、路易氏體失智症、額顳葉型失智症、血管性失智症、硬膜下血腫等）也可能符合此MCI的診斷標準。因此，腦糖代謝模式除了AD型、DLB型、FTD型等退化性失智症所呈現的降低模式[29]外，也可能以正常或血腦管病變等各種形式呈現。不過目前對於AD型以外的影像所見和病理背景之間的關係還有很多不清楚的地方，在評估時應特別謹慎。

輕度知能障礙

❖疾病概念和診斷標準

MCI（mild cognitive impairment，輕度知能障礙）由Petersen等人所提出並修訂[2]，係指介於正常和失智症之間的臨界區域（相當於clinical dementia rating，CDR 0.5），表示一種認知功能狀態。其次分類包括失憶型（amnestic type）和非失憶型（non-amnestic type），以及發生單一高階腦功能障礙的單領域型（single domain type）和多種認知功能障礙的多領域型（multiple domain type）。

❖MCI的腦糖代謝變化模式和轉為AD的可能性預測

MCI包括臨床症狀未持續變化（stable）和轉為AD（converter）的病患群。約有10～17%被診斷為amnesia MCI的病患在一年左右會轉為AD[3，4]。研究指出可預測轉為AD可能性的葡萄糖代謝偏低部位包括下頂葉、楔前葉和後扣帶迴[5-6]。若AD型MCI出現葡萄糖代謝降低，表示很有可能潛藏演變為AD的病理生理機制，而有較高的機率轉為AD。此外，在AD病情發展期間，海馬迴和內嗅皮質有可能是最開始出現葡萄糖代謝降低的區域[7]。

❖ApoE4陽性者

屬於ApoE e4基因carrier的MCI患者和e4 non-carrier相比，前者的顳頂葉、後扣帶迴皮質部分有葡萄糖代謝降低的顯著傾向。ApoE e4基因carrier無論處於尚無症狀的階段，或屬於無類澱粉蛋白沉積的年輕患者，都會出現顳頂葉聯合

＋ONE　結合影像所見的新MCI診斷標準

2011年由NIA-AA刊行的新MCI診斷標準[28]中（**表2**），設立了兩大診斷基準。第一種是core clinical criteria，僅根據臨床表現進行診斷，不參考影像結果或CSF標記等。第二種為research criteria，在診斷標準中加入了包括CSF Aβ、tau和PET、MRI等影像所見在內的生物標記物。符合core clinical criteria時，生物標記物呈陽性的情況可分為MCI-core clinical criteria、MCI due to AD-intermediate likelihood、MCI due to AD-high likelihood、MCI-unlikely due to AD。

表2　結合生物標記物結果的研究診斷標準（NIA-AA 2011）

診斷分類	反映AD病因的生物標記物準確率	Aβ（PET or CSF）	神經損傷（tau, FDG, sMRI）
MCI—core clinical criteria	Uninformative	結果相反/保留判定/未檢查	結果相反/保留判定/未檢查
MCI due to AD—intermediate likelihood	Intermediate	陽性	未檢查
		未檢查	陽性
MCI due to AD—high likelihood	Highest	陽性	陽性
MCI—unlikely due to AD	Lowest	陰性	陰性

改編引用自AD, Alzheimer's disease;Aβ, amyloid beta peptide; PET, positron emission tomography; CSF, cerebrospinal fluid; FDG, fluorodeoxyglucose; sMRI, structural magnetic resonance imaging.
(Albert MS, Alzheimers Dement. 7:270-9, 2011)

區葡萄糖代謝降低的AD病理模式。

路易氏體失智症

❖疾病概念

路易氏體失智症（Dementia with Lewy bodies，DLB）為路易氏體沉積引起的退化性失智症，其代表性的症狀包括帕金森氏症、幻視、認知功能改變、REM睡眠行為障礙（REM sleep behavior disorder，RBD）等。目前所使用的診斷標準為2005年發行的CDLB Guidline[8)]。

❖腦部葡萄糖代謝的模式

DLB患者腦部葡萄糖代謝除了出現於顳頂葉聯合區和後扣帶迴／楔前葉外，枕葉（尤其是初級視覺區）部分的代謝降低為其一大特徵（**圖2**）[9)]。和具相同水平認知功能的AD患者相比，DLB患者腦中葡萄糖代謝降低的範圍有更大的傾向。而DLB患者紋狀體和視丘部分的腦血流和大腦皮質相比也相對較高[10)]。期望未來可多加利用FDG-PET作為輔助工具，以提升診斷的精確度。

不可不知

枕葉葡萄糖代謝偏低的評估

DLB枕葉葡萄糖代謝偏低的機制尚不清楚，但被認為和常見於DLB患者的REM睡眠行為障礙有關[30)]。有些DLB患者在病情觀察過程中曾出現枕葉代謝偏低的情形。葡萄糖代謝的狀態容易受到投予FDG時及等待時受試者的狀態（視覺刺激遮蔽的程度）影響，故也有研究者認為其信度較低[31)]。若無法確認枕葉是否有代謝偏低的現象，便無法排除DLB的診斷。

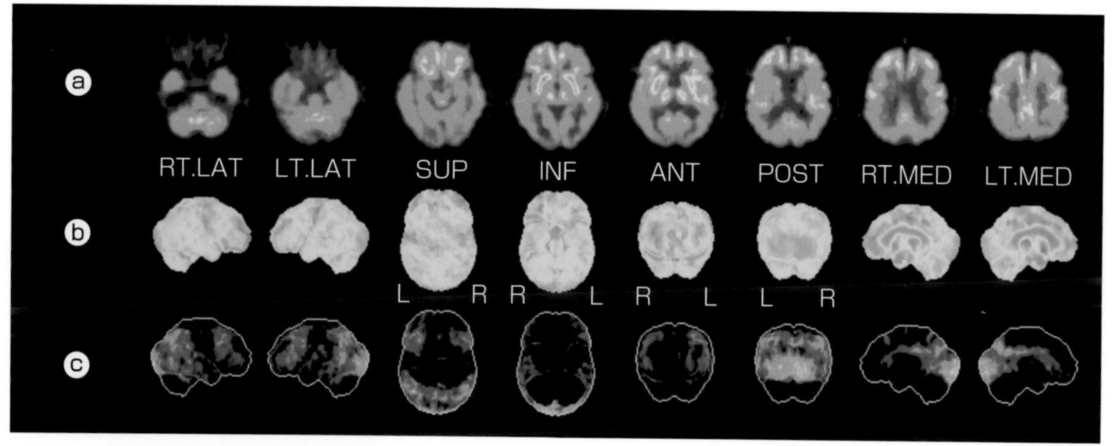

圖2　DLB患者的腦部葡萄糖代謝影像

a：斷層影像，**b**：3D-SSP影像，**c**：3D-SSP Z分數影像

除了枕葉以外，顳頂葉聯合區、後扣帶迴／楔前葉的葡萄糖代謝也是偏低的。紋狀體的葡萄糖代謝和大腦皮質相比相對較高。

額顳葉萎縮症

❖疾病概念

額顳葉萎縮症（frontotemoporal lobar degeneration，FTLD）為退化性失智症分類中的一種囊括性診斷，包括所有以額葉和顳葉前部病變為主、具共同症狀之疾患（**圖3**）[11，12]。目前對其分子病因的分析不斷進展，可根據堆積於腦內的蛋白質和包涵體（inclusion body）種類，對疾病做更進一步的區分[13]。

影像診斷上的共同特徵為局部的葡萄糖代謝偏低和大腦皮質萎縮。可將FDG-PET影像對照MRI影像，以補足診斷上的不足。

❖額顳葉型失智症

額顳葉型失智症（frontotemporal dementia，FTD）為以臨床症候為主的分類，其主要特徵為性格改變和社會行為障礙[14]。從FDG-PET上可觀察到額葉及顳葉前部有葡萄糖代謝偏低的情形（**圖4**）。葡萄糖代謝偏低程度的變化較大，會出現在額葉、顳葉（尤其前部）、海馬迴、紋狀體，甚至初級運動感覺

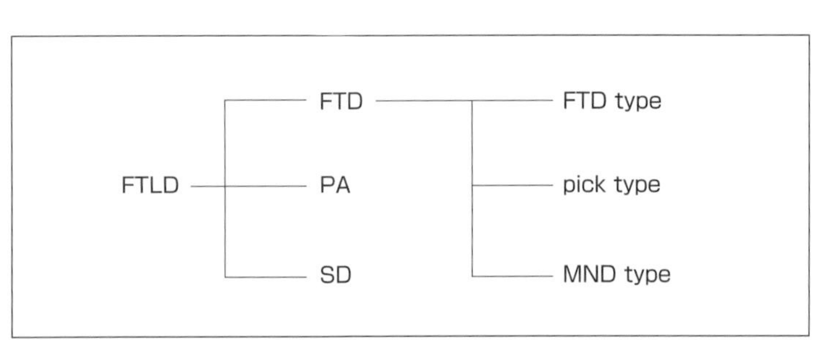

圖3 FTLD的疾病概念

FTLD, frontotemporal lobar degeneration: FTD, ftontotemporal dementia: PA, progressive aphasia: SD, semantic dementia: FLD, frontal lobe dengeneration: MND, motor neuron disease

（引用改編自文獻13、14）

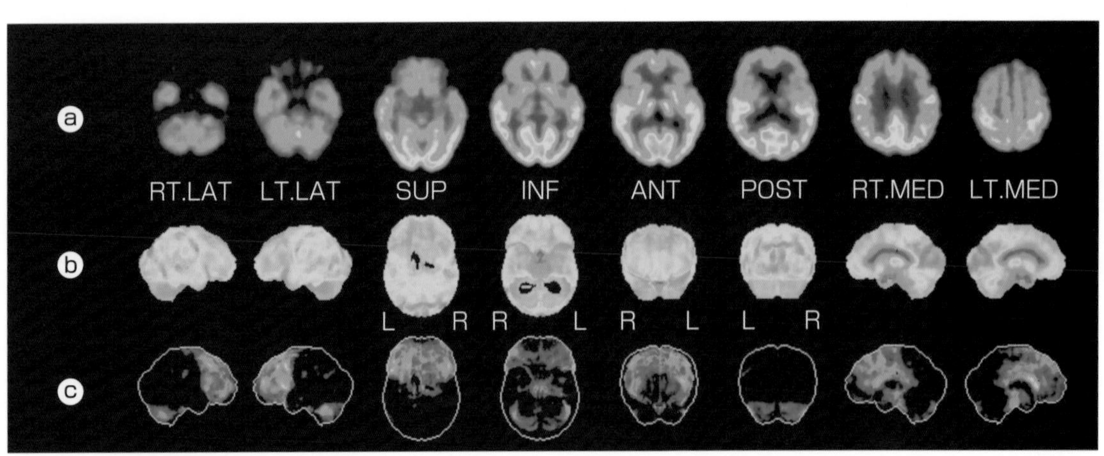

圖4 FTD患者的腦部葡萄糖代謝影像

a：斷層影像，**b**：3D-SSP影像，**c**：3D-SSP Z分數影像

額葉、紋狀體有葡萄糖代謝偏低的情形。此案例並無顳葉代謝偏低，整體代謝模式較偏Pick型失智症。

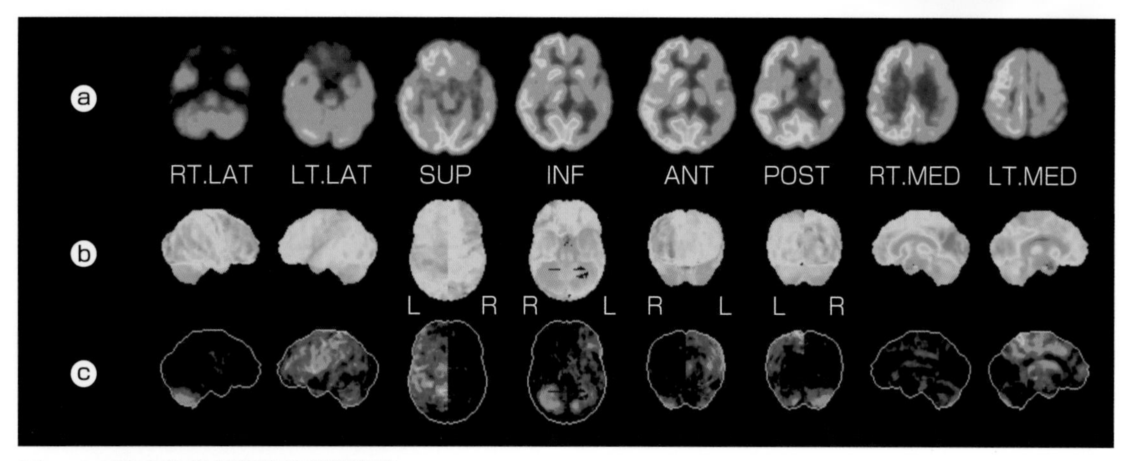

圖5 CBD患者的腦部葡萄糖代謝影像

a：斷層影像，**b**：3D-SSP影像，**c**：3D-SSP Z分數影像

左側較明顯，從額葉後部到中央溝前後，一直到頂葉前部有葡萄糖代謝偏低的情形。此外，左紋狀體、視丘的葡萄糖代謝也是偏低的。

區和小腦半球等部位[15，16]。MRI上可觀察到額葉穹窿面和顳葉前部出現形似knife edge的特徵性腦萎縮影像。

❖漸進性非流暢失語症

伴隨Sylvian fissure周圍局部性退化的漸進性非流暢失語症（progressive non-fluent aphasia，PNFA）為失去語言流暢性的腦部退化性失語症的一種[17]。以包括圍繞在Sylvian fissure周邊的Broca區、Wernicke區等在內的左額葉和顳葉為主，出現葡萄糖代謝偏低、萎縮的情形[18，19]。

❖語意性失智症

語意性失智症（sementic dementia，SD）會出現語詞喚起困難、命名不能的症狀，甚至選擇性喪失對於物體的知識或語意記憶，同時失智症狀也會逐漸惡化，為腦部退化性疾病的一種[20]。腦部葡萄糖代謝偏低和腦萎縮會從左前額葉擴展至額葉，其中以顳極（尤其左側）最為顯著[21]。

大腦皮質基底核退化症(CBD)和進行性核上麻痺(PSP)

大腦皮質基底核退化症（corticobasal degeneration，CBD）和進行性核上麻痹（progressive supranuclear palsy，PSP）皆為40歲以上發病的緩慢進行性神經退化性疾病。從分子病理學的角度分析，兩疾病間皆伴隨明顯的4-repeat tau包涵體，而無顯著差異。臨床上可觀察到很多非典型案例，故CBD和PSP之間常出現病理診斷和臨床診斷不一致的情形。因此，目前多將CBD和PSP視為FTLD疾病光譜中一種不同的表現型[22]。

PSP典型案例的內側額葉、前扣帶迴、腹外側前額葉、視丘、中腦等部位葡萄糖代謝偏低[23]。MRI上可看到中腦矢狀切面的中腦被蓋部萎縮，形成具特徵的「penguin silhouette sign」。

CBD的典型案例則會出現左右非對稱性的腦葡萄糖代謝偏低及腦萎縮。葡萄糖代謝偏低、腦萎縮的範圍涵蓋了額葉後部到中央旁小葉（包含中央前迴、中央後迴）、紋狀體（殼核）等部分（**圖5**）[24]。MRI上可能觀察到額葉後部至中央旁小葉的白質產生變性。

嗜銀顆粒性失智症

嗜銀顆粒性失智症（argyrophilic grain disease，AGD）係指嗜銀顆粒沉積所引起的退化性失智症[25]。目前已知嗜銀顆粒是由4-repeat tau所形成，而被重新定義為一種tau蛋白變性疾病（tauopathy）。日本東京都健康長壽醫療中心對545名已過世的CDR 0.5級退化性失智症患者進行連續解剖，發現其中18%僅有ADG病變，19%僅有AD病變，所佔比例頗高[26]。左右非對稱性迂環周迴萎縮、內側顳葉非對稱性葡萄糖代謝偏低、萎縮等病理異常皆可作為診斷之參考[26]。此症的臨床診斷標準在本文撰寫時（2011年）尚未確立，目前仍依賴病理診斷。

（加藤隆司、新畑　豐、伊藤健吾）

文献

1）Herholz K, Carter SF, Jones M: Positron emission tomography imaging in dementia. Br J Radiol, 80:S160-167, 2007.

2）Petersen RC, Morris JC: Mild cognitive impairment as a clinical entity and treatment target. Arch Neurol, 62:1160-1163, 2005.

3）Petersen RC, et al: Mild cognitive impairment: clinical characterization and outcome. Arch Neurol, 56:303-308, 1999.

4）Weiner MW, Veitch DP, Aisen PS, et al: The Alzheimer's Disease Neuroimaging Initiative: A review of papers published since its inception. Alzheimers Dement, 2011 Oct 31. [Epub ahead of print]

5）Ch telat G, Desgranges B, de la Sayette V, et al: Mild cognitive impairment: Can FDG-PET predict who is to rapidly convert to Alzheimer’ s disease? Neurology, 60:1374-1377, 2003.

6）Anchisi D, Borroni B, Franceschi M, et al: Heterogeneity of brain glucose metabolism in mild cognitive impairment and clinical progression to Alzheimer disease. Arch Neurol, 62:1728-1733, 2005.

7）Mosconi L: Brain glucose metabolism in the early and specific diagnosis of Alzheimer's disease. FDG-PET studies in MCI and AD. Eur J Nucl Med Mol Imaging, 32:486-510, 2005.

8）McKeith IG, Dickson DW, Lowe J, et al: Diagnosis and management of dementia with Lewy bodies: third report of the DLB Consortium. Neurology, 65:1863-1872, 2005.

9）Minoshima S, Foster NL, Sima AA, et al: Alzheimer's disease versus dementia with Lewy bodies: cerebral metabolic distinction with autopsy confirmation. Ann Neurol, 50:358-365, 2010.

10）Sato T, Hanyu H, Hirao K, Deep gray matter hyperperfusion with occipital hypoperfusion in dementia with Lewy bodies. Eur J Neurol, 14:1299-1301, 2007.

11）Snowden JS, Neary D, Mann DMA: Fronto-temporal lobar degeneration: Fronto-temporal dementia, progressive aphasia, semantic dementia. Churchill-Livingstone, New York, 1996, p9-41.

12）Neary D, Snowden JS, Gustafson L, et al: Frontotemporal lobar degeneration: a consensus on clinical diagnostic criteria. Neurology, 51:1546-1554, 1998.
13）池田研二：額顳葉萎縮症的臨床和病理背景。醫學發展，235: 1546-1554，2010。
14）池田學、田邊敬貴：額顳葉型失智症（癡呆）。In 老年期失智症導航，平井俊策 審訂，Medical View出版社，東京，p108-109，2006。
15）Ishii K, Sakamoto S, Sasaki M, et al: Cerebral glucose metabolism in patients with frontotemporal dementia. J Nucl Med, 39: 1875-1878, 1998.
16）Jeong Y, Cho SS, Park JM, et al: ^{18}F-FDG PET findings in frontotemporal dementia: an SPM analysis of 29 patients. J Nucl Med, 46:233-239, 2005.
17）小森憲治郎、田邊敬貴：進行性流暢型失語症。In 老年期失智症導航，平井俊策 審訂，Medical View出版社，東京，p116-117，2006。
18）Perneczky R, Diehl-Schmid J, Pohl C, et al:Non-fluent progressive aphasia: cerebral metabolic patterns and brain reserve. Brain Res, 1133:178-185, 2007.
19）Josephs KA, Duffy JR, Fossett TR, et al: Fluorodeoxyglucose F18 positron emission tomography in progressive apraxia of speech and primary progressive aphasia variants. Arch Neurol, 67:596-605, 2010.
20）石川智久、田邊敬貴：語意性失智症（癡呆）。In 老年期失智症導航，平井俊策 審訂，Medical View出版社，東京，p114-115，2006。
21）Diehl J, Grimmer T, Drzezga A, Riemenschneider M, et al: Cerebral metabolic patterns at early stages of frontotemporal dementia and semantic dementia. A PET study. Neurobiol Aging, 25:1051-1056, 2004.
22）Bouchard M, Suchowersky O: Tauopathies: one disease or many? Can J Neurol Sci, 38:547-56, 2011
23）Poston KL, Eidelberg D: FDG PET in the Evaluation of Parkinson's Disease. PET Clin, 5:55-64, 2010.
24）Hosaka K, Ishii K, Sakamoto S: Voxel-based comparison of regional cerebral glucose metabolism between PSP and corticobasal degeneration. J Neurol Sci, 199:167-71, 2002.
25）村山繁雄、齋藤祐子：失智症的病理學。綜合臨床，60: 1805-1808，2011。
26）德川阿耶、村山繁雄：以MRI診斷失智症的可能性一從病理背景之觀點。醫學發展，235: 619-626，2010。
27）McKhann GM, Knopman DS, Chertkow H, et al： The diagnosis of dementia due to Alzheimer's disease: recommendations from the National Institute on Aging-Alzheimer's Association workgroups on diagnostic guidelines for Alzheimer's disease. Alzheimers Dement, 7:263-9, 2011.
28）Albert MS, DeKosky ST, Dickson D, et al： The diagnosis of mild cognitive impairment due to Alzheimer's disease: recommendations from the National Institute on Aging-Alzheimer's Association workgroups on diagnostic guidelines for Alzheimer's disease. Alzheimers Dement, 7:270-9, 2011.
29）Mosconi L, Tsui WH, Herholz K, et al： Multicenter standardized ^{18}F-FDG PET diagnosis of mild cognitive impairment, Alzheimer's disease, and other dementias. J Nucl Med, 49:390-8, 2008.
30）Fujishiro H, Iseki E, Murayama N, Yamamoto R, et al： Diffuse occipital hypometabolism on [18 F]-FDG PET scans in patients with idiopathic REM sleep behavior disorder: prodromal dementia with Lewy bodies? Psychogeriatrics, 10:144-52, 2010.
31）Herholz K, Carter SF, Jones M： Positron emission tomography imaging in dementia. Br J Radiol, 80:S160-7, 2007.

利用FDG-PET診斷癲癇、腦瘤

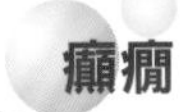

癲癇

❖檢查的有效性和適應症

胼胝體切斷術等在嬰幼兒期的手術適應症雖然並不相同，但對於兒童及成人、發作焦點已確認的部分性癲癇，或是對藥物較無反應、難以控制藥物副作用時，仍可考慮施行外科手術。手術的主要對象疾患包括海馬迴硬化、神經節細胞瘤（ganglioglioma）、胚胎發育不良性神經上皮瘤（dysembryoplastic neuroepithelial tumor，DNT）等腦瘤、血管瘤、局部性皮質發育不良（focal cortical dysplasia）、瘢痕性腦迴（ulegyria）等。外科性治療除了切除外，還有多處軟膜下腦迴橫切術（multiple subpial transection，MST）。

以影像診斷確認局部性發作的癲癇原發病灶（以下簡稱發作焦點）時，表示海馬迴硬化的內側顳葉癲癇，以及發作焦點在其他外側顳葉及顳葉外大腦皮質的癲癇有很大的差異。不管是哪一種，都必須利用MRI找到結構上的異常，但有結構異常的區域並不一定和發作焦點一致[1]。此外，也有局部性皮質發育不良卻在MRI上未顯示出病灶的案例。

症候性局部性發作的術前功能檢查中，發作間歇期^{18}F-FDG PET檢查、發作期腦血流SPECT，或投予^{123}I-Iomazenil（對中樞性苯二氮受體具親和性）的SPECT檢查都是不可或缺的程序。檢測敏感度方面，有報告指出^{99m}Tc-HMPAO的發作期腦血流SPECT為70%，發作間歇期^{18}F-FDG PET檢查則為77%[2]，後者的敏感度較高。此外，進行發作期腦血流SPECT（在日本是投予^{99m}Tc-ECD）時需等待投予示蹤劑的適當時機，施行技術上要萬無一失也非易事，因此發作間歇期間^{18}F-FDG PET的執行相對來說較容易。

發作間歇期間的^{18}F-FDG PET所見

❖伴隨發作的局部糖代謝變化

位於大腦皮質的發作焦點在發作間歇期間的代謝較週邊大腦皮質來得低（**圖1**）。發作間歇期間癲癇焦點的葡萄糖代謝偏低一般認為是由神經元凋亡和神經膠質瘤所引起[3]。發作期及發作期附近隨著癲癇焦點的神經活動增加，血流和代謝也會增加。增加的持續時間並不一定，接著受到發作後的抑制作用影響，發作焦點周圍出現血流及代謝降低的情形，不久發作焦點的血流和代謝也隨之降低。

發作間歇期間的^{18}F-FDG PET檢查的目的之一是要找出相當於癲癇焦點的葡

▶MST
1989年Morrel醫師發表的多處軟膜下腦迴橫切術（multiple subpial transection，MST）是根據生理學者利用猴子所做的一項實驗（即使將皮質水平方向的神經纖維削細到快斷掉，只要還保存著垂直方向的纖維，就能維持一定的大腦功能）發展而成。因MST能夠在維持功能的情況下分離出癲癇焦點，故可應用於位在運動區、語言區甚至是大範圍發作焦點的手術。

▶海馬迴硬化症
此用語係指內側顳葉神經元發生凋亡和神經膠質瘤的病理狀態。也可能出現錐體細胞層變薄的情形，其病變程度、範圍各式各樣。目前尚不清楚其病因，CA2和海馬支腳相對來說較未受病變影響。

▶局部性皮質發育不良
伴隨神經細胞和神經膠細胞形態異常的腦發育不良。許多部位的大腦皮質和其正下方的白質分界並不清楚，在皮質和白質處可觀察到各種大型的異形細胞，但未形成神經膠質瘤。可能出現結構影像上較觀察不到的異常、局部皮質較為肥厚或造成MRI訊號強度改變等現象。

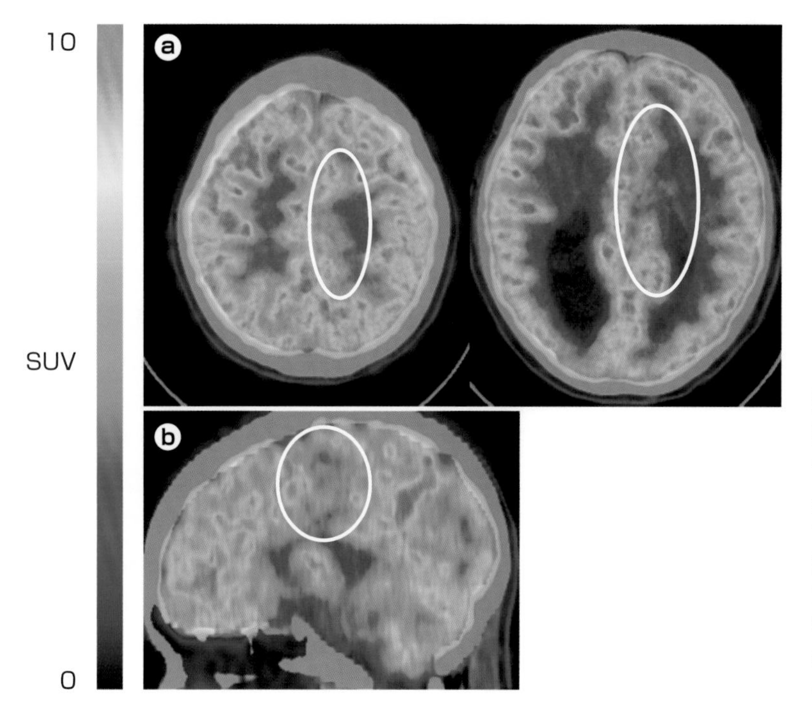

圖1　左額葉癲癇發作間歇期間的^{18}F-FDG PET/CT融合影像

a：橫向斷層，**b**：矢狀斷層
可觀察到左輔助運動區至扣帶迴的葡萄糖代謝偏低區域（白色圈起部分）。MRI上可看到輔助運動區出現皮質發育不良的異常狀態。是胼胝體發育不良導致側腦室看起來較大。

萄糖代謝偏低區域。進行^{18}F-FDG PET檢查時，FDG的吸收在靜脈注射後需耗時20～30分鐘，因此幾乎不可能作為僅針對發作期間的檢查；若於靜脈注射後20～30分鐘之間出現發作，不同的發作時機會使腦內的葡萄糖代謝分佈受到各種不同的影響，而造成影像解讀上的困難。檢查時，在投予示蹤劑後應確認是否產生發作，最好是使用腦波監測腦部變化。此外，發作焦點的定位還受到發作後不久因發作後抑制作用而引起的葡萄糖代謝降低、癲癇活動擴展至發作焦點以外而使相關區域的聚積增加等因素的影響，而使正確定位的難度增加。因此，發作間歇期檢查應在發作後經過24小時以上再執行。

❖內側顳葉癲癇

60～80%接受^{18}F-FDG PET檢查的癲癇患者屬於單側性內側顳葉癲癇（mesial temporal lobe epilepsy，mTLE）。進行mTLE的評估時，大多可利用症狀觀察和腦波表現來確診，而以MRI發現異常的機率也不低。此外，^{18}F-FDG PET也可用來有效確認癲癇的單側性，85～90%的案例都具有明顯的單側性，故較容易定位出焦點[4,5]。典型的mTLE在其患側海馬迴區域會出現葡萄糖代謝偏低的情形。常可觀察到患側整個顳葉萎縮，也常伴隨顳葉外側的葡萄糖代謝偏低。其他伴隨之異常包括杏仁核、海馬旁迴、同側視丘及對側小腦葡萄糖代謝偏低，都是較常觀察到的變化（**圖2**）。此外也常觀察到代謝偏低的狀態從額葉開始擴及至其他大腦皮質區，甚至引起額葉癲癇等各式各樣的臨床表現。

不可不知

大腦皮質葡萄糖代謝的評估除了會受到癲癇發作有無的影響外，靜脈注射^{18}F-FDG後腦部活化的有無也是一大問題。尤其動作刺激引起的活化相當大，故靜脈注射後必須保持不動和完全的休息。注射後經過的時間越短，放射物質吸收所受到的影響就越大，因此應使受試者待在隔絕視覺和聽覺刺激、黑暗而安靜的房間內至少20分鐘，並靜止不動，以避免腦部活化對影像帶來干擾。

+ONE

很少有報告指出，在進行18F-FDG PET檢查時，位於內側顳葉的發作焦點在發作間歇期仍呈現高聚積狀態[12]，其原因被認為是在靜脈注射期附近發生了潛在性發作（偶有頭皮上腦波也無法捕捉到的發作）。此時也很容易發生將側化性誤判為相反側的錯誤。此外，若mTLE呈雙側性，也可能合併了其他區域的大腦皮質發作焦點，故對照臨床上所得資訊、輔以其他檢查並統整評估結果非常重要。

❖外側顳葉（顳葉新皮質）癲癇及顳葉外癲癇

外側顳葉（顳葉新皮質）癲癇及顳葉外癲癇的發作焦點位於內側顳葉以外的區域；潛在性發作和發作的擴展等致使此類癲癇在腦功能造影上的判讀較為困難。由此可知其診斷精確度和敏感度較低，其中敏感度約為45～60%[4,6]。以非侵入性檢查定位發作焦點通常較困難，最終大多必須採用將顱內電極放置在腦部表面的侵入性方式。發作間歇期間在18F-FDG PET上除了發作焦點區域外，離焦點較遠的發作擴展區域也可能出現葡萄糖代謝偏低的情形。18F-FDG PET可說是協助定位出顱內電極放置範圍的重要檢查，然而若僅將顱內電極放於發作焦點區域，那麼顱內監測器也可能因捕捉到發作源本身而毀損，而造成顱內監測器無法執行其功能，因此手術時應進行多區域的焦點檢索。

若欲提升發作間歇期間18F-FDG PET檢查影像的檢出敏感度，建議應對影像數據進行統計處理。過去認為出現腦部結構變化的癲癇患者不適合進行腦部標準化，但隨著電腦及程式軟體的進步，也可對有變形或萎縮的腦部進行標準化；也開始有研究證明了將定性影像和定量影像比較以整合出腦內葡萄糖代謝分佈的可能性[7]。使用統計影像分析方法之一的eZIS（easy Z-score Imaging System）[8]時，和健康人群比較後製作出Z分數影像（利用「（健康人群平均體素值－個別體素值）」算出每個體素的Z分數），然後疊加在MRI影像上，便能顯示出統計上葡萄糖代謝顯著偏低區域的分佈，可用來定位出發作焦點。尤其Sylvian fissure周圍因解剖構造較複雜，其中較小面積的葡萄糖代謝偏低區難以肉眼觀察到，故此時可併用Z分數影像以利診斷。

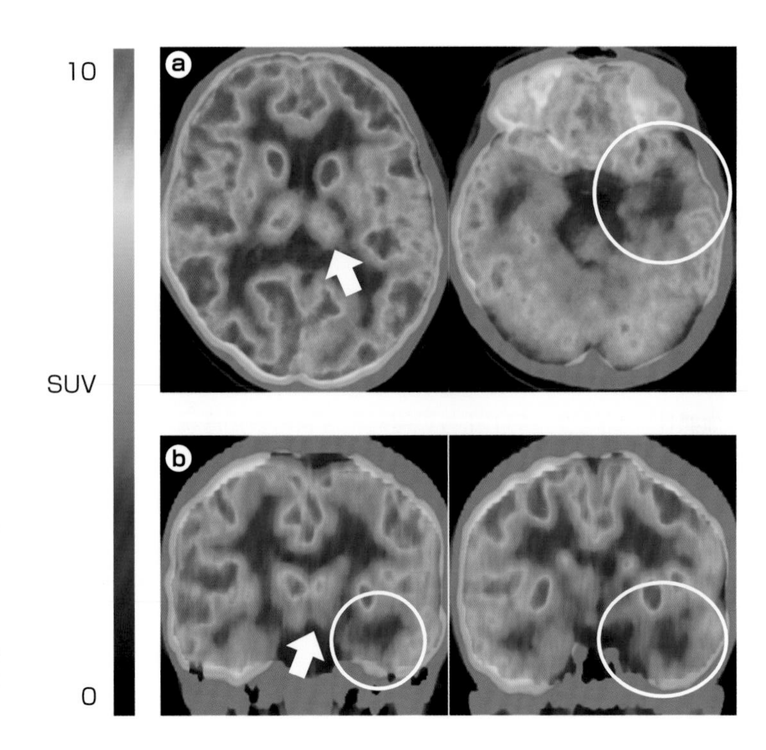

圖2　左顳葉癲癇於發作間歇期的18F-FDG PET/CT融合影像

a：橫向斷層，**b**：冠狀斷層
左顳葉內側至外側出現大範圍的葡萄糖代謝偏低（白色圈起部分）。左側視丘的葡萄糖代謝較右側低（白色箭頭處）。

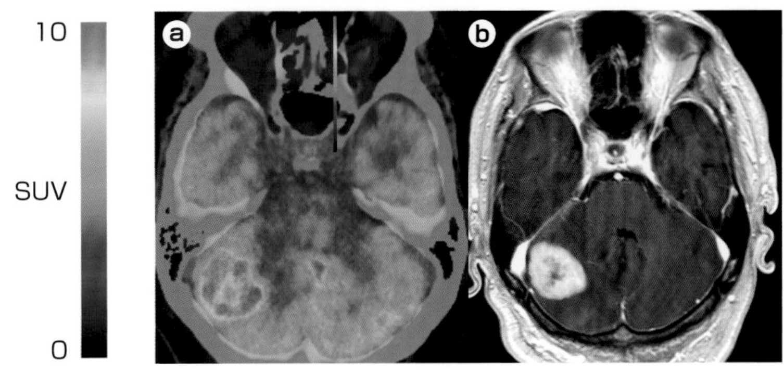

圖3　轉移性腦腫瘤

a：^{18}F-FDG PET/CT融合影像，**b**：MRI造影T1加權影像
肺癌（pleomorphic carcinoma）轉移至右小腦。
可觀察到右小腦半球出現伴隨葡萄糖代謝亢進的環狀病變。內部聚積度偏低區域的中央應已壞死。^{18}F-FDG的SUV最大值為16.4。鄰近白質部分因水腫等而有葡萄糖代謝偏低區域擴張的現象。

小叮嚀Pitfall

有許多轉移性腦腫瘤無法以^{18}F-FDG PET檢查診斷出來。

大部分惡性腫瘤的葡萄糖代謝相對較大腦皮質來得低，而為了對腦部進行較精密的檢查，會利用影像重建、未顯示影像的全身腫瘤^{18}F-FDG PET檢查來產生影像，但若轉移大小未達一定程度，便無法定位出確切位置。因此欲檢查有無發生腦部轉移時，應以腦部MRI或CT造影檢查為優先。

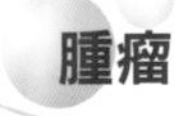

腫瘤

❖轉移性腦腫瘤和腦膜散播

其他結構影像上所觀察到的轉移性腦腫瘤中，有6～8成可經由^{18}F-FDG PET檢查進行診斷[9)]。腫瘤大小在6～10mm以上、伴隨和大腦皮質相同程度或以上的葡萄糖代謝亢進時，可利用^{18}F-FDG PET檢出。**圖3**所示為典型的轉移性腦腫瘤影像。轉移性腦腫瘤周圍常因水腫等而出現代謝偏低的區域，因此也不可忽視這些在影像上聚積度較低的部分。

此外也可能在影像上發現腦膜散播（meningeal dissemination）處聚積度增加的腦實質外病變。一般來說很難僅用PET和單純CT定位出局部病變，若腦表面或天幕部分出現局部性聚積，應考慮病變的可能性並加以評估。

❖轉移性腦腫瘤以外的腦瘤

大腦皮質的葡萄糖代謝雖高，但惡性淋巴瘤的代謝程度比大腦皮質還要更高，因此可將^{18}F-FDG PET檢查應用於淋巴瘤的診斷、局部診斷和治療效果的判定。其他惡性腫瘤雖然基本上是分化度越低，FDG聚積度越高，但也有不少惡性度高的腫瘤顯示較皮質低的聚積度。惡性淋巴瘤的葡萄糖代謝亢進程度相當明顯，因此研究指出，觀察腫瘤的葡萄糖代謝較皮質高或低有助鑑別其屬於惡性淋巴瘤或多形性膠質母細胞瘤，或可用來確認HIV陽性患者的病變來自惡性淋巴瘤還是AIDS[10，11)]。

此外，即使惡性度不高，髓膜瘤、腦下垂體腺瘤或生殖細胞瘤等具功能的腫瘤仍多表現出葡萄糖代謝明顯亢進的現象（**圖4**）。

（今林悅子、松田博史）

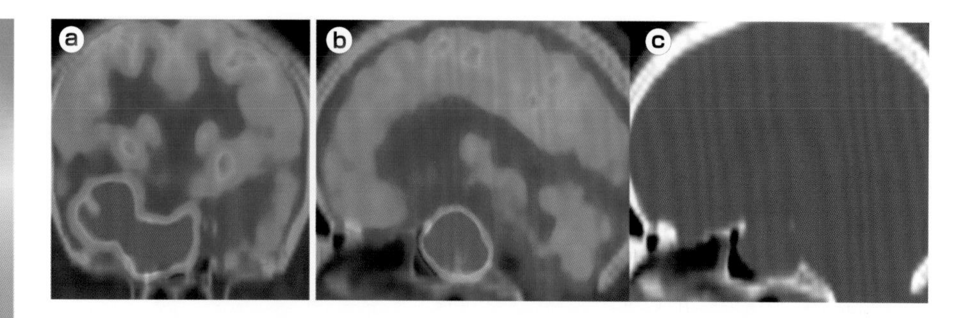

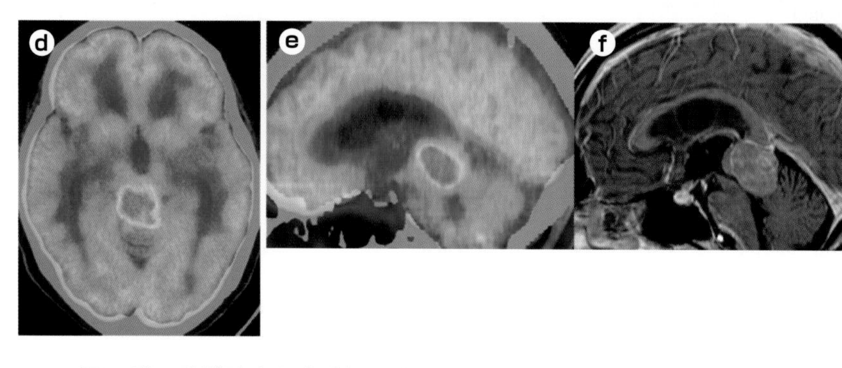

圖4　腦下垂體腺瘤和生殖細胞瘤

a～c：腦下垂體腺瘤

a：冠狀斷層的融合影像，**b**：矢狀斷層的融合影像，**c**：矢狀斷層的CT影像

CT影像上可看到蝶鞍（sella turcica）擴大，冠狀斷層的融合影像則可看到腫瘤已擴及鞍上部和右旁鞍部。SUV最大值為32.4。

d～f：生殖細胞瘤

d：橫向斷層的融合影像，**e**：矢狀斷層的融合影像，**f**：MRI造影T1加權影像的矢狀斷層

MRI上可於松果體部分看到腫瘤部分有明顯的影像增強效果，並觀察到SUV最大值17.3的葡萄糖代謝亢進現象。

小叮嚀Pitfall

影像評估時的一大重點為吸收校正的問題。即使吸收校正影像和收集影像只有幾毫米的偏差，仍可能產生較大的左右差異，而形成假影。此幾毫米的偏差較難在攝影時以肉眼辨識，故需進一步確認影像結果。PET/CT中CT的解析度佳，因此較容易確認是否發生影像偏差，在判讀時只要多加注意便可發現。若懷疑有假影，就必須確認未進行吸收校正的重建影像實際上是否出現異常所見。

◆文献

1）Hwang SI, Kim JH, Park SW, et al: Comparative analysis of MR imaging, positron emission tomography, and ictal single-photon emission CT in patients with neocortical epilepsy. Am J Neuroradiol, 22:937-946, 2001.

2）Chugani HT, Phelps ME, Mazziotta JC : Positron emission tomography study of human brain functional development.Ann Neurol,22:487-497, 1987.

3）Engel J Jr, Brown WJ, Kuhl DE, et al: Pathological findings underlying focal temporal lobe hypometabolism in partial epilepsy. Ann Neurol, 12:518-28, 1982.

4）Swartz BE, Halgren E, Delgado-Escueta AV, et al: Neuroimaging in patients with seizures of probable frontal lobe origine. Eplepsia, 30: 547-558, 1989.

5）Engel J Jr, Henry TR, Swartz BE: Positron emission tomonography in frontal lobe epilepsy. Epilepsy and the functional anatomy of the frontal lobe. Riggio S（ed）, New York: Raven Press, 1995.

6）Swartz BW, Khonsari A, Vrown C, et al: Improved Sensitivity of ^{18}FDG-Positron emission tomography scans in frontal and “frontal plus” epilepsy. Epilepsia, 36: 388-395, 1995.

7）Signorini M, Paulesu E, Friston K, et al: Rapid assessment of regional cerebral metabolic abnormalities in single subjects with quantitative and nonquantitative [^{18}F]-FDG PET: A clinical validation of statistical parametric mapping. Neuroimage, 9: 63-80, 1999.

8）松田 博史：SPECT的影像統計分析。影像診斷，23：1296-1309，2003。

9）Stubbs E, et al: Brain abnormalities detected on whole-body ^{18}F-^{18}F-FDG PET in cancer patients: spectrum of findings. Am J Roentgenol, 188: 866-873, 2007.

10）Warwick JM, Sathekge MM : PET/CT scanning with a high HIV/AIDS prevalence. Transfus Apher Sci, 44:167-172. 2011.

11）Makino K, Hirai T, Nakamura H,et al : Does adding FDG-PET to MRI improve the differentiation between primary cerebral lymphoma and glioblastoma? Observer performance study. Ann Nucl Med, 25:432-8. 2011.

12）Sperling MR, et al: False lateralization of temporal lobe epilepsy with FDG positron emission tomography. Epilepsia, 36:722-727, 1995.

利用類澱粉蛋白PET診斷失智症

▶ β類澱粉蛋白

阿茲海默症的病理學特徵之一為老年斑塊，而構成此斑塊的類澱粉蛋白的主要成分即為β類澱粉蛋白。在一種稱為分泌酶（secretase）的酵素作用下，屬於神經元膜蛋白的類澱粉前驅蛋白（amyloid precursor protein，APP）被切成40～42個胺基酸，而這些胺基酸所組成的胜肽即稱為β類澱粉蛋白。其凝集性強，為形成老年斑塊的類澱粉蛋白的根基，而數個凝集體形成寡聚物（oligomer）時會產生神經毒性。

▶ 腦類澱粉沉積症

利用類澱粉蛋白PET觀察到β類澱粉蛋白沉積的狀態稱為腦類澱粉沉積症。腦類澱粉沉積症患者可在腦組織病理診斷時發現老年斑塊的存在。腦類澱粉沉積症為阿茲海默症的必要條件，但阿茲海默症卻非類澱粉沉積的充分條件。因此健康人和其他疾患者的腦部也可能發存在類澱粉沉積。

▶ 生物標記物

可客觀反映病態進展的指標稱為生物標記物。生物標記物並非診斷的根據，但可作為病期（stage）和治療效果判定的指標。阿茲海默症的生物標記物可分為兩種，分別為類澱粉蛋白標記（脊髓液Aβ_{1-42}、類澱粉蛋白PET影像）和神經病變標記（脊髓液tau及p-tau、MRI上觀察到的萎縮、FDG-PET或腦血流SPECT上觀察到的功能偏低）。

前言

類澱粉蛋白PET為可將β類澱粉蛋白沉積於腦內的狀況（即腦類澱粉沉積症）以非侵入性的方式影像化的診斷技術[1)]。此診斷技術在實務上的應用還未滿10年，但在失智症的病態研究和治療法開發上已是不可或缺的技術。阿茲海默症（AD）在過去的診斷標準中被稱為「失智症」，在發現「老年斑塊」和「神經纖維變化」等腦部病變時才可確診[2)]，但近來發現腦部類澱粉沉積可能在尚無症狀時就已開始，而引起神經功能病變、tau沉積、神經元病變和腦萎縮，這些綜合性的結果使我們了解到，此疾病應是從無症狀開始，歷經輕度知能障礙的狀態到失智症的一個連續性過程。因此有研究者提出，可將能夠反映其病態特徵和病變發展過程的生物標記物整合進新的臨床診斷標準中[3-6)]（**圖1**）。類澱粉蛋白PET的臨床意義，尤其是如何活用於AD的早期診斷和鑑別診斷中等層面還有待研究進一步釐清，可期待未來將其作為診斷技術加以普及並開發出治療藥物。本章節將針對類澱粉蛋白PET診斷藥劑的開發現狀，以及各種失智症疾患的類澱粉蛋白PET所見進行概略的說明。

類澱粉蛋白PET診斷藥劑

目前提出的各種類澱粉蛋白造影診斷藥劑是以放射性同位素標記剛果紅（Congo Red）和硫黃素T（Thioflavin T)的類似化合物等用於類澱粉蛋白組織染色的色素（**圖2**），其中匹茲堡大學的Klunk和Mathis所開發出的^{11}C-PiB對Aβ具有高敏感度和選擇性，被視為類澱粉蛋白PET診斷藥劑中的黃金標準，在短時間內就受到世界許多機構的廣泛使用，並累積可觀的相關臨床研究[7)]。UCLA研究團隊開發的^{18}F-FDDNP[8)]和東北大學研究團隊開發的^{11}C-BF227[9)]的敏感度較PiB低，有報告則指出其對神經纖維變化、普利昂澱粉蛋白（prion amyloid）、α-synuclein具有親和性，而表現出對特定病變的特異性[10-12)]。用於標記PiB的^{11}C其半衰期為20分鐘，在普遍應用於檢查和品質管理方面尚存限制。因此目前致力於開發半衰期110分鐘的^{18}F標記診斷藥劑，據聞其中3劑正接受第III階段的試驗，並即將取得美國FDA的核准[13-15)]（**圖2**）。

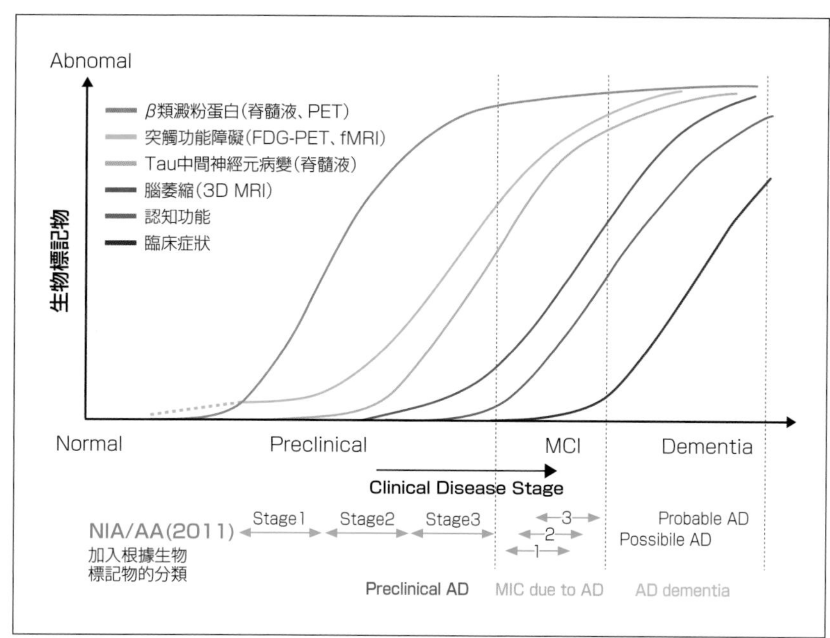

圖1　反映阿茲海默症進展的生物標記物動態

類澱粉蛋白PET和脊髓液A $\beta_{1\text{-}42}$濃度為反映類澱粉蛋白蓄積度的生物標記物，可用以掌握AD最早期的病態進展，並搜尋出修飾因子（modifier）。Tau標記則可用來表示病程進展的各階段。根據新的AD臨床診斷標準提案（NIA-AA2011），可區分為AD dementia、MCI due to AD、preclinical AD三種，係利用生物標記物建立診斷的分類和可信度。

（改編引用自Spering et al.: NIA/AA Preclinical AD的診斷標準，2011）

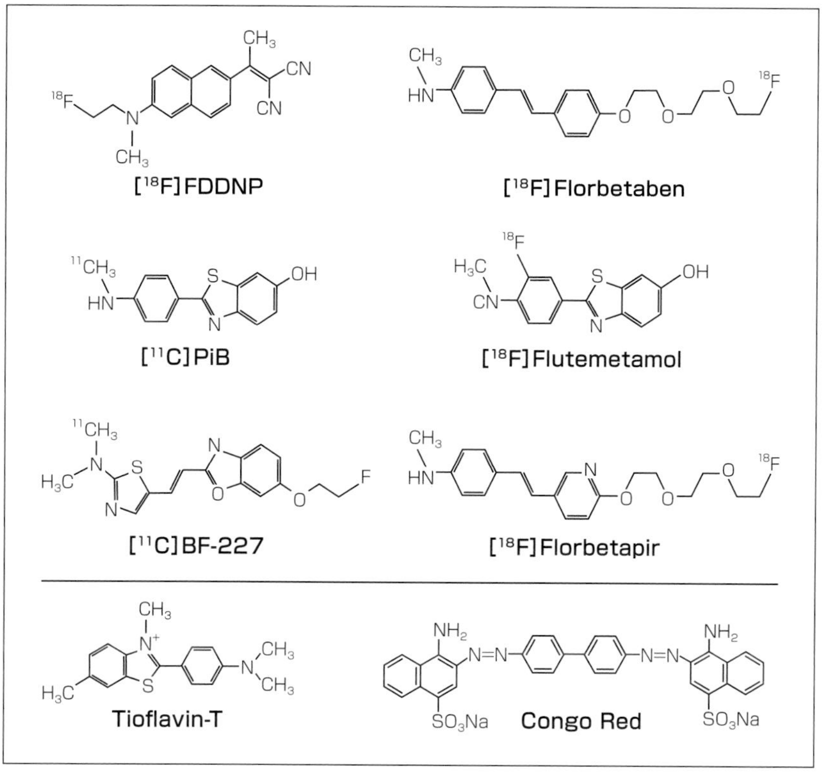

[^{18}F]FDDNP　　[^{18}F]Florbetaben

[^{11}C]PiB　　[^{18}F]Flutemetamol

[^{11}C]BF-227　　[^{18}F]Florbetapir

Tioflavin-T　　Congo Red

圖2　具代表性的類澱粉蛋白PET用診斷藥劑

目前多使用標記剛果紅和硫黃素T的類似化合物等用於類澱粉蛋白組織染色的藥劑。左圖右邊標記的三種[^{18}F]藥物目前正進行類澱粉蛋白PET診斷藥劑的開發的第III階段試驗。

類澱粉蛋白PET的攝影和判讀、分析法

接下來將針對目前使用最廣泛的^{11}C-PiB類澱粉蛋白PET，詳述其攝影、判讀和分析方法。^{11}C-PiB在投予後會迅速進入腦部，並以相對較快的速度排出。一般會在投予造影劑後的60～90分鐘間進行動態攝影，以執行定量分析[16)]。求出Logan graphical analysis法等的總分布體積（DVt）值，再將參照小腦皮質數值的分布體積比（DVR）作為標準性指標。原本一般的做法是測量不同時間下的動脈血以推估流入造影劑的DVR值，但也有研究另外提出使用參照區域的無採血法[17)]。研究顯示投予後經過一段時間，後期影像（輻射能分佈）與小腦分佈的比值（SUVR）和DVR有良好的相關性[18)]，可作為簡易測量法使用。北美的ADNI研究使用投予後50～70分鐘的影像評估SUVR，澳洲的AIBL研究則使用了40～70分鐘的影像進行評估。日本正在執行的J-ADNI研究除了確保和世界其他國家的ADNI研究具有互換性，為了得到精確度更高的資料，還進行了70分鐘的動態收集，並採用可分析DVR和SUVR兩者的程序。

圖3所示為未觀察到^{11}C-PiB聚積的健康人和可觀察到聚積的AD患者的DVR影像和SUVR影像。無β類澱粉蛋白沉積的健康人PiB影像中，DVR、SUVR上都可看到大腦白質處有較為均勻的聚積，DVR上灰質和白質處的聚積則幾乎相等，SUVR上灰質處的聚積度則較白質低。視丘、腦幹部分的聚積度較大腦白質稍高，其程度具個別差異。這些聚積被認為是往髓鞘等處的非特異性聚積。另一方面，AD患者等有β類澱粉蛋白沉積的案例，可看到大腦皮質處的聚積度遠大於白質處，灰質和白質的聚積度大小關係和健康人是完全相反的。因此，^{11}C-PiB在視覺判讀上很容易就能夠確認聚積的有無。阿茲海默症患者腦中聚積度較高的部位包括前／後扣帶迴皮質、額葉皮質、頂顳葉外側皮質、紋狀體腹側，顳葉內側、初級運動感覺區、枕葉（尤其是初級視覺區）的聚積度較低。視覺判讀之一例如**圖4**所示。

阿茲海默症的類澱粉蛋白PET

根據報告指出，臨床上被診斷為AD的患者其類澱粉蛋白的PET所見在大部分的案例為陽性[7，19)]。在症狀表現符合臨床診斷標準的情況下，類澱粉蛋白PET對AD診斷的敏感度在幾乎所有相關的研究中皆達90%以上；未達100%的原因則可能是依據臨床診斷標準所發生的誤診。至於是否存在類澱粉蛋白PET呈陰性的AD，仍有待研究進行PET和病理評估結果的比較，但就實際狀況來說應是極為稀少的。事實上可將類澱粉蛋白PET陽性視為AD的必要條件，但理論上若屬於對類澱粉蛋白較脆弱的個體，那麼其類澱粉蛋白PET的檢出閾值可能會超過病態的聚積度，也可推測有些AD可能出現因形態上的差異和化學修飾而使診斷藥物結合能力降低的類澱粉蛋白聚積[20)]。

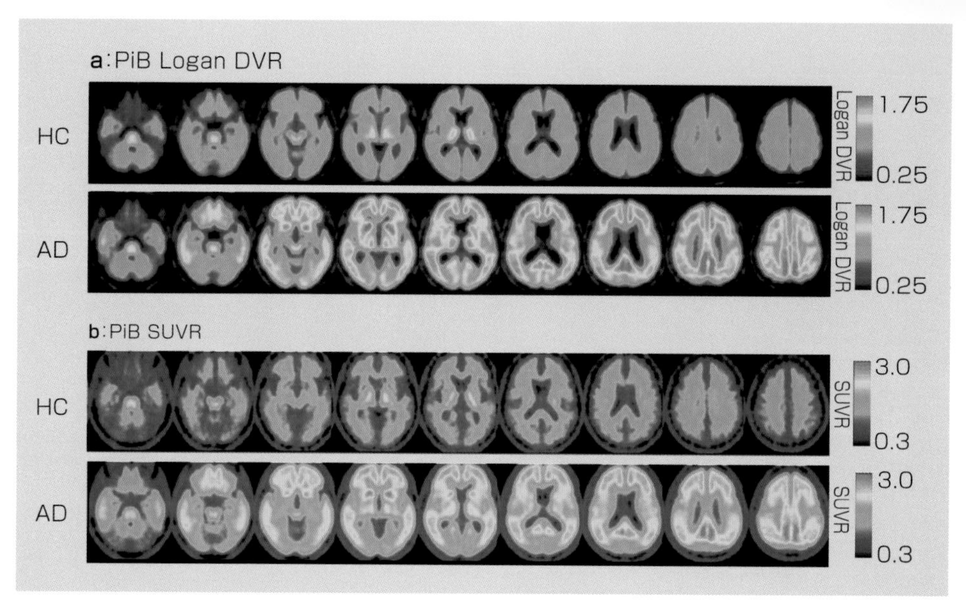

圖3　健康人和阿茲海默症患者的典型^{11}C-PiB PET影像

a：表示投予^{11}C-PiB後70分鐘內進行動態攝影，利用Logan graphical analysis求出相對於小腦皮質的分布體積比值（DVR）。

b：表示投予^{11}C-PiB後50～70分鐘拍攝的腦內分佈與小腦皮質的比值（SUVR）。

a、**b**圖的上段為健康人（HC，n=10），下段為阿茲海默症患者（AD，n=15）的平均影像。健康人的白質呈現幾乎均勻的聚積分佈，視丘、腦幹部分則出現稍高的非特異性聚積。DVR和SUVR影像上的白質和灰質對比度稍有差異，但若灰質部分的聚積度未超越白質，就屬於類澱粉蛋白沉積呈陰性的正常所見。另一方面，阿茲海默症患者則可在大腦新皮質區觀察到遠超過白質的聚積度。皮質區域中楔前葉、後扣帶迴、額葉、顳葉外側、頂葉外側的聚積度較高，初級運動感覺區、初級視覺區的聚積度則相對較少。此外，皮質外的紋狀體腹側則無例外地也發現了聚積。

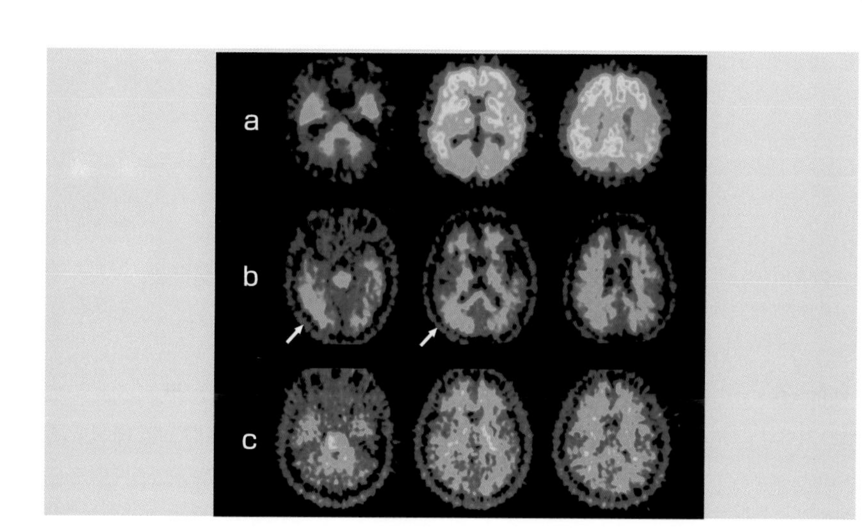

圖4　視覺判讀^{11}C-PiB後期影像的案例

a：出現聚積。大腦皮質聚積度超越白質的部位多於一個腦迴的面積。

b：懷疑出現聚積。和白質相同程度的聚積超過了一個腦迴的面積。

c：無聚積。大腦皮質處的聚積度在任何部位皆低於白質。

輕度知能障礙的類澱粉蛋白PET

有許多以MCI為對象進行類澱粉蛋白PET（投予^{11}C-PiB）的研究發現，陽性率高達約60～70%[19，21，22]。最有趣的結果是^{11}C-PiB的聚積量從平均值來看，MCI組的數值位於健康人組和AD組的中間，但若從個別患者的數值來看，則可大致分為和AD相同程度以及和健康人相同程度兩種群組，而很少有介於其間的數值。這樣的現象表示Aβ沉積的數值在MCI階段就已出現天花板效應。對MCI進行類澱粉蛋白PET診斷的意義在於，類澱粉蛋白PET呈陽性的MCI者有很高的機率會轉為AD[22]，而ADNI研究等較大量受試者的數據可為此臨床推論提供更強的佐證。無論如何，類澱粉蛋白PET用於預測AD發病機率的潛力相當高，也被認為可用來篩選出適合服用以類澱粉蛋白為目標的治本藥物的對象患者。

+ONE

何謂Preclinical AD

此為新版阿茲海默症臨床診斷標準中所提出的概念[6)]—指臨床上雖為健康人，但阿茲海默症生物標記物呈陽性的案例，即類澱粉蛋白陽性的健康人。其分類如下：僅類澱粉蛋白指標呈陽性時為Stage I，MRI上發現腦萎縮或FDG-PET上顯示腦功能病變時為Stage II，還未到MCI的程度，但伴隨一些輕微症狀的狀態則為Stage III。此診斷係針對阿茲海默症的高風險群，將其作為預防性研究等的對象，並達成預防之目的。目前尚未確立Preclinical AD的治本療法，故臨床實務上應避免使用此診斷名稱，也不應刻意找出使此診斷正當化的病理特徵。在致力於確立腦類澱粉沉積症的臨床意義（可作為阿茲海默症發病風險因子）、開發出有效的延緩發病方法的初步階段，類澱粉蛋白PET應可助其一臂之力。

健康人的類澱粉蛋白PET

健康老年者的腦解剖病理學報告指出，30%前後的個案有Aβ沉積的現象。另一項臨床研究利用^{11}C-PiB和PET的類澱粉蛋白造影，則發現健康老年者中有10～30%呈現類澱粉蛋白陽性[7，19，22]。研究顯示ApoE（載脂蛋白）E4基因帶原者的陽性率較非帶原者高[23]。健康人的^{11}C-PiB聚積量顯著低於AD[22]，而^{11}C-PiB聚積從陰性轉為陽性可視為一種連續性的變化，但目前尚不清楚其如何隨時間改變。

診斷失智症時類澱粉蛋白PET的臨床意義

接下來將針對到目前為止^{11}C-PiB的相關臨床研究中關於類澱粉蛋白的臨床意義作一扼要的整理。類澱粉蛋白PET可將腦部的類澱粉蛋白進行組織染色，以非侵入性的方式使病態可視化，其中陽性即表示有Aβ沉積的情形。

然而類澱粉蛋白PET呈陽性（腦類澱粉沉積症）並不表示罹患AD，而是必須多加注意。尤其健康人腦類澱粉沉積症應視為preclinical AD的必要條件而非充分條件，藉由了解從腦類澱粉沉積症發展為AD的促進因子或阻止其發生的預防因子，以取得克服並預防此疾病的線索。因此，各國皆應投入心力於以健康人為對象的追蹤研究，以及針對高風險健康陽性者的介入性研究。

另一方面，類澱粉蛋白陰性的臨床意義則較為明確。若具認知功能障礙的患者其類澱粉蛋白PET結果呈陰性，便可判斷引起現有症狀的疾病為AD的可能性相當低。若排除AD的可能性，就表示很有可能是由非AD型失智症所引起。類澱粉蛋白PET的另一個功能是具有正確鑑別非AD疾病和AD的潛力，而這是過去的臨床檢查法難以達成的。可期待未來對於路易氏體失智症（DLB）和老年者tauopathy等病態的理解可藉由類澱粉蛋白PET的發展而更進一步。

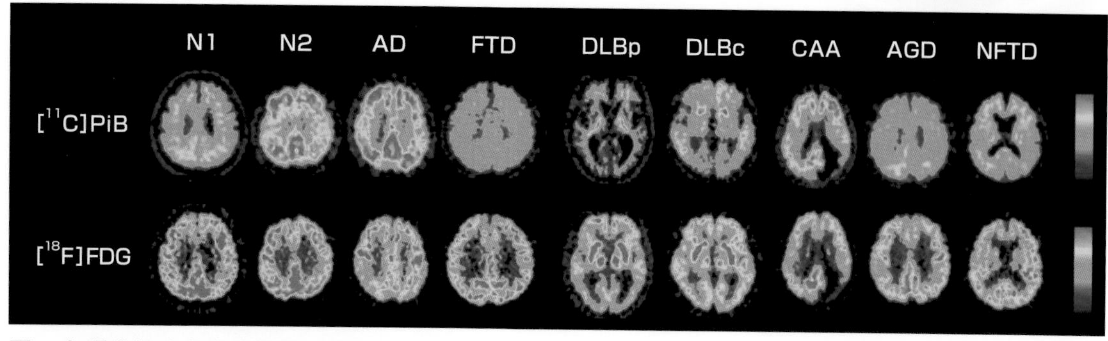

圖5 各種失智症疾患的類澱粉蛋白PET

大部分的健康人在類澱粉蛋白PET上雖呈現聚積陰性（N1），但有15～20%的健康老年者卻呈陽性（N2）。阿茲海默症（AD）患者腦中可觀察到類澱粉蛋白聚積，而有一大半的額顳葉型失智症（FTD）為類澱粉蛋白陰性。路易氏體失智症（DLB）包括類澱粉蛋白陰性的pure form（DLBp）和陽性的common form（DLBc）。腦類澱粉血管病變（cerebral amyloid angiopathy，CAA）可觀察到血管有聚積，但常伴隨和AD相同的類澱粉蛋白聚積模式。屬於老年者tauopathy分類的嗜銀顆粒性失智症（Argyrophilic Grain Disease，AGD）和具明顯神經纖維纏結的額顳葉型失智症（NFTD）在類澱粉蛋白PET則為觀察到聚積。

各種失智症疾患的類澱粉蛋白PET

各種失智症疾患的類澱粉蛋白PET如**圖5**所示。DLB是僅次於AD第二常見的失智症類型，其超過半數的患者具伴隨著Aβ沉積的病變。關於Aβ沉積如何影響DLB的臨床症狀表現，將是今後臨床研究可利用類澱粉蛋白PET加以釐清的議題[24-27]。大部分的額顳葉型失智症（FTD）不會伴隨Aβ沉積，雖然PET結果呈陰性可用來和AD區分，但仍需考慮到合併無症狀性類澱粉蛋白沉積的FTD也是存在的，因此實際上FTD和AD的鑑別並不容易[28，29]。腦類澱粉血管病變（CAA）的聚積度較AD少，但報告指出枕葉有顯著的^{11}C-PiB聚積[30]，此現象被認為是由沉積於血管的Aβ所引起。呈現特殊臨床症狀的變性疾患已知有原發性漸進性失語症（primary progressive aphasia，PPA）和posterior cortical atrophy（PCA）等，皆有可能屬於病理學上以AD為背景因素的案例或非AD的案例，但若使用類澱粉蛋白PET便可儘早判定其背景病理因素，除了可了解其病態[31-33]，若抗類澱粉蛋白療法在未來得以進一步實用化，便可利用類澱粉蛋白PET來篩選適合的治療對象。

結語

本章介紹了利用類澱粉蛋白PET診斷失智症的現況發展。類澱粉蛋白PET已成為失智症臨床研究和治療藥物試驗所不可或缺的工具。此工具能在一般臨床實務中得到多廣泛的使用受到具療效之治本藥物實用化程度相當大的影響。目前國內外皆已加速推動^{18}F標記診斷藥劑的普及，除了致力於治療藥物的開發，也正努力打造更佳的檢查環境。

（石井賢二）

◆文献

1) Ishii K： Amyloid PET in Alzheimer research. Brain Nerve, 62:757-767, 2010.
2) McKhann G, Price D, Stadlan EM, et al: Clinical diagnosis of Alzheimer's disease: report of the NINCDS-ADRDA Work Group under the auspices of Department of Health and Human Services Task Force on Alzheimer's Disease. Neurology, 34（7）:939-944, 1984.
3) Jack CR Jr., Albert MS, Knopman DS, et al: Introduction to the recommendations from the National Institute on Aging-Alzheimer's Association workgroups on diagnostic guidelines for Alzheimer's disease. Alzheimers Dement, 7:257-262, 2011.
4) McKhann GM, Knopman DS, Chertkow H, et al: The diagnosis of dementia due to Alzheimer's disease: Recommendations from the National Institute on Aging-Alzheimer's Association workgroups on diagnostic guidelines for Alzheimer's disease. Alzheimers Dement, 7:263-269, 2011.
5) Albert MS, Dekosky ST, Dickson D, et al: The diagnosis of mild cognitive impairment due to Alzheimer's disease: Recommendations from the National Institute on Aging-Alzheimer's Association workgroups on diagnostic guidelines for Alzheimer's disease. Alzheimers Dement, 7:270-279, 2011.
6) Sperling RA, Aisen PS, Beckett LA, et al: Toward defining the preclinical stages of Alzheimer's disease: Recommendations from the National Institute on Aging-Alzheimer's Association workgroups on diagnostic guidelines for Alzheimer's disease. Alzheimers Dement, 7:280-292, 2011.
7) Klunk WE, Engler H, Nordberg A, et al: Imaging brain amyloid in Alzheimer's disease with Pittsburgh Compound-B. Ann Neurol, 55:306-319, 2004.
8) Shoghi-Jadid K, Small GW, Agdeppa ED, et al: Localization of neurofibrillary tangles and beta-amyloid plaques in the brains of living patients with Alzheimer disease. Am J Geriatr Psychiatry, 10:24-35, 2002.
9) Kudo Y, Okamura N, Furumoto S, et al: 2-（2-[2-Dimethylaminothiazol-5-yl] ethenyl）-6-（2-[fluoro] ethoxy）benzoxazole: a novel PET agent for in vivo detection of dense amyloid plaques in Alzheimer's disease patients. J Nucl Med, 48:553-561,2007.
10) Kepe V, Ghetti B, Farlow MR, et al: PET of brain prion protein amyloid in Gerstmann-Straussler-Scheinker disease. Brain Pathol, 20:419-430, 2010.
11) Okamura N, Shiga Y, Furumoto S, et al: In vivo detection of prion amyloid plaques using [（11）C] BF-227 PET. Eur J Nucl Med Mol Imaging, 37:934-941, 2010.
12) Kikuchi A, Takeda A, Okamura N, et al: In vivo visualization of alpha-synuclein deposition by carbon-11-labelled 2-[2-（2-dimethylaminothiazol-5-yl）ethenyl] -6-[2-（fluoro）ethoxy] benzoxazole positron emission tomography in multiple system atrophy. Brain, 133:1772-1778, 2010.
13) Villemagne VL, Ong K, Mulligan RS, et al: Amyloid imaging with （18）F-florbetaben in Alzheimer disease and other dementias. J Nucl Med, 52:1210-1217, 2011.
14) Vandenberghe R, Van Laere K, Ivanoiu A, et al: ^{18}F-flutemetamol amyloid imaging in Alzheimer disease and mild cognitive impairment: a phase 2 trial. Ann Neurol, 68:319-329, 2010.
15) Clark CM, Schneider JA, Bedell BJ, et al: Use of florbetapir-PET for imaging beta-amyloid pathology. JAMA, 305:275-283, 2011.
16) Price JC, Klunk WE, Lopresti BJ, et al: Kinetic modeling of amyloid binding in humans using PET imaging and Pittsburgh Compound-B. J Cereb Blood Flow Metab, 25:1528-1547, 2005.
17) Yaqub M, Tolboom N, Boellaard R, et al: Simplified parametric methods for [^{11}C] PIB studies. Neuroimage, 42:76-86, 2008.
18) Lopresti BJ, Klunk WE, Mathis CA, et al: Simplified quantification of Pittsburgh Compound B amyloid imaging PET studies: a comparative analysis. J Nucl Med, 46:1959-1972, 2005.

19) Jack CR, Jr., Lowe VJ, Senjem ML, et al: ^{11}C PiB and structural MRI provide complementary information in imaging of Alzheimer's disease and amnestic mild cognitive impairment. Brain, 131:665-680, 2008.
20) Klunk WE, Lopresti BJ, Ikonomovic MD, et al: Binding of the positron emission tomography tracer Pittsburgh compound-B reflects the amount of amyloid-beta in Alzheimer's disease brain but not in transgenic mouse brain. J Neurosci, 25:10598-10606, 2005.
21) Rowe CC, Ng S, Ackermann U, et al: Imaging beta-amyloid burden in aging and dementia. Neurology, 68:1718-1725, 2007.
22) Pike KE, Savage G, Villemagne VL, et al: Beta-amyloid imaging and memory in non-demented individuals: evidence for preclinical Alzheimer's disease. Brain, 130:2837-2844, 2007.
23) Morris JC, Roe CM, Xiong C, et al: APOE predicts amyloid-beta but not tau Alzheimer pathology in cognitively normal aging. Ann Neurol, 67:122-131, 2010.
24) Maetzler W, Reimold M, Liepelt I, et al: $^{[11}$C] PIB binding in Parkinson's disease dementia. Neuroimage, 39:1027-1033, 2008.
25) Gomperts SN, Rentz DM, Moran E, et al: Imaging amyloid deposition in Lewy body diseases. Neurology, 71:903-910, 2008.
26) Edison P, Rowe CC, Rinne JO, et al: Amyloid load in Parkinson's disease dementia and Lewy body dementia measured with [^{11}C] PIB positron emission tomography. J Neurol Neurosurg Psychiatry, 79:1331-1338, 2008.
27) Johansson A, Savitcheva I, Forsberg A, et al: [(11) C] -PIB imaging in patients with Parkinson's disease: preliminary results. Parkinsonism Relat Disord, 14:345-347, 2008.
28) Rabinovici GD, Furst AJ, O'Neil JP, et al: ^{11}C-PIB PET imaging in Alzheimer disease and frontotemporal lobar degeneration. Neurology, 68:1205-1212, 2007.
29) Engler H, Santillo AF, Wang SX, et al: In vivo amyloid imaging with PET in frontotemporal dementia. Eur J Nucl Med Mol Imaging, 35:100-106, 2008.
30) Johnson KA, Gregas M, Becker JA, et al: Imaging of amyloid burden and distribution in cerebral amyloid angiopathy. Ann Neurol, 62:229-234, 2007.
31) Ng SY, Villemagne VL, Rowe CC, et al : Evaluating atypical dementia syndromes using positron emission tomography with carbon 11 labeled Pittsburgh Compound B. Arch Neurol, 64:1140-1144, Aug 2007.
32) Rabinovici GD, Jagust WJ, Furst AJ, et al: Abeta amyloid and glucose metabolism in three variants of primary progressive aphasia. Ann Neurol, 64:388-401, Oct 2008.
33) Kambe T, Motoi Y, Hattori N, et al: Posterior cortical atrophy with [^{11}C] Pittsburgh compound B accumulation in the primary visual cortex. J Neurol, 257:469-471, 2010.

利用PET測量神經傳達機能

前言

神經細胞間的訊息是藉由位於突觸內的神經傳導物質來傳遞，而腦內突觸的各種神經傳達機能可利用PET來測量。可用PET測得的神經傳達機能包括神經傳導物質生成和轉運體等前突觸功能，以及代表受體的後突觸功能（**圖1**）。對於多巴胺作用的神經系統、血清素作用的神經系統、正腎上腺素作用的神經系統等是以單胺類物質作用的神經系統為代表的各種神經傳導系統，PET可測得突觸的神經傳達機能。

本章節將針對PET對神經傳達機能的測量，以及其定量測量的方法和臨床應用進行概括性的說明。

▶特異性

特異性可用來指稱受體或轉運體與示蹤劑分子的結合特性。

受體或轉運體能辨識某種示蹤劑分子的構造而與之結合時，就稱為特異性結合。若大量投予具有和示蹤劑相同化學結構但不具放射性的物質，便能阻礙此特異性的結合。

▶選擇性

選擇性可用來指稱受體或轉運體與示蹤劑分子的結合特性。

示蹤劑分子只和特定受體或轉運體結合的性質稱為具選擇性。選擇性高的示蹤劑可以用來測量特定的受體或轉運體。

神經傳達機能的定量測量

受體和轉運體皆為位於細胞膜上的蛋白質，將能夠對這些蛋白質進行特異性和選擇性結合的拮抗劑（antagonist）以放射正子核種標記，便成為PET用的示蹤劑。此外，若對象為受體，可將其促效劑（agonist）以放射正子核種標記，而作為示蹤劑使用。

受體或轉運體的PET測量，是測量受體或轉運體分佈密度以及示蹤劑的解離常數（即受體或轉運體與示蹤劑的結合親和力）的比值，此比值即表示其結合能力（binding potential）。

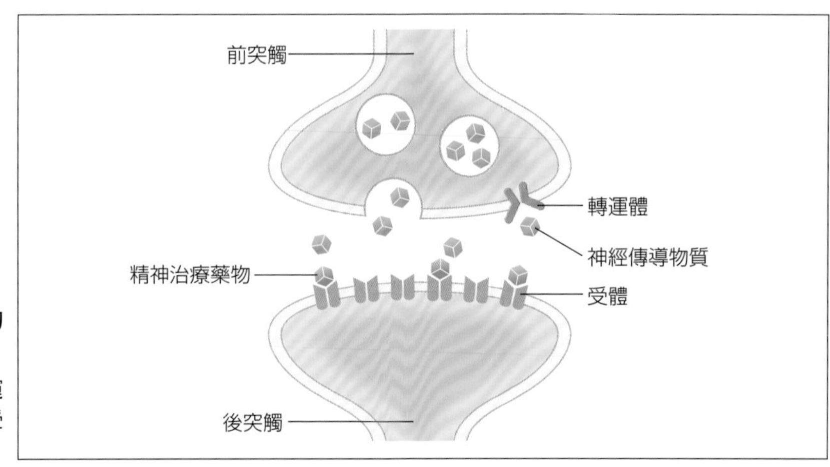

圖1　利用PET可以測量的神經傳達機能

包括神經傳導物質生成和轉運體等前突觸功能，以及代表受體的後突觸功能。

關於神經傳導物質的生成，將神經傳導物質的前驅物質以放射正子核種標記，再將此標記後的物質作為示蹤劑投入體內，可測得在腦內酵素的作用之下，轉化為神經傳導物質時的速度常數，此即反映了神經傳導物質的生成能力。

以多巴胺神經系統為例，用放射正子核種^{11}C或^{18}F標記多巴胺的前驅物質L-DOPA作為示蹤劑投入體內，便可測量出在芳香族L-胺基酸脫羧酵素的作用下，L-DOPA轉變為多巴胺的速度常數，而能夠反映多巴胺的生成能力。

以下敘述這些參數的定量法。另外，在內舉出代表性的神經傳達機能測定用的示蹤劑。

❖受體和轉運體的結合能力

可和受體及轉運體進行可逆性結合的示蹤劑的腦內動態如**圖2a**所示，以compartment model表示兩種假定的組織成分，將各區域定義為血漿、腦內游離示蹤劑和非特異性結合，以及對受體的特異性結合。

以C_P、C_{ND}、C_S表示各區的放射濃度。各分區之間的速度常數設為K_1至k_4，K_1、k_2為血漿和腦內之間的示蹤劑速度常數，k_3和k_4為腦內游離示蹤劑及非特異性結合區和特異性結合區間的示蹤劑移動速度常數。這些各分區的放射能濃度及各分區間速度常數所形成的公式如下：

神經傳達機能	示蹤劑
多巴胺神經系統	
多巴胺生成	[^{18}F]L-FDOPA, [^{11}C]L-DOPA
多巴胺轉運體	[^{11}C]β CIT, [^{11}C]PE2I, [^{18}F]FEPE2I
多巴胺D_1受體	[^{11}C]SCH23390, [^{11}C]NNC^{11}2
多巴胺D_2受體	
拮抗劑型示蹤劑	[^{11}C]raclopride, [^{11}C]FLB457
促效劑型示蹤劑	[^{11}C]PHNO, [^{11}C]MNPA
血清素作用的神經系統	
血清素轉運體	[^{11}C]McN5652, [^{11}C]DASB
血清素5-HT_{1A}受體	[^{11}C]WAY-100635
血清素5-HT_{2A}受體	[^{11}C]NMSP, [^{18}F]altanserin
正腎上腺素作用性神經系統	
正腎上腺素轉運體	[^{18}F]FMeNER-D_2
乙醯膽鹼作用性神經系統	
毒蕈鹼性乙醯膽鹼受體	[^{11}C]NMPB
乙醯膽鹼酯酶活性	[^{11}C]MP4A, [^{11}C]MP4P
GABA/BZD系統　中樞性苯二氮受體	
中樞性苯二氮受體	[^{11}C]flumazenil

表1　用於測量神經傳達機能的示蹤劑

+ONE

pretreatment study

大量投予和示蹤劑具相同化學構造但不具放射能的物質後進行的檢查，稱為pretreatment study。

受體或轉運體和示蹤劑分子之間為特異性結合時，事前投予上述物質會阻礙受體或轉運體和示蹤劑的結合。

displacement study

投予示蹤劑而開始檢查後，再大量投予和示蹤劑具相同化學構造但不具放射能的物質，這樣的檢查稱為displacement study。

受體或轉運體和示蹤劑分子之間的結合具特異性及可逆性時，中途投予上述物質會阻礙受體或轉運體和示蹤劑的結合。

$$\frac{dC_{ND}(t)}{dt} = K_1 C_P(t) - (k_2 + k_3) C_{ND}(t) + k_4 C_S(t)$$

$$\frac{dC_S(t)}{dt} = k_3 C_{ND}(t) - k_4 C_S(t)$$

$$C_T(t) = C_{ND}(t) + C_T(t)$$

上式中的C_T表示PET測得的腦內總輻射能濃度。

此外，以C_{ND}為基準的**受體結合能力BP_{ND}**為：

$$BP_{ND} = \frac{k_3}{k_4}$$

由PET的動態攝影數據及動脈血液中示蹤劑濃度數據（注入函數），利用非線性最小二乘法的程序求出各速度常數後，便可計算出BP_{ND}。

另一方面，省略動脈採血步驟來求出BP_{ND}的簡易法—reference tissue model也常被使用。使用此方法時，將受體或轉運體分佈密度極小的區域作為參照區域，並利用其輻射能濃度C_R以如下的式子表示C_T[1)]。

$$C_T(t) = R_1 \cdot C_R(t) + \left(k_2 - \frac{R_1 \cdot k_2}{1 + BP_{ND}}\right) C_R \cdot (t) \otimes e^{\left(\frac{-k_2 \cdot t}{1 + BP_{ND}}\right)}$$

利用上式，僅由PET的動態攝影數據即可以非線性最小二乘法算出BP_{ND}。

❖神經傳導物質的生成能力

作為神經傳導物質前驅物質的示蹤劑的腦內動態如**圖2b**以compartment model表示，將各區域定義為血液、腦內游離示蹤劑及腦內生成物池。

k_3是在腦內酵素作用下，示蹤劑轉變為神經傳導物質時的速度常數。根據此compartment model所形成的公式如下：

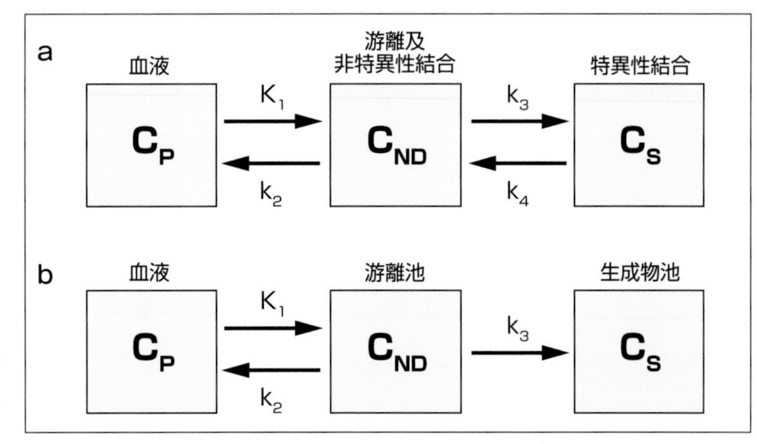

圖2　表示示蹤劑腦內動態的compartment model

受體及轉運體和示蹤劑進行可逆性結合時的腦內動態如**a**以compartment model的形式表示，作為神經傳導物質前驅物質的示蹤劑的腦內動態則如**b**以compartment model的形式表示。

$$\frac{dC_{ND}(t)}{dt}=K_1C_P(t)-(k_2+k_3)C_{ND}(t)$$

$$\frac{dC_S(t)}{dt}=k_3C_{ND}(t)$$

$$C_T(t)=C_{ND}(t)+C_T(t)$$

神經傳導物質生成量的指標K_i為：

$$K_i=\frac{K_1k_3}{k_2+k_3}$$

由PET的動態攝影數據及動脈血液中示蹤劑濃度數據求出各速度常數後，便可計算出K_i。

另一方面，省略動脈採血步驟以求出轉變為神經傳導物質的速度常數k3的簡易法包括Graph plot分析法。使用此方法時，將轉化示蹤劑為神經傳導物質的酵素存在量極低的區域作為參照區域，利用其輻射能濃度CR以下述直線公式加以定義[2)]：

$$\frac{C_T(t)}{C_R(t)}=k_3\cdot\frac{\int_0^t C_R(\tau)\,d\tau}{C_R(t)}+F \qquad t>t^*$$

上式中的t^*表示血漿和腦內游離示蹤劑在分區間達到平衡的時間。以$C_T(t)/C_R(t)$為Y軸，$\int_0^t C_R(\tau)\,d\tau/C_R(t)$為X軸進行製圖，可看到$t^*$以下的圖形關係呈直線，迴歸直線的斜度即為$k_3$。

測量神經傳達機能以評估病變

多巴胺神經系統

多巴胺神經系統和精神分裂症、帕金森氏病等疾病的症狀有十分緊密的關係。精神分裂症的終生盛行率為1%，為主要的精神疾病之一。精神分裂症的原因之一為「多巴胺假說」，此假說認為多巴胺神經系統發生功能障礙，而引起疾病；近年來的PET研究也顯示精神分裂症的多巴胺神經系統前突觸功能呈現亢進狀態，使多巴胺神經過度傳導[3)]。

帕金森氏病患者紋狀體的多巴胺神經系統前突觸功能一包括多巴胺生成能力和多巴胺轉運體結合能力都是偏低的，但其後突觸功能一多巴胺D_2受體結合能力卻未降低[4)]。**圖3**所示為健康人的多巴胺神經系統前突觸功能及後突觸功能的影像。

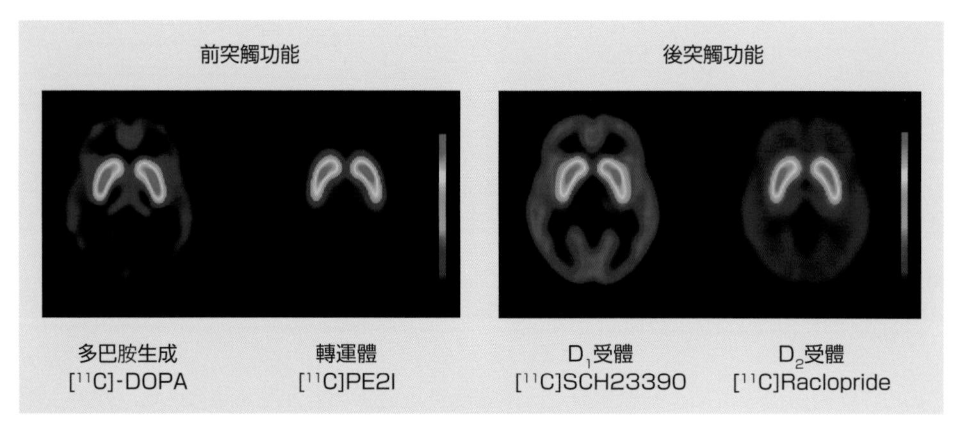

圖3 健康人的多巴胺神經系統前突觸功能和後突觸功能影像
將10名健康人的影像進行解剖學標準化後相加平均的結果。

❖血清素作用的神經系統

血清素作用的神經系統和憂鬱症的症狀表現有相當深切的關係，突觸部分的血清素作用不足被認為是造成憂鬱症的原因之一。近年來的PET研究顯示，憂鬱症患者的血清素轉運體結合能力是增加的，因此可能是突觸的神經傳導出現異常[5)]。

精神藥物的藥效評估

神經傳達機能的測量可應用於精神藥物的藥效評估。用於治療精神分裂症的抗精神病藥物其主要作用為阻斷多巴胺D_2受體的作用，而PET上受體的佔有率便可用來評估此阻斷作用（**圖1**）。此外，抗憂鬱藥物的主要作用為阻斷血清素作用的神經系統和正腎上腺素神經系統等單胺類轉運體的作用，同樣地PET也可反映這些轉運體的佔有率，而能夠用來評估藥物的阻斷作用。

服用精神治療藥物時，**受體或轉運體的佔有率**（occupancy（%））可藉由以下公式計算[6)]：

$$Occupancy(\%) = 100 \times \frac{BP_{(Baseline)} - BP_{(Drug)}}{BP_{(Baseline)}}$$

上式中$BP_{(Baseline)}$表示未服用精神治療藥物狀態下受體或轉運體的結合能力（基線），$BP_{(Drug)}$則為服用精神治療藥物後的結合能力。

使用Haloperidol和Risperidone等抗精神病藥物治療精神分裂症時，多巴胺D_2受體佔有率達70%以上，就可以獲得治療效果，但若佔有率高於80%以上時，就會出現以錐體外症候群為主的副作用[6)]。因此，使佔有率在70%以上、80%以下的藥物用量是最為理想的，以PET測量佔有率便可判定抗精神病藥物的最適用量（**圖4**）。最近我們的研究團隊對於第二代抗精神病藥物之一的Risperidone，在其臨床試驗階段利用PET進行多巴胺D_2受體佔有率的測量，而

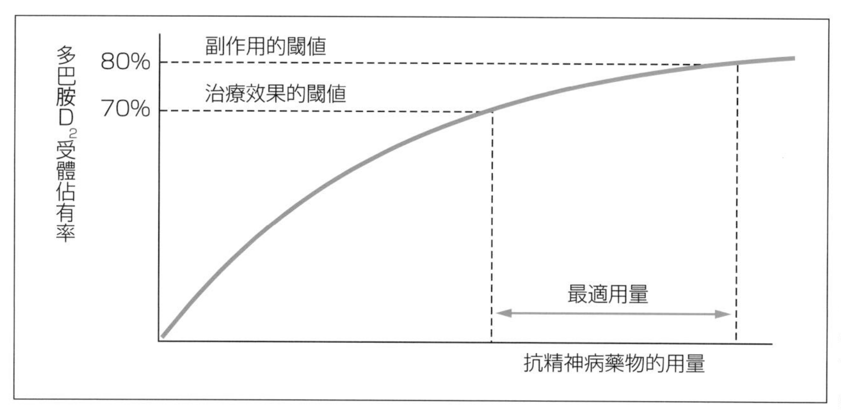

圖4　抗精神病藥物用量和多巴胺D_2受體佔有率的關係

使佔有率在70%以上、80%以下的用量為抗精神病藥物的最適用量。

釐清了其最適用量[7]。隨著今後的醫藥發展，可期待PET能夠活用在更多用途上，而利用PET設定抗精神病藥物用量就是其中一例。

結語

本章針對以PET測量包含前突觸及後突觸功能的神經傳達機能時，其定量測量方法和臨床應用進行了說明。然而利用PET測量神經傳達機能的檢查並不適用保險給付，且目前尚處於研究階段，期望未來在充分了解其測量原理後可確立為相當實用的臨床工具。

（伊藤　浩）

◆文献

1）Lammertsma AA, Hume SP: Simplified reference tissue model for PET receptor studies. Neuroimage, 4: 153-158, 1996.

2）Ito H, Ota M, Ikoma Y, et al: Quantitative analysis of dopamine synthesis in human brain using positron emission tomography with L-[-^{11}C]DOPA. Nucl Med Commun, 27: 723-731, 2006.

3）Nozaki S, Kato M, Takano H, et al: Regional dopamine synthesis in patients with schizophrenia using L-[-^{11}C]DOPA PET. Schizophr Res, 108: 78-84, 2009.

4）Antonini A, Leenders KL, Vontobel P, et al: Complementary PET studies of striatal neuronal function in the differential diagnosis between multiple system atrophy and Parkinson’s disease. Brain, 120: 2187-2195, 1997.

5）Ichimiya T, Suhara T, Sudo Y, et al: Serotonin transporter binding in patients with mood disorders: a PET study with [^{11}C]（+）McN5652. Biol Psychiatry, 51: 715-722, 2002.

6）Farde L, Wiesel FA, Halldin C, Sedvall G: Central D_2-dopamine receptor occupancy in schizophrenic patients treated with antipsychotic drugs. Arch Gen Psychiatry, 45: 71-76, 1988.

7）Arakawa R, Ito H, Takano A, et al: Dose-finding study of paliperidone ER based on striatal and extrastriatal dopamine D_2 receptor occupancy in patients with schizophrenia. Psychopharmacology（Berl）, 197: 229-235, 2008.

memo

腦核醫學檢查的
最新發展

腦SPECT/PET作為EBM工具之效能
1.腦血管病變（JET等）

前言

日本社會持續的高齡化使目前腦中風的案例高達每年30萬人，而其中65%為腦梗塞。發病1年後的腦梗塞復發率為10%，10年後則攀升到50%。此外，腦梗塞分類中，可考慮進行腦血流重建術的動脈粥樣硬化血栓性腦梗塞案例約佔30%，近年來有增加的趨勢。動脈粥樣硬化血栓性腦梗塞視患者情況而定，基本上是適合接受腦血流重建術的，但其適用性判定條件仍不太明確。腦主幹動脈出現阻塞性病變時，腦梗塞的發病機制和血流動力學上腦缺血的嚴重度依不同案例而異，而以改善血流動力學上腦缺血為目的所執行的腦血流重建術則僅適用於其中部分案例。針對血流動力學上缺血嚴重度高者所進行的腦血流重建術，已有報告證實出現改善和預防腦梗塞復發的效果，但目前仍缺乏跨機構大規模臨床研究的高品質實證數據。在這個領域中以臨床研究探討上述議題的必要性仍相當高，而腦SPECT/PET檢查具有以下特性：①可評估動脈粥樣硬化血栓性腦梗塞患者血流動力學上腦缺血的嚴重度；②可篩出腦梗塞復發率高的次族群；③可證明腦血流重建術對血流動力學上腦缺血嚴重度的改善；④可驗證對上述復發率高的次族群進行腦梗塞復發預防的效果；從這些優點來看，可知腦SPECT/PET檢查適合作為證明腦血流重建術效果等的EBM工具。

+ONE

動脈粥樣硬化血栓性腦梗塞者若長期處於血流動力學上呈腦缺血的Stage II，便可能在MRI上未顯示皮質梗塞的區域發生不完全腦梗塞。不完全腦梗塞在病理學上是指一定程度的腦缺血負荷狀態持續一段時間，造成大腦皮質神經元發生選擇性的脫落，而在MRI等造影上無法觀察到缺血性變化的病變。最近開發出一種可和皮質神經元的benzodiazepine（BZ）受體發生特異性結合的SPECT示蹤劑—^{123}I-Iomazenil（IMZ），如此一來即可在血流動力學上腦缺血的Stage II，藉由IMZ-SPECT觀察到不完全腦梗塞所引起的病變（Stroke，28: 124-132，1997）。

血流動力學上腦缺血的嚴重度評估

發生血流動力學上腦缺血時，隨著腦灌注壓（CPP）降低，腦血管首先會代償性地擴張（腦血管床增大），以維持腦血流（CBF），而此時的腦循環儲備能力則是減少的。腦血管床增大時可觀察到腦血容積（CBV）增加。CPP下降至自動調節能力的下限以下時，腦循環儲備能力喪失、CBF減少，使氧萃取分率（OEF）上升至0.4以上，而能夠測量到維持定值的大腦氧代謝率（$CMRO_2$）（此時的腦循環儲備能力是減少的）[1]。因此，在對血流動力學上腦缺血嚴重度進行分類時，休息時CBF維持一定且腦循環儲備功能不足的狀態稱為Stage I，休息時CBF減少且腦循環儲備能力喪失（腦代謝儲備能力偏低，但$CMRO_2$維持一定）時則歸類為Stage II，後者相當於PET上的貧困灌注[OEF上升（>0.4）][2]。無法測量氧代謝率的腦血流SPECT較難用來判定貧困灌注的狀態，但^{123}I-IMP-microsphere法[3]和^{123}I-IMP-ARG法[4]等簡便且精確度高的腦血流SPECT定量影像可應用於臨床，能夠捕捉相當於貧困灌注的Stage II。利用腦血流SPECT進行定量測量以判定血流動力學上腦缺血的嚴重度時，由休息時CBF和acetazolamide負荷時CBF算出腦循環儲備能力[（acetazolamide負荷時CBF / 休息時CBF－1）× 100%]，並設定休息時CBF和腦循環儲備能力的各項閾值，以進行判定。在X-Y座標軸上標定休息時及acetazolamide負荷時的CBF，製圖後血流動力學上腦缺血的嚴重度如**圖1**所示，顯示其嚴重度是有階層性的。

證明腦血流重建術有效性的JET研究

目前只有一項針對以預防腦梗塞復發為目的的淺顳動脈－中大腦動脈（STA-MCA）繞道手術有效性進行隨機控制臨床試驗（RCT）的國際合作性研究（1985年），其結果顯示STA-MCA繞道手術對腦梗塞復發並無抑制效果[6]。然而之後卻發現血流重建手術對於經血流動力學上腦缺血的定量嚴重度評估判定為Stage II（貧困灌注）的次族群是有效果的。對此次族群進行STA-MCA繞道手術後，其腦循環動態獲得了改善，但手術對於腦梗塞復發抑制的效果仍不清楚。因此，為了以科學方法驗證對上述之次族群進行STA-MCA繞道手術後是否可有效抑制腦梗塞復發，成立了一項名為Japanese EC/IC Bypass Trial（JET Study）的研究計劃，執行RCT試驗[7]。這項試驗性研究的特徵是將血流動力學上腦缺血的定量嚴重度評估設為必須項目，只有經定量判定為Stage II的個案被登錄至資料庫，再將這些個案隨機分至手術組和非手術組，以探討兩組間的腦梗塞復發率。初步結果顯示，手術組的腦梗塞復發率顯著降低。然而最近一項研究（Carotid Occlusion Surgery Study，COSS）將PET中OEF上升作為腦梗塞復發的替代指標（surrogate marker），結果無法證明STA-MCA繞道手術具

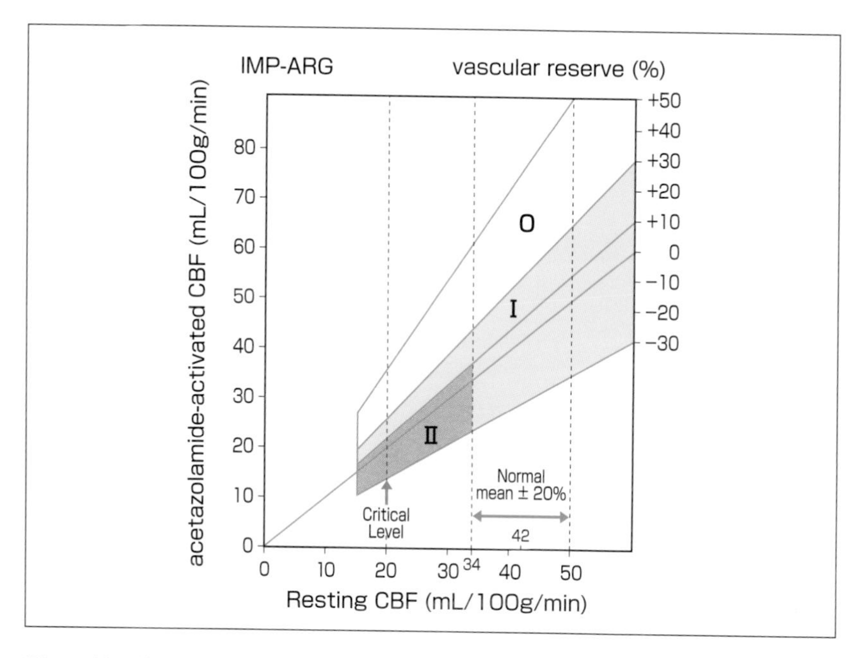

圖1　利用休息時及acetazolamide負荷時腦血流的定量測量（^{123}I-IMP-ARG法[7]）評估血流動力學上腦缺血的嚴重度定量評估

（斜線的斜度表示腦循環儲備能力的程度）

Stage 0：腦循環儲備能力＞30%

Stage I：腦循環儲備能力＞10%、≦30%或

腦循環儲備能力≦10%，且休息時腦血流量＞正常平均值的80%

Stage II：腦循環儲備能力≦10%，且休息時腦血流量≦正常平均值的80%

▶**貧困灌注**
（misery perfusion）

貧困灌注為1982年由Baron所提出的一種病理異常概念，係指反映腦組織消耗量的大腦氧代謝率低於氧氣供應量的狀態，屬於可利用腦血流重建術來補救的可逆性病態。此外，目前已知貧困灌注的復發率很高（JAMA，280: 1055-1060，1998），但尚不清楚針對貧困灌注的腦血流重建術可否預防腦梗塞復發。

▶**^{123}I-IMP-microsphere法[3]**

此法利用microsphere model，在未考量^{123}I-IMP從組織中排出量的條件下分析^{123}I-IMP的動態，屬於血流SPECT定量分析法的一種。以持續採血法決定注入函數（血中濃度的積分值），再將SPECT所取得的^{123}I-IMP分佈影像轉換為腦血流定量影像。

▶**^{123}I-IMP-ARG法[4]**

此法利用2-compartment model，在考量^{123}I-IMP從組織中排出量的條件下分析^{123}I-IMP的動態，屬於血流SPECT定量分析法的一種。將^{123}I-IMP隨血液移動至腦內的移動速度常數和從腦進入血液的移動速度常數比（分布體積）設為定值，使用以單點動脈採血校正後的標準注入函數，製成可表示SPECT計數值和局部腦血流量所成關係的table，並將^{123}I-IMP分佈影像的每個像素逐步（pixel by pixel）轉換為腦血流定量影像。

不可不知

利用腦血流SPECT判定血流動力學上腦缺血的嚴重度時，可組合一般腦血流SPECT定量影像分析（重點區域的平均血流量分析）和SEE分析（表示嚴重度的像素集合分析）結果以利於判定。此外，正常部位（區域）在血流動力學上腦缺血嚴重度標準下屬於正常範圍，而將病變部位和正常部位（區域）進行比較以評估嚴重度也十分重要。此外，事前藉由DSA、MRA、CTA等確認責任血管病變，以及利用MRI、CT確認出現腦梗塞的部位（尤其是皮質區域）等，也有助於腦血流SPECT的判讀。

有抑制腦梗塞復發的效果[8)]，因此對此治療手術的有效性需要更進一步的驗證。

JET研究和腦血流SPECT檢查的標準化

進行跨機構臨床研究時，應決定和預測疾病進展有關的替代指標（surrogate marker），並於參與研究的機構實行檢查流程的標準化。JET研究中，患側中大腦動脈支配區的休息時平均腦血流量（定量）為未滿健康成人平均值的80%，且腦循環儲備能力未滿10%時則定義為血流動力學上腦缺血的Stage II（**圖1**），並將此作為各機構的標準化準則。然而在個案登錄方式逐漸進步的同時，若各別於不同天定量測量休息時和acetazolamide負荷時腦血流量，血流動力學上腦缺血Stage II的測量精確度仍是受限的，也無法排除重點區域的主觀性，而造成血流動力學上腦缺血Stage II判定精確度的限制。有鑒於此，以克服此限制為目的的研究開發出了可同一天測量休息時和acetazolamide負荷時腦血流量的Dual table ARG法[9)]（**圖2、3**），可用以改善血流動力學上腦缺血Stage II判定的精確度；也開發了Stereotactic extraction estimation（SEE）分析法[10)]（**圖4**），以改善血流動力學上腦缺血Stage II定位性判定的精確度。JET研究的進展和核醫學檢查手法的開發息息相關，可促進腦SPECT/PET臨床研究中替代指標的標準化，由此可見將腦血流SPECT檢查作為EBM工具使用的功能已越來越明確。

▶Dual table ARG 法[9)]

此方法係使用等量的 ¹²³I-IMP，連續求出休息時和acetazolamide負荷時的SPECT計數值，再利用等同於¹²³I-IMP-AGR法的原理製成表示各情況下SPECT計數值和腦血流量之間關係的table，以獲得休息時和acetazolamide負荷時的腦血流定量影像。

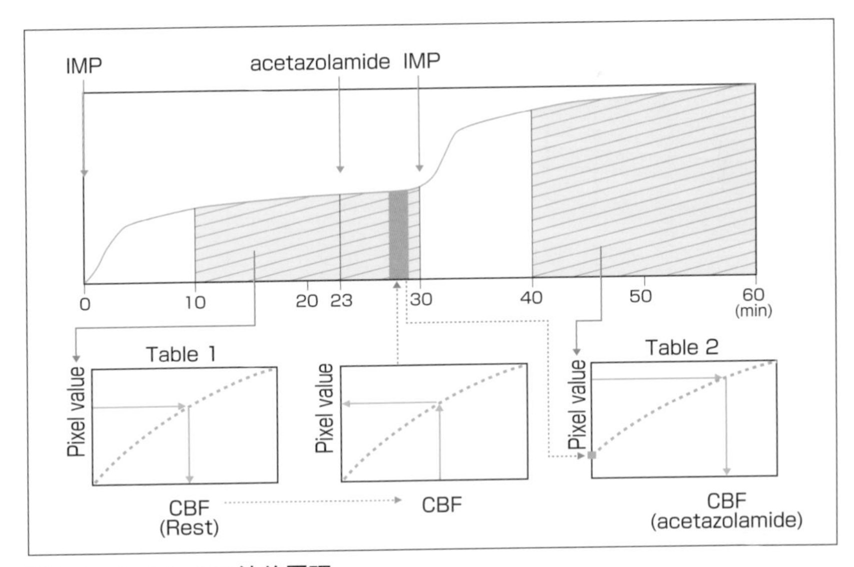

圖2 Dual table ARG法的原理

休息時腦血流量的影像化是利用根據IMP-ARG法所決定的輸入函數，將SPECT計數值（由左側斜線部分所得的pixel value）和休息時腦血流量之間的關係table化（左下Table 1），再參照此Table將各像素的計數值轉換為休息時的腦血流量。Acetazolamide負荷時血流量的影像化則使用了和休息時相同的輸入函數，以各像素休息結束時的SPECT計數值為起點，將第二次SPECT計數值（由右側斜線部分所得之pixel value）和acetazolamide負荷時腦血流量之間的關係製成table（右下Table 2），再參照此Table將各像素的計數值轉換為acetazolamide負荷時的腦血流量。

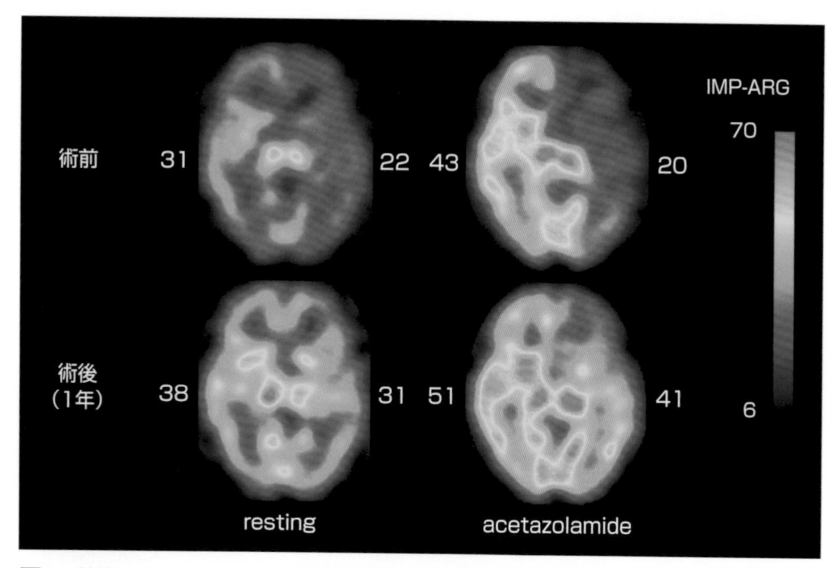

圖3　利用Dual table ARG法所得之腦血流SPECT定量影像

65歲男性，右側癱瘓，發病時出現語言障礙。上圖所示為左內頸動脈阻塞慢性期間休息時腦血流SPECT的定量分析（左上）及acetazolamide負荷時腦血流SPECT的定量分析（右上）。根據**圖1**的評估標準，左中大腦動脈區域被判定處於血流動力學上腦缺血Stage II，因此認為其適合接受以預防腦梗塞復發為目的的EC/IC Bypass手術。根據術後一年左右休息時腦血流SPECT的定量分析（左下）及acetazolamide負荷時腦血流SPECT的定量分析（右下）結果，左中大腦動脈區域被判定為Stage I。

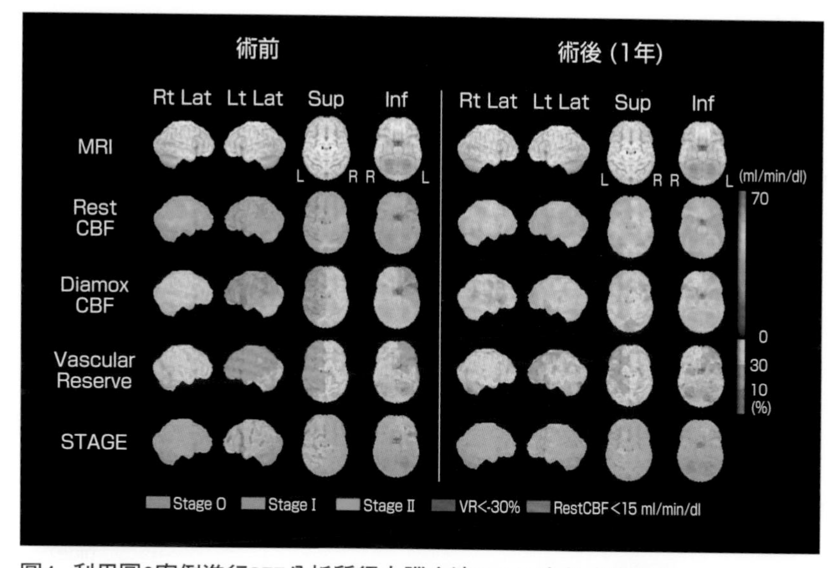

圖4　利用圖3案例進行SEE分析所得之腦血流SPECT定位定量影像

（上圖所示為左半部為術前，右半部為術後從右外側（Rt. Lat）、左外側（Lt. Lat）、上方（Sup）、下方（Inf）四個方位觀察的腦表面圖像。由上而下各列分為別標準腦MRI、休息時腦血流量、acetazolamide負荷時腦血流量、腦循環儲備能力、血流動力學上腦缺血的Stage。）

術前影像顯示，左中大腦動脈區域及前大腦動脈區域內的一部分出現休息時腦血流量偏低區、acetazolamide負荷時血管反應性偏低區、腦循環儲備功能不足區，以及血流動力學上腦缺血嚴重度判定為Stage II的區域，並對各區進行定位。術後的左中大腦動脈區域及前大腦動脈區域內的休息時腦血流、acetazolamide負荷時的血管反應性、腦循環儲備能力等各項指標皆有所改善，而大部分區域的血流動力學上腦缺血嚴重度也顯著改善至Stage 0～I。

▶Stereotactic extraction estimateon（SEE）分析
係指使用腦血流SPECT統計影像分析3D-SSP法的標準腦座標系統（可表示8個方位），以定位定量的方式分析腦血流SPECT的方法。將休息時及acetazolamide負荷時的腦血流量影像轉換為3D-SSP影像的腦座標系統後，算出各像素的腦循環儲備能力，以決定血流動力學上腦缺血的嚴重度，而達到定位性的影像化。

小叮嚀Pitfall

隨著SEE分析法的登場，腦血流SPECT的定量分析判定精確度不斷提升，標準化的程度也越來越高，但若是未對收集影像數據的SPECT儀器進行充分的精密度管理，便無法取得高精密度的SEE分析影像，因此SPECT儀器必須接受定期的維修保養。此外，進行SEE分析時，必須設定Stage II下休息時腦血流量的閾值（為健康人安靜時腦血流量平均值的80%），也必須測定各機構每台SPECT儀器的閾值。閾值變動對於判定結果的影響相當大，故需特別留意。

（中川原 讓二）

◆文獻

1） Powers WJ, Grubb RL, Raichle ME: Physiological responses to focal cerebral ischemia in humans. Ann Neurol, 16: 546-552, 1984.

2） Baron JC, Bousser MG, Rey A, et al: Reversal of focal "misery perfusion syndrome" by extra- intracranial arterial bypass in hemodynamic cerebral ischemia: a case study with 150 positron emission tomography. Stroke, 12: 454-459, 1981.

3） Kuhl DE, Barrio JR, Huang SC, et al: Quantifying local cerebral blood flow by N-isopropyl-ρ-[^{123}I] iodoamphetamine（IMP）tomography. J Nucl Med, 23: 196-203, 1982.

4） Iida H, Itoh H, Nakazawa M, et al: Quantitative mapping of regional cerebral blood flow using iodine-123-IMP and SPECT. J Nucl Med, 35: 2019-2030, 1994.

5） 中川原讓二：腦缺血和SPECT。腦神經外科期刊，16：753-761，2007。

6） The EC/IC Bypass Study Group: Failure of extracranial-intracranial arterial bypass to reduce the risk of ischemic stroke. Results of an international randomized trial. N Engl J Med, 313: 1191-1200, 1985.

7） JET Study Group: Japanese EC/IC Bypass Trial（JET Study）－Study design與中期分析結果－。腦中風外科，30：97-100，2002。

8） Powers WJ, Clarke WR, Grubb Jr RL, et al : for the COSS Investigators: Results of the Carotid occlusion surgery study（COSS）. International stroke conference 2011, Los Angeles, California.

9） Kim KM, Watabe H, Hayashi T, et al: Quantitative mapping of basal and vasareactive cerebral blood flow using split-dose ^{123}I-iodoamphetamine and single photon emission computed tomography. Neuroimage, 33 : 1126-1135, 2006.

10）Mizumura S, Nakagawara J, Takahashi M, et al: Three-dimensional display in staging hemodynamic brain ischemia for JET study: Objective evaluation using SEE analysis and 3D-SSP display. Ann Nucl Med, 18: 13-21, 2004.

腦SPECT/PET作為EBM工具之效能 2.失智症（J-COSMIC、J-ADNI等）

前言

診斷阿茲海默症（Alzheimer's disease，AD）時，必須以CT/MRI排除罹患常壓性水腦症、慢性硬腦膜下出血等可以外科手術治癒的疾病，以和失智症做區別，並對腦血管病變的情況進行評估，而能夠評估血流和代謝狀態的腦SPECT/PET則可作為提升診斷精確度的輔助診斷工具。然而隨著早期診斷的必要性提高、類澱粉蛋白造影等影像診斷的進步，阿茲海默症診斷中影像診斷的地位也有了相當顯著的改變。

2011年，已27年未變更的阿茲海默症臨床診斷標準NINCDS-ADRDA終於發佈了修訂版，提出在過去阿茲海默症診斷標準的基礎上，應加上輕度知能障礙（mild cognitive impairment，MCI）和未發病期（preclinical）的病程階段，其中preclinical階段的診斷是專用於臨床研究中的分類。而在各階段中，也加入了MRI、^{18}F-FDG-PET（以下簡稱FDG-PET）、類澱粉蛋白造影和脊髓液Aβ、tau等，一同作為診斷時可供參考的生物標記物[1-4]。

今後作為生物標記物診斷工具的腦SPECT/PET除了可用於阿茲海默症的鑑別診斷，在進行藥物或非藥物治療的阿茲海默症早期介入時，也可用來判定輕度知能障礙或更早階段的個案篩檢（早期診斷）及介入療效，其作為EBM工具的效能備受關注。然而上述對於新診斷標準的敘述中提到的生物標記物才剛被整合進診斷標準中，尚缺乏其各自和組合使用的效能探討，未來應持續以臨床研究做進一步的探討。本章節將介紹跨機構共同研究、J-COSMIC、SEAD-Japan、J-ADNI等研究計劃，皆以確立腦SPECT/PET作為EBM工具的效能為目標，**表1**所示為各研究之概要。

J-COSMIC

以診斷失智症為目的的FDG-PET檢查在日本尚未獲得保險給付的核准，目前從普及程度看來，腦血流SPECT作為失智症醫學診斷主要工具的地位應還會持續一陣子。

為了確立輕度知能障礙階段時以腦血流SPECT進行阿茲海默症早期診斷的效能，跨機構公同研究「以MCI患者為對象之阿茲海默症型失智症的早期診斷相關研究（J-COSMIC）」（研究負責人：米倉義晴）自2003年10月起實施，並作為日本長壽科學振興財團的指定研究。

▶J-COSMIC
Japan Cooperative SPECT Study on Assessment of Mild Impairment of Cognitive Function

▶SEAD-Japan
Study on Diagnosis of early Alzheimer' s disease-Japan

▶J-ADNI
Japanese Alzheimer's Disease Neuroimaging Initiative

表1　J-COSMIC、SEAD-J、J-ADNI之比較

	研究方式	對象疾病	影像	影像檢查的標準化	生化學標記基因
J-COSMIC	前瞻性世代研究 觀察期3年	MCI 316名	SPECT	部分的	無
SEAD-J	前瞻性世代研究 觀察期3年	MCI 114名	FDG-PET MRI	部分的	無
J-ADNI	前瞻性世代研究 觀察期2～3年	MCI, AD, NC 600名（預定）	MRI FDG-PET 類澱粉蛋白PET	完全	有

J-COSMIC屬於跨機構的前瞻性世代研究，日本全國共有41個機構參加，以316名健忘型輕度知能障礙（amnestic MCI）為對象進行腦血流SPECT檢查，進行為期3年的追蹤檢查，再將其分為3年內轉為阿茲海默症者（AD converter）者和未轉為阿茲海默症者（non-converter），並探討受試者一開始登錄的SPECT影像資料（是否有疑似阿茲海默症的血流偏低）、神經心理檢查結果等和臨床上病程發展的相關性（**圖1**）。

對216名受試者於3年期間的追蹤結果（3年內轉為阿茲海默症的比例為46%）進行分析，發現單以SPECT影像所見預測發展為阿茲海默症的機率時，其特異性較敏感性低，視覺判讀時的敏感性為76%、特異性為39%，正確診斷率為56%；以ROI為基礎進行自動分析時，敏感性為81%、特異性為37%，正確診斷率為58%[5]。而屬於non-converter的受試者中，SPECT上出現疑似阿茲海默症的血流偏低（偽陽性）者也不少，原因是這些案例中第4年以後可能有不少人變成AD converter，因此有必要拉長追蹤檢查的期間。另一方面，以多元邏輯斯迴歸分析對SPECT影像進行ROI分析，發現分析結果及MMSE表現皆為顯著的預測因子（odds ratio: 2.51; 95% CI: 1.28-4.96），而合併兩者後的joint odds ratio相當高，為20.085)。以上結果顯示腦血流SPECT為預測輕度知能障礙轉為阿茲海默症的顯著預測因子，然而若觀察期間只有3年，應配合神經心理檢查等其他工具，避免只根據SPECT結果，才能有效預測病程發展。

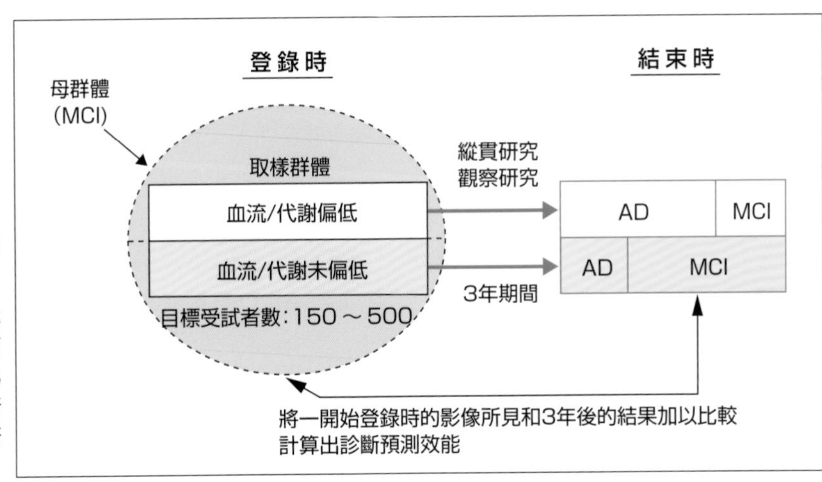

圖1　跨機構共同參與之前瞻性世代研究模式圖

跨機構共同參與之前瞻性世代研究以MCI為對象，以探討阿茲海默症早期診斷之可能性為目的，其內容模式圖如右所示。此研究屬於縱向型觀察研究，並無研究之相關介入。

SEAD-Japan

在前面對J-COSMIC介紹中曾提及，以診斷失智症為目的的FDG-PET在鑑別診斷、早期診斷方面在日本尚不適用保險給付。在此現狀之下，為了確立利用FDG-PET早期診斷阿茲海默症之效能，日本衛生署科學研究費補助之長壽科學綜合研究計劃的一環—「以輕度知能障礙患者為對象之阿茲海默症早期診斷跨機構共同研究（SEAD-Japan）」（研究負責人：伊藤健吾）於2005年開始運作。

此研究和J-COSMIC一樣屬於前瞻性世代研究，但評估工具是以FDG-PET取代腦血流SPECT。SEAD-Japan的參與者包括全國9家機構，登錄114名健忘型輕度知能障礙的資料後進行FDG-PET、MRI和神經心理檢查，並實施為期3年的追蹤檢查。依據3年內的病程發展將受試者分為AD converter和non-converter後，探討一開始登錄時的FDG-PET所見（是否有疑似阿茲海默症的血流偏低）、MRI所見（使用VSRAD®的voxel-based morphometry分析以評估海馬旁迴的萎縮程度）、神經心理檢查結果等和臨床上病程發展之間的相關性。

對91名受試者於3年期間的追蹤結果（3年內轉為阿茲海默症的比例為45%）進行分析，以MRI的VSRAD®評估海馬旁迴的萎縮程度時發現，AD converter反映萎縮程度的Z分數顯著較non-converter高，其萎縮區域的分佈在AD converter和non-converter之間有很大的重疊。另一方面，關於FDG-PET的診斷預測效能，視覺判讀時的敏感性為95%，特異性為47%，正確診斷率為71%，敏感性較SPECT高，整體的診斷效能也較高，但特異性偏低。

從FDG-PET的結果來看，FDG-PET的敏感性較高，因此若未出現疑似阿茲海默症的腦葡萄糖代謝偏低的情形，那麼從輕度知能障礙轉為阿茲海默症的可能性可說是不大。然而若疑似阿茲海默症的影像所見呈陽性，表示和SPECT一樣可能在第4年以後才轉為阿茲海默症而呈現偽陽性，因此必須以更長期的追蹤檢查來釐清。目前此計劃正進行第4年和第5年的追蹤調查。

J-ADNI

阿茲海默症的治本藥物正處於開發中的階段，而其試驗正面臨以下的問題。過去僅以臨床症狀為依據的評估方式在結果呈現上並不一致，也未確實執行效果的判定，因此在以輕度知能障礙和輕度阿茲海默症（相當於阿茲海默症病程初期）患者為對象進行療效的相關試驗時，為了達到統計上的顯著差異，必須儘可能增加受試者數量，並執行長期的追蹤調查，而需要十分龐大的成本。因此，在進行治療效果的判定時，和疾病本身發展過程直接相關且精確度高的替代指標（surrogate marker）必不可少。為此，美國正施行大規模且全面性的前瞻性臨床研究—ADNI計劃，從2005年開始北美地區約有50家機構參與（http://adni.loni.usc.edu/）。ADNI計劃的目標是將用來評估阿茲海默症的替代指標如影像檢查、生物標記物等進行國際規模的標準化，因此日本和美國、歐洲、澳洲各國同時合作，作為世界四大據點共同研究之一環，自2007年起展開「阿茲海默症綜合診斷體系實用化計劃—全國共同臨床研究（J-ADNI）」（研究負責人：岩坪 威）（http://www.j-adni.org/）。

在J-ADNI中，執行了以MRI進行腦容積測量、利用PET進行功能性影像評估等腦部造影，以及血液、腦脊髓液等生物標記物檢測、疾病相關基因的探索、以神經心理檢查為主的經時性評估等檢查。每項檢查都經過標準化和徹底的品質管理，為其一大特徵。整體來說，影像、生物標記物檢查等係根據US-ADNI的標準實施，同時也加入了一些額外項目和修改等，以取得日本獨有的研究成果。目標受試者數量為輕度知能障礙300名、阿茲海默症150名、健康150名（其中有50%的個案接受FDG-PET檢查，30%的個案接受類澱粉蛋白PET），總和約為US-ADNI整體受試者數量的75%。在影像檢查方面，PET、MRI都是以半年至1年的間隔再次進行檢查。此外，J-ADNI從一開始就預定進行投予PiB的類澱粉蛋白PET檢查，藉此不僅能預測輕度知能障礙轉為阿茲海默症的可能性，也有助建立正確且客觀評估疾病進程的方法，以促進治本藥物臨床試驗的進展。日本全國有38家臨床機構參與此研究計劃，從2008年8月開始進行個案資料的登錄，到了2011年9月28日（此文章寫作之時）已累積519名受試者，預計將持續登錄至2012年3月為止（**圖2**）。

▶ADNI
Alzheimer's Disease Neuroimaging Initiative

隨著J-ADNI計劃的進展，已累積越來越多經徹底標準化和品質管理的影像數據，並對其進行各種影像分析。藉由將FDG-PET和類澱粉蛋白PET與MRI、血液、腦脊髓液等生物標記物、神經心理檢查、基因表現等結果進行對比分析，除了得以確認FDG-PET和類澱粉蛋白PET作為阿茲海默症替代指標的效能外，也有助可評估阿茲海默症發病和發展進程的標準化體系之建立。

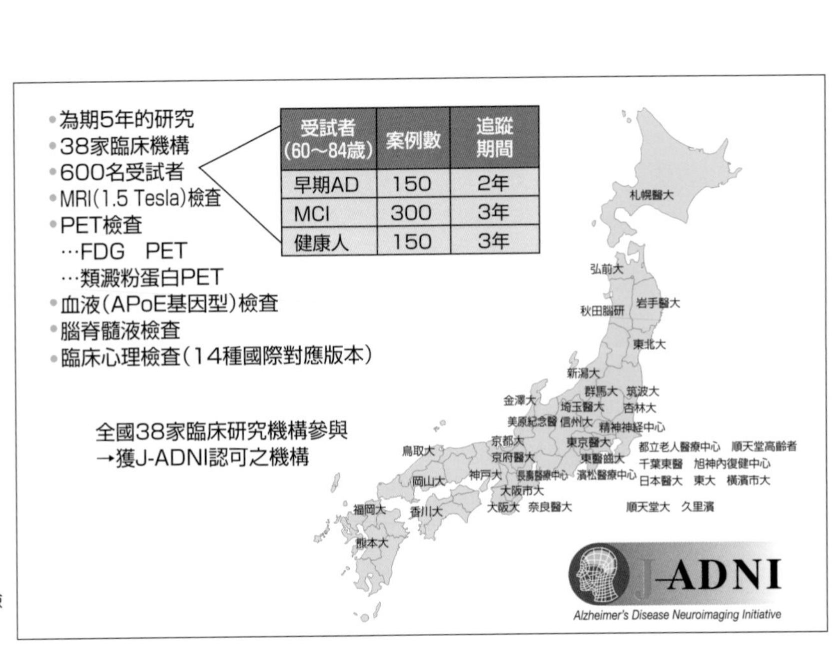

受試者（60～84歲）	案例數	追蹤期間
早期AD	150	2年
MCI	300	3年
健康人	150	3年

圖2 J-ADNI的現況概要
全國38家臨床機構的分佈與檢查內容如右所示。

結語

本章針對J-COSMIC、SEAD-Japan、J-ADNI等利用SPECT或PET診斷阿茲海默症之相關臨床研究的概要和現況進行了簡要的介紹。藉由這些臨床研究，期待能夠更進一步確立將SPECT/PET作為EBM工具以用於失智症診療的效能。

（伊藤健吾）

◆文獻

1）Jack CR Jr, Albert MS, Phelps CH, et al : Introduction to the recommendations from the National Institute on Aging-Alzheimer's Association workgroups on diagnostic guidelines for Alzheimer's disease. Alzheimers Dement, 7: 257-262, 2011.

2）McKhann GM, Knopman DS, Phelps CH, et al : The diagnosis of dementia due to Alzheimer's disease: recommendations from the National Institute on Aging-Alzheimer's Association workgroups on diagnostic guidelines for Alzheimer's disease. Alzheimers Dement, 7: 263-269, 2011.

3）Albert MS, DeKosky ST, Phelps CH, et al : The diagnosis of mild cognitive impairment due to Alzheimer's disease: recommendations from the National Institute on Aging-Alzheimer's Association workgroups on diagnostic guidelines for Alzheimer's disease. Alzheimers Dement. 7:270-279, 2011.

4）Sperling RA, Aisen PS, Phelps CH: Toward defining the preclinical stages of Alzheimer's disease: recommendations from the National Institute on Aging-Alzheimer's Association workgroups on diagnostic guidelines for Alzheimer's disease. Alzheimers Dement, 7:280-292, 2011.

5）J-COSMIC實施委員會：J-COSMIC結案報告書。長壽科學振興財團，2010。

＋ONE

J-ADNI的PET檢查標準化與品質管理

PET相機的檢測敏感性和空間解析度依機種而異，即使是相同機種的影像特性也會因攝影模式和影像重建方式的不同而有所差異。而欲將PET影像作為AD發病和進展程度評估的客觀指標，就必須消除上述的機種依賴性。此外，跨機構共同研究中PET的施行必須依照準則所定之標準程序，且受試者的影像數據也必須符合所定之標準，以達到品質管理的目的。因此，J-ADNI計劃和過去的跨機構共同研究相比，在PET檢查的相關執行上更加嚴密，藉由①攝影／影像取得方法的標準化、②參與研究機構的核准程序、③PET影像的品質管理體制、④PET影像資料庫的建立等，以確保一定水準的研究品質。

腦部功能性影像之發展

隨著攝影儀器性能的改善、放射性藥品的多樣化，以及示蹤劑動態分析法的開發，腦部的功能性影像診斷不斷進步且更加普及。目前已有全國性規模的前瞻性臨床試驗針對功能性影像檢查在阿茲海默症、腦血管病變、常壓性水腦症、腦脊髓液減少症、腦死判定等方面應用進行探討。

此外，與糖尿病和失智症、腦血管病變相關之腦功能影像分析也持續發展，其中日本核醫學會工作小組「與糖尿病及合併症的核醫學檢查適用性相關之準則制定」（研究負責人：西村恒彥）便是此新開拓領域的一項代表性研究。

本章節將針對腦部功能性影像診斷最新發展中相當重要的複合型攝影儀器PET/MRI、校正部分體積效應的影像分析法、應用於對社會來說重要的領域、醫藥品效果的評估等方面進行說明。

複合型影像診斷工具：PET/MRI

PET/MRI開發時技術上的阻礙幾乎都已獲得解決，而在歐美、韓國、中國等總計20家以上的機構中運作著。預計日本國內將在幾年以內獲得核准並隨之普及。

PET/MRI可同時拍攝中樞神經系統中組織對比度高的MRI影像和PET或SPECT影像，並顯示融合影像，以利結構和功能上的整合性診斷。目前歐美各國市面上所販售的複合型儀器多為結合3T MRI和PET的類型，而能夠組合MRA、MRS、擴散張量、功能性MR等不同的檢測方式。此外，也可藉由ASL法檢測內頸動脈內的訊號，非侵入性地取得測量$H_2{}^{15}O$腦血流時的注入函數。

圖1所示為日本大阪大學所開發出的PET/MRI儀器所得之影像。此儀器可用於小型動物實驗，為結合0.3T永磁型MRI和光纖型PET之機型[1]。

▶動脈自旋標記技術（Arterial Spin Labeling，ASL）

屬於MRI高速攝影法的一種，可改變動脈血中水分子的磁性，以測量腦組織中水分子的動態。原理和利用$H_2{}^{15}O$來測量腦血流是一樣的。不需注入造影劑，可重複進行檢查。

影像分析技術：校正部分體積效應

核醫學攝影儀器為了維持敏感度，無法將各個偵測器做得太小，故在縮小空間解析度方面是有侷限的。CT和MR的空間解析度約為～0.1㎜，而PET和SPECT則為2～3㎜。因此受到部分體積效應的影響，若測量對象較小，便很有可能因部分體積效應而低估聚積的放射性同位素濃度，使聚積度看起來較低而無法正確判斷其實際濃度，。

▶部分體積效應
請參閱p. 20

Matsuda等人[2]、Kato等人[3]開發出了根據MRI影像測量灰質體積來校正各像素部分體積效應的技術。此校正法雖然需要MRI影像的輔助，但能夠彌補核醫學檢查上的缺點，是相當重要的技術，因此預期今後將會更加普及。

圖2為將此校正法用來搜索癲癇病灶之示意圖。

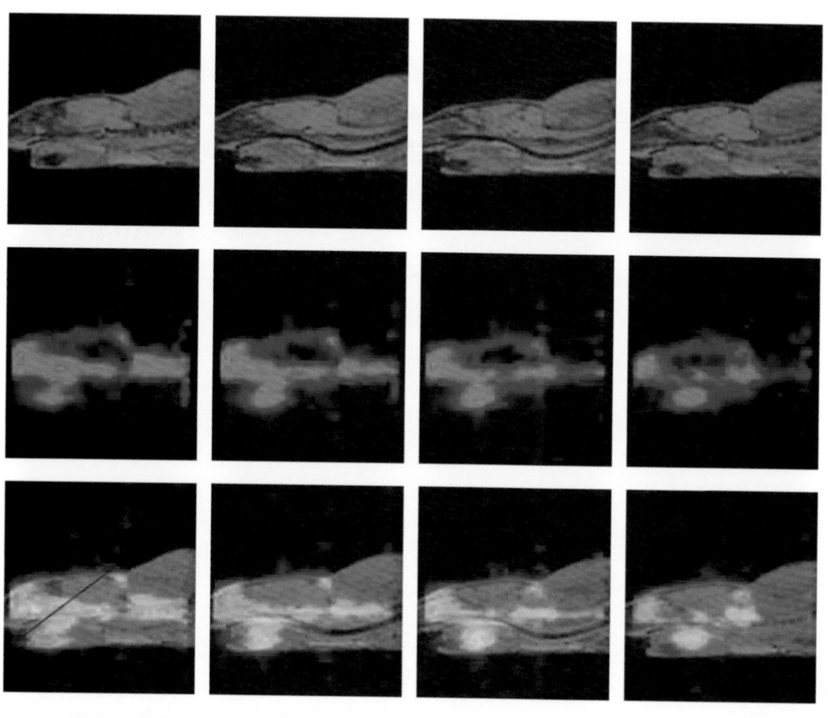

圖1 MRI和PET的融合影像

MRI T1加權影像（上）、$Na^{18}F$ PET影像（中）、PET和MRI融合的影像（下）。和MRI融合後顱骨、上頜骨、下頜骨、椎骨處的聚積便一目了然。

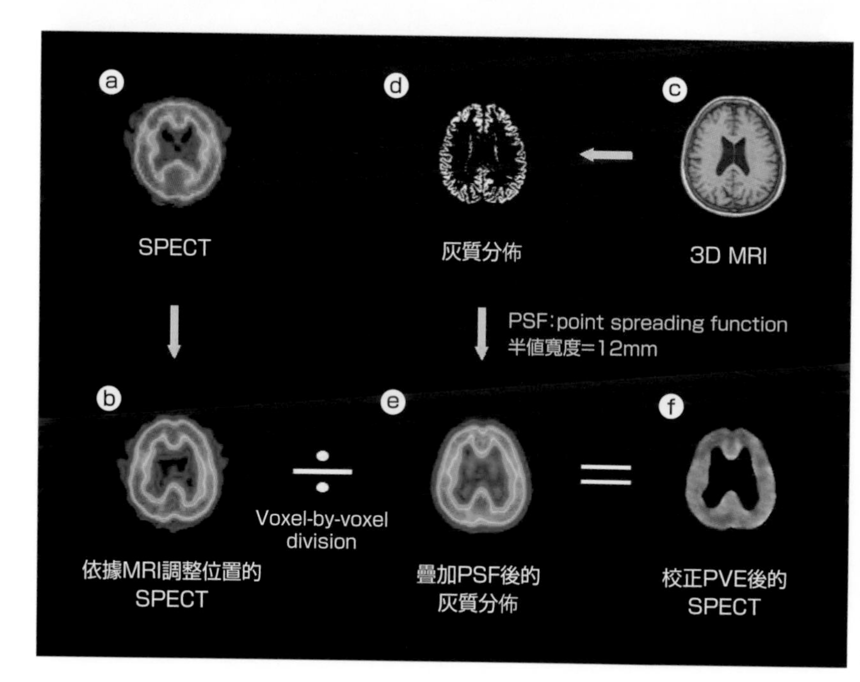

圖2 部分體積效應的校正法

將受檢者的^{123}I-iomazenil SPECT影像（**a**）依據MRI影像（**b**）調整位置（**c**）。從MRI影像（**c**）中抽出灰質部分（**d**）。將SPECT的空間解析度平滑化（**e**）。其中b影像顯示了受體密度、灰質密度、部分體積效應；e影像則顯示灰質密度和部分體積效應。將**b**影像的每個像素除以**e**影像，便可得到去除部分體積效應的受體密度影像（**f**）。

對社會的必要性：腦死判定、腦脊髓液減少症、頭部外傷

腦部功能性造影對社會有所貢獻的機會已越來越多。例如日本器官移植法所規定的腦死判斷標準中，便將腦血流檢查作為腦幹功能相關檢查不足部分的彌補手段（例如2009年日本特別研究計劃案有相關的探討，代表研究者：貫井秀明）。SPECT腦血流檢查可用來清楚區分腦血流量為零和低至正常的1%時的兩種不同狀況（**圖3**）。

關於腦脊髓液減少症和交通事故傷害後遺症之相關判定，已成為法庭中具爭議性的社會問題，因此急需建立影像診斷等科學性的診斷標準（2010年日本衛生署研究費補助計劃「建立腦脊髓液減少症診斷治療系統之相關研究」，代表研究者：嘉山孝正）。頭部外傷後因軸突損傷出現身體不適或輕微的高階腦部功能障礙時，常不太容易檢查出器質性變化。最近有多個研究團隊的報告指出，此類患者的扣帶迴處有^{11}C-fulmazenil或^{123}I-iomazenil聚積度偏低的情形。輕微頭部外傷造成的神經元受損可利用對這些神經元具特異性之放射性示蹤劑的腦內分佈情況來進行客觀的檢測。期待未來能利用腦部功能性造影，確立更新的疾病概念。

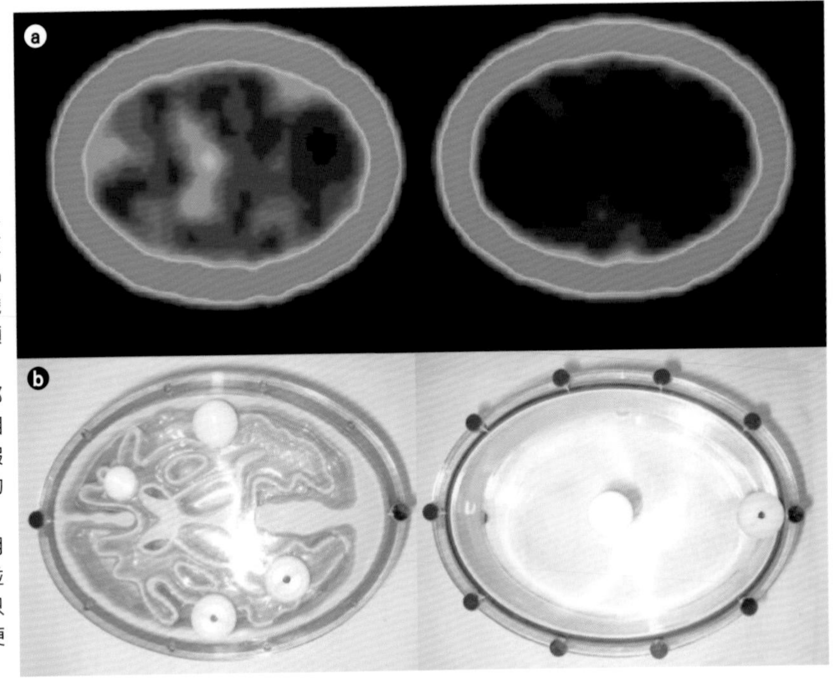

圖3　腦死假體（phantom）影像實驗

a：將腦血流量降低至正常人的1%時的假定濃度的^{99m}Tc溶液注入相當於腦組織的Hoffman腦假體中；而相當於顱骨組織的部分則注入假定為正常人顱骨組織濃度的^{99m}Tc溶液。

b：將水注入相當於腦組織部分的Hoffman腦假體中；而相當於顱骨組織的部分則封入假定為正常人顱骨組織濃度的^{99m}Tc溶液。

進行20分鐘的攝影後，可利用逐步逼近法進行影像重建，並以CHANG法進行衰減校正。只要腦血流殘存1%以上的量，便可利用SPECT檢測出來。

對醫藥治療效果的評估

對於中樞神經疾病，已發展出各種新的藥物、外科手術治療、放射線治療、免疫療法、再生醫療等治療方式，可應用於臨床實務。而在檢驗這些治療方法的效果時，常必須使用雙盲試驗（double blind test），並進行長期的追蹤。不僅較難得到一定的精確度，費用方面也相當高昂。

欲證明醫藥治療的效果時，可將條件較平均的患者群選擇性地分為治療（真藥）組和安慰劑（偽藥）組，以腦功能性造影測量其生理學因子的變化，再檢討兩組是否有顯著差異。例如血管張力素轉化酶抑制劑具有預防中風復發的效

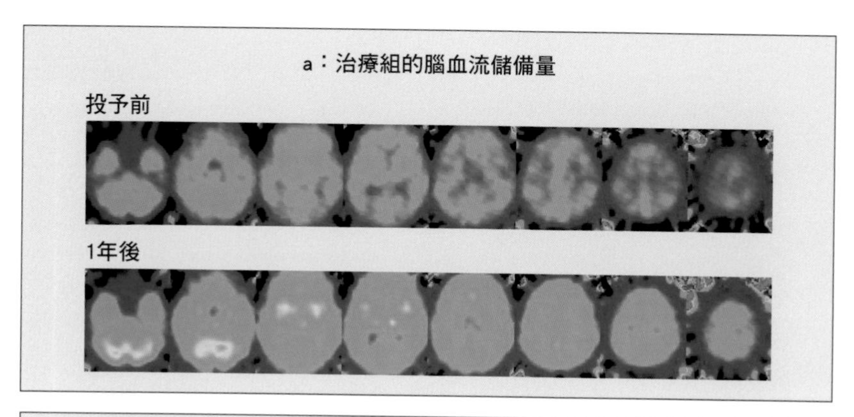

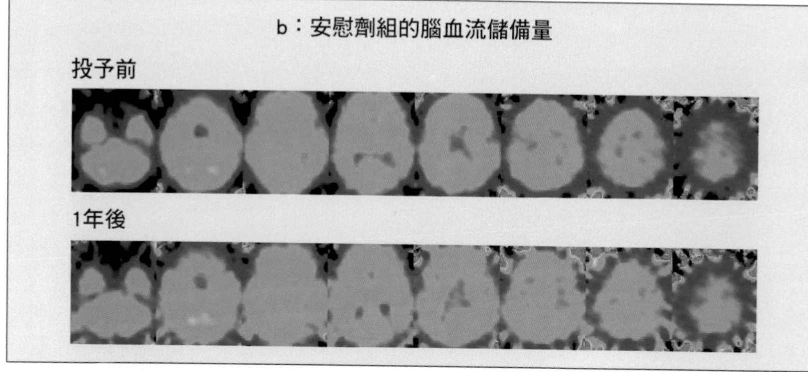

圖4 醫藥治療的效果

測量服用血管張力素轉化酶抑制劑1年前後的休息時血流量、二氧化碳吸入時腦血流量、腦血液量、氧攝取分率和大腦氧代謝率。對治療組（5名）和安慰劑組（5名）進行影像統計分析的結果顯示，治療組的腦血流儲備量獲得了改善。

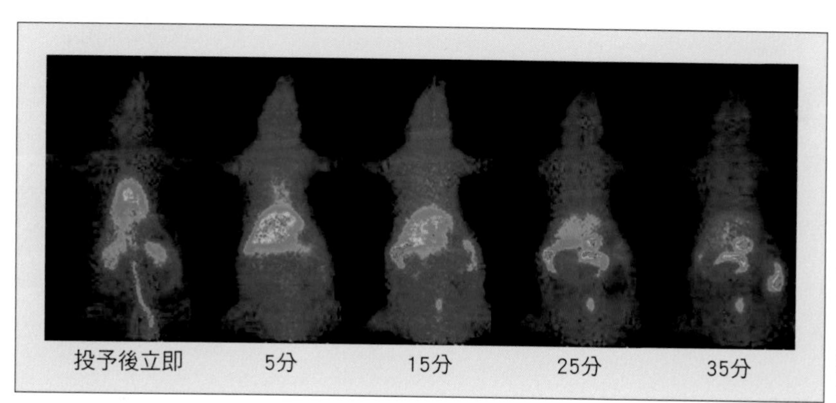

圖5 藥品的體內變化

將抗癲癇藥Phenytoin的體內分佈隨時間變化的情形影像化。可看到投予30分鐘以內，藥物已排泄至腸道及尿路系統中。藥物在標的器官腦部的聚積度低。

果，因此我們可以利用PET測量腦循環代謝，以確認服藥後的腦血流儲備量是否改善（**圖4**）。

未來不僅對於醫藥治療的效果，醫藥製品本身於體內的動態也可經由PET影像化而一目了然（**圖5**）。預期腦部功能性造影可進一步擴展至其他新的領域，如藉由定量性方法評估人體標的器官的聚積度、滯留、排泄過程等，其潛力可說是備受期待。

（畑澤　順）

◆**文献**

1）Yamamoto S, Imaizumi M, Kanai Y, et al : Design and performance from an integrated PET/MRI system for small animals. Ann Nucl Med, 24:89-98, 2010.

2）Matsuda H, Matsuda H, Ohnishi T, et al : Correction for partial-volume effects on brain perfusion SPECT in healthy men. J Nucl Med : 44:1243 - 1252, 2003.

3）Kato H, Shimosegawa E, Oku N, et al : MR-based correction for partial volume effect improves detectability of intractable epileptogenic foci on ^{123}I-iomazenil brain SPECT images. J Nucl Med, 49:383-389, 2008.

4）Hatazawa J, Shimosegawa E, Osaki Y, et al : Long-term angiotension-converting enzyme inhibitor perindopril therapy improves cerebral perfusion reserve in patients with previous minor stroke. Stroke, 35:2117-2122, 2004.

5）Hasegawa Y, Kanai Y, Hasegawa S, et al : Evaluation of brain and whole-body pharmacokinetics of ^{11}C-diphenylhydantoin in rats by means of planar positron imaging system. Ann Nucl Med, 22:301-307, 2008.

索 引

數字

A

B

C

N

O

P

Q・R

S

T

V・W・X・Z

一～五劃

六～十劃

十一～十五劃

十六~

第3版
腦SPECT/PETの臨床探索

SAISHIN NO SPECT/PET NO RINSHO
NOKINO NO KENSAHO WO KIWAMERU DAI 3HAN
Edited by TSUNEHIKO NISHIMURA

出　　版／楓書坊文化出版社
地　　址／新北市板橋區信義路163巷3號10樓
郵 政 劃 撥／19907596　楓書坊文化出版社
網　　址／www.maplebook.com.tw
電　　話／02-2957-6096
傳　　真／02-2957-6435
編　　集／西村恒彥
編 集 協 力／畑澤　順・松田博史
翻　　譯／陳韻如
總　經　銷／商流文化事業有限公司
地　　址／新北市中和區中正路752號8樓
網　　址／www.vdm.com.tw
電　　話／02-2228-8841
傳　　真／02-2228-6939
港 澳 經 銷／泛華發行代理有限公司
定　　價／1200元
出 版 日 期／2016年11月

國家圖書館出版品預行編目資料

腦SPECT/PETの臨床探索 / 西村恒彥
編集；陳韻如譯. -- 初版. -- 新北市：
楓書坊文化, 2016.11　面；　公分

ISBN 978-986-377-207-1（精裝）

1. 核子醫學 2. 電腦斷層攝影 3. 腦部

415.216　　105015378